神经内科临床诊疗思维

李庆华　著

吉林科学技术出版社

图书在版编目（ＣＩＰ）数据

神经内科临床诊疗思维 / 李庆华著. -- 长春：吉林科学技术出版社, 2023.3
　　ISBN 978-7-5744-0296-6

　　Ⅰ. ①神… Ⅱ. ①李… Ⅲ. ①神经系统疾病－诊疗 Ⅳ. ①R741

中国国家版本馆 CIP 数据核字(2023)第 063737 号

神经内科临床诊疗思维

著	李庆华
出 版 人	宛　霞
责任编辑	练闽琼
封面设计	济南诚誉图书有限公司
制　　版	济南诚誉图书有限公司
幅面尺寸	170mm×240mm
开　　本	16
字　　数	339 千字
印　　张	17.75
印　　数	1–1500 册
版　　次	2023年3月第1版
印　　次	2024年2月第1次印刷

出　　版	吉林科学技术出版社
发　　行	吉林科学技术出版社
地　　址	长春市福祉大路5788号
邮　　编	130118
发行部电话/传真	0431-81629529 81629530 81629531
	81629532 81629533 81629534
储运部电话	0431-86059116
编辑部电话	0431-81629518
印　　刷	三河市嵩川印刷有限公司

书　　号	ISBN 978-7-5744-0296-6
定　　价	142.00元

主 编 简 介

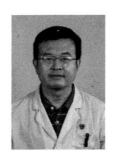

李庆华,毕业于泰山医学院临床医学专业,医学硕士学位。

山东省医师协会神经内科分会委员,山东省脑血管病防治协会基层医院脑卒中专业委员会常委,潍坊市预防医学会脑血管病防治委员会副主任委员,潍坊医学院副教授,安丘市人民医院神经内科副主任医师。曾于卫生部北京医院进修神经内科专业1年。从事神经内科临床工作20余年。临床上,对神经内科各种常见病、多发病的诊断与治疗有丰富经验,对神经免疫疾病及脑血管疾病的治疗有着独到见解,尤擅长静脉溶栓治疗缺血性脑卒中。曾在国家级核心期刊发表多篇相关论文,主编专著3部,参编著作多部。

前　言

　　神经内科是内科学的一个分支，近年来，人们生活水平的不断提高以及人们生活方式的改变，神经内科疾病的发病率呈明显上升的趋势，其较高的致死率和致残率，严重危害着人们的身心健康，给家庭和社会带来了沉重的负担。这对于神经内科医生提出了更高的要求，其不仅需要现代化的辅助诊断检测技术，还需要全面掌握神经内科的基础知识和临床技能，只有这样才能及时、准确地诊断疾病，给予患者及时合理的治疗。鉴于此，特编写了本书。

　　本书主要对神经内科常见病的病因、发病机制、临床表现、诊断、鉴别诊断及治疗等进行了详细的阐述，并对神经内科常见疾病的护理也进行了简要的概述。本书内容丰富，理论与实践相结合，重点突出，结构清晰、明确，实用性较强，并兼顾知识的系统性及完整性。可供神经内科医师及相关医务工作者参考阅读。

　　由于本书编写时间有限，疏漏或不足之处恐在所难免，恳请各位专家、医学界同仁批评指正，以期再版时修正完善。

目　录

第一章

头　痛

第一节　偏头痛

一、发病机制

偏头痛是内科门诊常见病、多发病之一,其发病机制尚未十分清楚。

(一)血管学说

以科学方法研究偏头痛发病机制始于 20 世纪 30 年代的 Wolff。他提出的血管学说历经数十年,被众多学者所接受。该学说认为偏头痛是颅内血管收缩(先兆期)继以颅外血管扩张(头痛期)引起的血管原发性变化。最近几年广泛应用的脑局部血流量(rCBF)测定有助于血管源学说的研究,但目前的数据仍是模棱两可和相互矛盾的。一组测试结果显示:偏头痛先兆期脑血流量下降,头痛时上升,这与 Wolff 学说相符。而另一组意见是,在先兆型偏头痛的初始阶段,rCBF 在大脑后部下降,血流量的降低逐渐扩展到同一半球的其他区域,先兆过后的头痛开始阶段,rCBF 也表现为低灌注,而不是高灌注,且无先兆型偏头痛并无 rCBF 的改变,这与血管源学说相矛盾。

1990 年,Olsen 进一步发展了血管源学说,他提出了先兆型和无先兆型偏头痛是血管痉挛程度不同的同一疾病。先兆型偏头痛血管源学说可这样解释:各种神经元对缺血的敏感性不同,先兆型偏头痛的渐进出现是由于血流量降低后,越来越多的神经细胞功能受到影响。视觉皮质的神经细胞对缺血最敏感,因此,视觉先兆最先出现,然后再逐渐出现手指发麻等其他症状。与此同时,一些学者对先兆型和无先兆型偏头痛患者在间歇期和发作期分别进行经颅多普勒超声(TCD)检查的结果显示,在发作期,两型患者呈现截然不同的 TCD 变化,无先兆型偏头痛在血流下降的同时,波幅增大,血管杂音消失;而先兆型偏头痛血流速度加快,出现更明显或新的血管杂音。他们进而指出,两型偏头痛可能是血管变化基础上的两种不同综合征。无先兆型偏头痛发作时血管扩张,而先兆型偏头痛发作时血管收缩。

(二)神经学说

神经学说认为偏头痛的发生是由原发性中枢神经系统紊乱引起,而血管变化是继发的。理由是约25%的患者有早期症状,表现为情绪、食欲及睡眠等改变,提示下丘脑有轻度障碍;偏头痛患者易出现冷刺激头痛,且发生疼痛的部位往往与偏头痛发作时的部位相一致;同时也易于出现刀割样头痛,提示偏头痛患者疼痛控制系统有缺陷。先兆型偏头痛患者发作时其先兆始于此,逐渐扩散至上肢,以后波及下肢,其扩散速度十分缓慢,难以用大脑中动脉收缩所致解释,认为是神经抑制性扩散;偏头痛发作时可伴众多自主神经系统症状,如心率加快、呼吸增快、胃肠道功能紊乱等;偏头痛发作时还伴血及脑脊液中众多神经递质紊乱。有研究发现,偏头痛发作期不仅血浆多巴胺-羟化酶增高,肽类物质中血管活性肠多肽(VIP)、胰多肽(PP)、P物质(SP)、内皮素也增高,还发现患者血浆及脑脊液中强啡肽 Al-13 及内啡肽含量降低,并且还发现不论发作期或间歇期红细胞中乙酰胆碱酯酶活性均增高。有学者还发现慢性无先兆型偏头痛患者脑脊液中强啡肽含量降低,内啡肽含量上升,虽其上升未呈显著性,但强啡肽/内啡肽的比值下降达显著性,由于内啡肽不具镇痛作用,且能拮抗强啡肽,提示内啡肽可作为"伪递质"引起偏头痛患者镇痛系统质量下降。但由于作用于血管的药物也确能缓解头痛,为此要用神经学说替代血管学说也属困难。

(三)三叉神经血管假设

三叉神经血管反射学说近来备受青睐。由于该学说将神经、血管与神经递质三者结合起来,并统一于三叉神经血管系统中,比较能解释一些偏头痛的临床表现。这种假设认为:脑干接受来自皮质(如情绪、紧张等)、丘脑(如噪声、强光等)、下丘脑(如内环境、生物钟变化等)的刺激,背中缝核(以 5-羟色胺为神经递质)及蓝斑(以去甲肾上腺素为神经递质)发出纤维通过前脑内纵束,分布至下丘脑、背丘脑以及弥散性地投射至大脑皮质,通过这些直接通道,蓝斑发出的冲动可使同侧皮质微循环收缩,血流量减少。刺激背中缝核、蓝斑或三叉神经可引起颅外血管扩张,这是通过间接通道,即通过与面神经的副交感神经肽类物质引起"三叉血管反射"。背中缝核通过同样的间接通道可使颈内动脉系统扩张。刺激蓝斑可使肾上腺释出去甲肾上腺素(NE),这是通过蓝斑投射,即蓝斑与脊髓胞段中间外侧核的联系。NE 释出的血小板释放因子引起血小板释放反应,释出的游离 5-羟色胺可增加血管受体的敏感性,从而加强来自三叉神经的传入冲动,当血管扩张时产生疼痛。还发现刺激三叉神经节或矢状窦可使猫额叶及顶叶的局部脑血流量增加,也发现大脑导水管周围灰质发出纤维至大中缝核及大细胞网状核,为内源性疼痛控制系统的一部分,当它受到刺激、激活进而可阻断源自大脑中动脉、上矢状窦以及颞浅动脉传入的疼痛冲动。

根据此学说,偏头痛的发生是由于某种原因激活了脑血管周围的三叉神经末梢,三叉神经周围血管纤维释放血管活性肽,使脑膜血管过度扩张,血浆蛋白渗出,肥大细胞释放组胺,引起硬脑膜和其他三叉神经分布组织发生神经源性炎症,这种伤害性刺激沿着三叉神经传入纤维传至三叉神经核尾部,冲动达到延脑化学感受区,引起恶心、呕吐;传入下丘脑,出现畏光症状;传入大脑皮质产生痛觉。这种假设虽可较多地解释一些临床症状以及与一些动物实验一致的结果,也可为一些作用于中枢神经系统也作用于周围神经系统的药物治疗偏头痛提供了合理解释,但此学说也不能完美地解释偏头痛的发病机制。

(四)神经源性炎症与偏头痛

已知降钙素基因相关多肽(CGRP)具有强烈的扩血管作用。供应脑循环的CGRP 神经纤维主要源自三叉神经节及背脊神经节。CGRP 有两种亚型,即 a 型和 b 型。周围血管的内皮层及中层中有 CGRP 受体。Janson 等研究了 CGRP 对收缩血管的扩张作用,发现 CGRP 可使人脑动脉中环磷腺苷(cAMP)合成增加以及发现 CGRP 受体拮抗剂选择性地作用于 CGRP 而不影响 CGRP 受体。硬脑膜属于疼痛组织,其供应血管的神经纤维源自三叉神经纤维。刺激三叉神经周围血管纤维可释放血管活性肽,引起硬脑膜及其所供应组织的神经源性炎症(NI)。由于近年发现双氢麦角碱及舒马曲坦可选择性阻断硬脑膜的 NI,从而引起人们对 NI 与血管性头痛间的关系发生兴趣。曾经发现大鼠硬脑膜血管及兔软脑膜血管有大量肥大细胞,后者富含 5-羟色胺,并与肽类神经末梢纤维密切接触,研究发现肥大细胞在 NI 中起一定的作用。由于 NI 的主要表现为血浆蛋白渗出及血管扩张,而电刺激感觉神经可导致其分布组织的 NI。有学者在实验室以放射性核素示踪法进行电刺激三叉神经节对三叉神经分布区血管通透性影响的研究,发现三叉神经节对脑组织的血管通透性无明显影响,但其他各组织的血管通透性增高见于刺激侧。至于偏头痛是否仅由于 NI 引起尚难肯定,也可能是结果而非原因。

(五)扩散性抑制(CSD)假说

Leao 在动物实验中用皮质脑电图首先观察到皮质受到有害刺激后出现枕部脑电活动低落,并以大约 3mm/min 的速度缓慢向前扩展,称之为扩散性抑制(CSD)。动物实验研究表明 CSD 发生之初神经细胞和胶质细胞去极化,开始突然出现数秒钟的高幅棘波活动,随后神经细胞呈静息状态并持续数分钟。许多学者认为大脑皮质突然兴奋后出现短暂的抑制可能是偏头痛发作中先兆或神经功能障碍发生的基础。偏头痛的先兆多表现为突然出现的不成形的闪光,偶尔为五彩斑斓的亮点或耀眼炫目的曲折光线,这些发光明亮的幻觉(刺激症状)可能与神经细胞去极化有关,随后在相应的视野内形成暗点、偏盲、单眼盲或黑矇(抑制症状)可能与神经细胞抑制有关。

CSD产生的确切机制尚不完全清楚。在海马切片上通过藜芦定阻滞钠通道的静息状态,引起细胞内钠水平显著增加可致反复的CSD样活动,提示阳离子型通道功能的加强可促进病理性CSD样电位形成。现已明确家族性偏瘫性偏头痛为钙通道α_1亚单位突变所致,且脑镁浓度降低均支持此观点。此外,谷氨酸能系统与CSD形成也有密切关系。谷氨酸,尤其是N-甲基-D-天冬氨酸(NMDA)受体的激动剂有较强的诱导CSD功能,而各种竞争性或非竞争性的NMDA可阻止CSD形成。实际上,在CSD过程已发现有大量的谷氨酸及门冬氨酸释放,偏头痛患者血浆及血小板内兴奋性氨基酸水平增高。因此,内源性谷氨酸及门冬氨酸释放增加及其受体在CSD形成、传播及其时程中有重要作用。另外,在动物实验中成功引发CSD取决于组织的易感性和触发因素,其中K^+在CSD发生中起关键作用。大脑K^+的清除系统主要取决于胶质细胞对K^+的清除能力,人类脑皮质中视皮质处胶质细胞与神经细胞比率最低,故在此处易出现CSD,这可能是偏头痛中视觉先兆最为常见的原因。

总之,偏头痛患者存在的阳离子通道受损、谷氨酸代谢异常、镁缺乏以及线粒体能量代谢障碍等因素均可使皮质神经细胞异常兴奋,从而有利于神经元去极化及CSD形成。目前有许多证据认为偏头痛患者中枢神经元兴奋性增加,最近应用经颅磁刺激进行研究,发现典型偏头痛患者出现光幻视的阈值低于正常对照,强烈提示其枕皮质神经元兴奋过度。在典型偏头痛发作间歇期作PET研究,发现脑的氧耗增加,且服用利血平后脑的葡萄糖代谢增加,也提示其神经兴奋性增加。CSD逐渐向前扩展的可能机制为触发因素→去极化→突触前钙内流、突触后钠和钙内流→递质释放和细胞外钾增加→扩散至邻近组织→邻近神经元和胶质细胞去极化。

CSD引起头痛的机制尚不完全明确。CSD除对CBF、代谢产生影响外,对大脑的其他方面也有广泛作用,这可能是其引起头痛的重要原因。目前研究表明导水管周围灰质、脑干缝际核、蓝斑、脊髓后角等在中枢疼痛调节系统中有重要作用,极有可能就是头痛的原发灶。目前一些研究提示CSD对某些皮质下结构有广泛影响,如CSD可减少睡眠活动,提示对起源于丘脑的电活动有作用;反复CSD可致三叉神经脊束核C-Fos表达增加,可能是激活三叉神经,从而使软脑膜和硬脑膜血管内的三叉神经末梢释放SP、神经肽激酶A、前列腺素及CGRP等活性肽,作为血管扩张及神经源性炎性递质引起头痛;在约60%的麻醉鼠中发现CSD可引起蓝斑区反常的爆发样电活动,说明CSD可增加此脑区活动。CSD对这些部位的影响可能是引起头痛及其相关临床表现的重要原因。先兆与头痛发作之间的潜伏期可能反映 CSD 从枕叶传播至疼痛触发区的时间。其次,CSD 可引起与偏头痛有关的神经递质释放。在动物实验中已明确 CSD 可引起一氧化氮(NO)释放,而且反复 CSD 可导致 NO 持续释放。另外 NMDA 受体激活也可触发 NO 合成。NO 可作用于血管内皮强烈扩张血管,在神经源性炎症中参与三叉神经纤维上血浆蛋白外漏,NO 还可转化为羟基并介导组织损害,因而在头痛发病机制中有重要作用。最后,CSD 还可产生与痛觉过敏及炎症有关的基因表达产物(如神经生长因子、神经胶质纤维性酸性蛋白、环氧合酶 2 等),这也是 CSD 引起头痛的重要因素。

(六)离子学说

实验证实低镁能促使中枢神经递质 5-HT、多巴胺(DA)的释放,使血小板过度激活,引起谷氨酸诱导的扩散性抑制。细胞外高钾则可使血管平滑肌收缩,血管痉挛,局部缺血,皮质神经元活动抑制,继而导致偏头痛。编码电压门控钙通道 α_1 亚型基因的错义变异在家族偏瘫型偏头痛发现之后,其他钙通道基因的变异也被认为参与偏头痛的发病过程。钙进入神经细胞,则钾外流。钙通道异常可使细胞外钾离子浓度增高,后者可诱发扩散性抑制,导致偏头痛发作。许多钙通道亚型基因已被克隆、测定序列,其在人体基因组上的位置已清楚,但直接假说尚待进一步阐明。

(七)遗传学说

偏头痛是一种具有遗传倾向的疾病,其遗传成分占 $40\%\sim50\%$,单亲患偏头痛者其子女大约有 50% 的概率可患偏头痛,这种易感性既非心理也非环境所诱发。但像阿尔茨海默病一样,只有极少数的偏头痛患者被认为是单基因变异,大多数为多基因遗传。尽管目前偏头痛的基因论断尚存在许多问题,但相信在不久的将来,偏头痛定会被客观的 CAN 检测方法论断出来。钙通道基因 CACNLLA4 的一个变异可能引起家族偏瘫型偏头痛,是一种常染色体显性遗传疾病,特征为头痛伴有偏瘫,有时伴有发作间期的眼震、共济失调和静止性震颤。其基因缺陷与染色体 19p 的标志物相连,最近发现在编码电压门控钙通道 α_1 亚型的基因功能保留区有 4 个不同的错义变异。有学者已证实多巴胺基因 DRD2 的上百个多态性,多巴胺 DRD2 基因型和偏头痛发作频率之间有确切关系,多巴胺能的"高敏感性"在偏头痛中是存在的。多巴胺 DRD2Nco$_1$C 基因见于 80% 的普通型偏头痛患者,但也在 70% 的对照组中发现,研究提示 DRD2 变异可能改变 DA 受体的密度及其糖代谢率。最近 Damish 等进行双胞胎研究的结果之一是在先兆型偏头痛和无先兆型偏头痛之间有遗传差别。在先兆型偏头痛患者第一代中,患先兆型偏头痛的机会增加 4 倍,但未增加无先兆型偏头痛的风险。在无先兆型偏头痛的机会增加 2 倍,也未增加先兆型偏头痛的风险。

总之,偏头痛的发病机制众说纷纭,各种学说目前均不能令人满意。因而需要继续进行探索以求阐明机制,方有利于临床治疗。

二、临床表现

(一)临床症状的特点

1.头痛部位

在偏头痛中 1/2 主要是偏侧性头痛,1/3 为两侧性头痛。在偏侧性头痛中,其发作呈左右交替,有时疼痛部位发生变化,但常发于固定一侧,也有仅同一侧发作者。即便头痛从一侧开始,在头痛的极期发展为两侧者也不少。头痛的部位于额部和颞部者多,从此扩展到整个头部,进而向颜面、颈、肩发散。

2.头痛的性质

头痛的性质通常从钝痛开始,迅速增强,呈搏动性疼痛。患者主诉血管好像瘀滞似的跳动样疼痛。若搏动性头痛超过一定时间,渐渐搏动广泛,变为持续性疼痛。80%偏头痛患者为搏动性疼痛。然而头痛程度轻者,也不感觉呈搏动性。

3.发作频率

发作频率是各种各样的,从一生仅发作 1～2 次到发作数次。头痛专科资料表明,在 400 例偏头痛患者中,每月发作 1～4 次者为 50%。

发作相隔的时间因每一个患者而异,有在相隔一定的时间肯定发病的,也有在若干次发作后,间隔很长时间再发病的或在两年之中按一定季节发病或连日偏头痛发作,呈偏头痛状态。对此症状,若长期应用酒石酸麦角胺会引起中毒。

发作次数越频繁,患者的心理因素就越大,常引起偏头痛与肌收缩性头痛并发的混合性头痛,两种头痛患者自身不能鉴别,需详细询问病史。

4.发作持续时间

偏头痛发作分三期:一期为前驱期,发生在头痛之前;二期为搏动性头痛期,主要以搏动性头痛为主;三期为恢复期。持续性头痛,伴有疲劳、嗜睡。发作的主体是搏动性头痛期,此期的持续时间也是各种各样的,但通常为 2～5h,也有持续 1～3d 者。搏动性头痛渐渐消失而变为持续性头痛,但搏动性头痛期向持续性头痛期的过渡是不明显的,医师必须详细问诊,最后还要注意偏头痛的发作程度和持续时间。即便是同一患者,每次发作也有所不同。

5.伴随症状

以搏动性头痛发作为主体的偏头痛,是伴有各种伴随症状的发作性疾病,其伴随症状见于前驱期、搏动性头痛期与恢复期。

（1）消化道症状：恶心、呕吐、腹泻等消化道症状，常发生在偏头痛的搏动性头痛期，约90%的病例伴有不同程度的上述症状。呈剧烈的频繁呕吐者并不少见，常主诉呕吐结束则搏动性头痛减轻。此外，约70%的患者出现大便不成形。在法国，偏头痛者伴有消化道症状者较多，先出现食欲缺乏、频繁呕吐、腹痛，当偏头痛发作时，这些症状更加剧烈，称为消化道性偏头痛。这可能是由于胆管和十二指肠功能异常所致。此外，腹型偏头痛发作的同时伴有腹痛，另一方面有时仅以腹痛发作的形式出现。有很多患者，仅以上腹痛伴有恶心和呕吐的发病形式，可选用治疗偏头痛发作有效的酒石酸麦角胺进行治疗。

（2）神经功能障碍症状

①嗅觉障碍：Wolberg首次报道1例偏头痛患者在头痛前大约20min闻到一种不愉快的、似腐烂动物的气味，称为偏头痛幻嗅发作。他们认为此种现象是头痛前期血管痉挛引起颞叶缺血所致的刺激症状。随后Crosley报道一家族中2例偏头痛患者头痛前出现嗅幻觉，认为是大脑缺血的结果。

②躯体感觉障碍：仅次于视觉症状。可出现在头痛之前或伴随头痛发生。历时短暂，表现为麻木或麻刺感、感觉减退或消失等。常累及头痛侧，有时为对侧的手、下面部及唇舌周围或四肢末端。

③运动及反射障碍：若偏头痛患者伴有偏瘫称为"偏瘫型偏头痛"。比头痛期长的严重瘫痪反复发作，大多数病例有偏头痛的家族史，4%~18%有偏瘫型偏头痛的家族史。运动障碍常发生在头痛对侧，表现为中枢性面瘫、单瘫、偏瘫、腱反射亢进或减弱，出现病理反射；可同时伴有意识障碍、失语、躯体感觉和视觉症状。瘫痪在数天至数周内消失，多次发作可导致永久性肌无力。

④脑干及小脑症状：脑干和小脑症状常见于基底动脉型偏头痛。后者是先兆型偏头痛的一种亚型，多见于年轻妇女和儿童。除枕叶视觉症状和头痛外，尚有眩晕、构音障碍、复视、麻木、意识障碍、共济失调、无力和耳鸣等。症状与椎-基底动脉供血区缺血改变有关，约占25%。

⑤眼症状：偏头痛发作时，80%的患者对光过敏。喜欢躺在暗室里。这种畏光与结膜充血无关系，认为与三叉神经第一支受刺激有关。另外，作为偏头痛发作的前驱症状，可看到各种各样的眼症状。最多的是闪光暗点现象，这是在眼前闪耀光点出现彩色的闪光暗点或出现光和彩色图形的闪光暗点。Donabue报告1600例偏头痛中，54%有作为前驱症状的闪光暗点或闪光幻觉。通常在两眼前，出现很多闪耀光点和彩色，也有暗点混合存在。光点和彩色是移动的，一面成线状，一面扩大摇动，而不规则地消退。也有图形式的闪光暗点，此图富于彩色、光辉、变动。Hare报道的闪光暗点的眼症状平均持续20min消失。

此外，作为前驱症状的眼症状，还可见象限性盲和同侧偏盲样的视野缺损。这些作为前驱症状的眼症状,在偏头痛发作的前驱期,因枕叶血管收缩而引起缺血所致。有的患者还会出现瞳孔左右大小不同、瞳孔摇动、瞳孔散大、对光反射消失、外眼肌瘫痪等。

(3)自主神经症状:约10％的偏头痛患者在头痛发作期间出现晕厥。偶尔晕厥是主要症状,在晕厥之前或之后出现偏头痛的其他症状,对诊断是必需的。此征是良性的,可以治疗。其病因是交感神经功能低下和颅内血管调节失调。

在偏头痛的发作病程中10％～20％的患者出现鼻塞。有些患者在发作终止时鼻腔分泌物增多。这与丛集性头痛发作特点有部分巧合,从而导致这两种疾病关系上的争论。

偏头痛患者可见瞳孔异常,Wayne报道22例Adie瞳孔患者,8例有偏头痛史,9例有偏头痛家族史。因Adie瞳孔是由自主神经障碍所致,故两者可能有本质的联系。

3％偏头痛患者发作期伴有心动过速。有学者报道在60岁以上的老年人偏头痛发作中见有房性心动过速,房性心动过速在先兆型偏头痛中约占40％。Natelson证明心脏节律失调与神经机制有关。偏头痛患者治疗应用普萘洛尔、维拉帕米对心律失常亦有效。因而,阵发性房性心动过速与偏头痛可能有共同的发病基础。

(4)水肿:在偏头痛发作前几小时至几天,多数患者有体液潴留,大约1/2的患者有足部明显的凹陷性水肿。95％的患者体重增加0.5～2kg,偶有增加6kg者。头痛发作过后多数患者即刻出现多尿,有的患者在头痛消失期出现。在体液潴留期血钠浓度增加时偏头痛发作后期尿钠排出量增加,这种改变可能与偏头痛无关。因为给予利尿剂可预防体液潴留,但不能预防偏头痛发作。血浆醛固酮水平在偏头痛发作开始时下降,肾素、可的松、钠、钾含量正常。

(5)头皮触痛:大约2/3的患者,在头痛发作期或发作后出现头皮触痛,迫使患者卧于健侧。触痛可累及头及颈的任何部位,可由颈外动脉扩张或头部、颈部肌肉收缩所致。因为肌肉疼痛和触痛可为偏头痛发作的前驱症状,提示可用早期肌肉血流量的变化来解释。但Jensen研究61例偏头痛发作期患者颞肌血流量,发现无明显变化,因此,颅骨膜肌肉收缩和触痛是神经调节性的,并伴有继发性肌肉压力增加和肌肉内无菌性炎性渗出。动脉壁的扩张是触痛的原因,此时颞动脉的触痛相当显著,需与颞动脉炎相区别。

(6)高级神经功能障碍

①意识障碍:偏头痛患者头痛前期或头痛时发生意识障碍已有大量报道。Sobly报道的500例偏头痛中18.5％有意识丧失,且伴有其他大脑功能障碍时更为常见。意识障碍变化多样,从短暂定向力及自主活动丧失、遗忘或晕厥到意识模糊

或意识丧失。Bickerstaff认为这种意识障碍产生的机制有两种:一是血管收缩使脑干网状结构缺血引起上行激活系统的功能障碍;二是潜在癫痫患者由于血管痉挛性收缩引起缺血,有可能诱发癫痫。

②情绪改变:偏头痛发作前或头痛期,患者可出现情绪改变,表现为易激惹、烦躁、恐惧、发怒、悲观失望和注意力不集中等。这些现象的程度与头痛发作的严重性相一致。

③言语障碍:除构音障碍外,若偏头痛发作前血管收缩发生在主侧半球,患者可出现失语。Jenkyn报道1例前驱期出现运动性失语的患者。有学者报道2例偏头痛患者,头痛前期除有右侧同向性偏盲外,尚有失读症,但无失写症,认为是由于大脑后动脉分支区域血管受累,使左、右距状裂皮质至主侧角回联系中断的结果。

④记忆障碍:Crowell等发现12例短暂性全面遗忘(TGA)患者,其中7例有发作性头痛,行氙注入法测量脑局部血流量发现,5例大脑中动脉及后动脉之间的分水岭区域脑局部血流量减少,同时颞叶下部有缺血改变。与颈动脉及椎基底动脉TIA表现不同,认为偏头痛的血管运动功能紊乱在TGA中起重要作用。Caplan等报道12例偏头痛中有4例发作时出现典型TGA。认为用主侧大脑后动脉分布区血管功能障碍可解释TGA。

(二)不同类型的偏头痛

1.先兆型偏头痛

先兆型偏头痛是指有明确前驱症状的偏头痛。前驱症状包含眼肌麻痹和畏光以外的各种眼症状,但眼前闪光暗点症状最多见。还有一部分病例有感觉异常和回旋性眩晕,然而这些症状是出现在头痛发作之初。

如前所述,偏头痛以女性多见,先兆型偏头痛也是女性居多,占2/3～3/4。

前驱症状从数分钟到60min,大多数经数分钟而消退,随之而来的,通常是在一侧额部和颞部的搏动性头痛,常持续30～60min,其疼痛达到顶点。肉眼可见患者的颞动脉搏动,也可见血管凸出。头痛若达到极点,常伴恶心、呕吐,若反复出现呕吐后,则头痛减轻。

头痛时伴有畏光,对光和声音过敏,若头摇动则头痛增强,咳嗽和呕吐等动作亦会使头痛一过性增强。搏动性头痛渐渐变为持续性头痛而减轻。平均持续2～3h,比无先兆型偏头痛持续的时间短,头痛则呈左右交替,随发作次数而变化。

先兆型偏头痛发作多数在日间频发,间歇数周也不发作,这种发作形式不少见,比无先兆型偏头痛,除特定的食物、强光、声音、刺激气味等诱因外,常找不出其他诱因。

2.无先兆型偏头痛

无先兆型偏头痛是指无前驱症状的发作性偏头痛。疼痛可以是一侧性、周期性反复发作、剧烈的搏动性痛,发作中可伴有许多自主神经功能障碍症状。发作前可见全身乏力、忧郁、焦虑、烦躁、失眠、食欲缺乏等症状。患者常从这些症状预知头痛要发作。与先兆型偏头痛相比,具有以下特点。

(1)无先兆型偏头痛与先兆型偏头痛的唯一区别是无明确的前驱症状,尤其是没有常见的视觉前驱症状。无先兆型偏头痛发作前绝不会有先兆型偏头痛那样明确的先兆症状,如有则属于先兆型偏头痛发作。但有学者认为无先兆型偏头痛发作前可有一些非特异性的前驱症状,如精神障碍(嗜睡)、疲劳、全身不适、哈欠、食欲缺乏、失眠等,可出现在头痛前几小时或几天。

(2)无先兆型偏头痛比先兆型偏头痛易见到诱发因素,无先兆型偏头痛多在悠闲状态时(如周末、假日、外出回家或闲暇时间)发作,在心理紧张、身体疲劳、黎明前、月经来潮时或夏天、饮酒、洗澡、发热、空腹等血管易扩张时也易发作。在妊娠中发作减少。

(3)无先兆型偏头痛一般比先兆型偏头痛发作持续时间长,可达几小时(多为8～24h)或几日,疼痛缓慢加重。疼痛的部位可为两侧痛或全头痛,没有先兆型偏头痛那样局限。疼痛程度一般比先兆型偏头痛轻。

无先兆型偏头痛是偏头痛最多见的一型,根据报道,无先兆型偏头痛占血管性头痛的85%,但国内也有学者报道统计占65%～75%。无先兆型偏头痛比先兆型偏头痛容易找到诱因,在剧烈发作后,一定间隔期内很难引起发作。

3.复杂型偏头痛

复杂型偏头痛是指伴有各种神经症状的偏头痛,以眼肌麻痹型偏头痛和偏瘫型偏头痛为代表。根据报道,在美国有把先兆型偏头痛也包括在此型头痛中的倾向。而法国学者把伴有眼肌麻痹以外眼症状的偏头痛,称为眼肌型偏头痛,把伴有其他神经症状的偏头痛,称为有伴随症状的偏头痛。这些神经症状发生的时间,有的在头痛之后,有的在头痛同时,但神经症状与头痛分离发生的偏头痛,可称为分离性头痛。

复杂型偏头痛定义为:由偏头痛引起持续性脑障碍,称为复杂型偏头痛。有学者对复杂型偏头痛也下同样的定义:持续性瘫痪、颜面神经麻痹、视网膜动脉闭塞和眼肌麻痹与偏头痛发作一致。然而,在这些头痛中,即便是与偏头痛发病特点相类似,也应检查是否有脑血管畸形、脑血管瘤,要进行脑血管造影检查。

(1)眼肌麻痹型偏头痛:可有先兆型偏头痛病史,伴有与疼痛同侧的动眼神经麻痹和眼睑下垂,有时常伴有滑车神经和展神经麻痹。伴有瞳孔变化的少见,因反复发作而眼肌麻痹恢复迟缓,常稍残存障碍。必须用脑动脉造影以除外脑动脉瘤。发生此型偏头痛的机制,一般认为是一侧脑水肿引起海马回天幕缘的嵌入,在此部分大脑后动脉的压迫、基底动脉和颈内动脉的水肿而引起脑神经受压迫。

由颈内动脉虹吸部动脉周围炎所致的 Tolosa-Hunt 综合征,与本型偏头痛相似,因此诊断眼肌麻痹型偏头痛时应持慎重态度。有学者报道 500 例偏头痛中仅有 8 例是眼肌麻痹型偏头痛。

(2)偏瘫型偏头痛:本病可分为家族性偏瘫型偏头痛和非家族性偏瘫型偏头痛,前者瘫痪恢复得早。

很多病例可先出现上下肢麻痹的同侧瘫痪,每次发作引起同侧瘫痪,有时呈交替式的对侧瘫痪。瘫痪同样是一过性脑缺血发作,1h 以内恢复者占 60%。继发头痛常出现在瘫痪的对侧,伴有失语症和视野缺损,很少有意识障碍。

此型头痛发生的原因,一般认为是由于颅内血管痉挛及其继发的水肿所致。

(3)其他:除复杂型偏头痛外,还有一侧颜面神经麻痹,一侧小脑运动失调和眩晕等。有学者报道,闭塞性偏头痛是偏头痛发作引起大脑后动脉分支和视网膜动脉闭塞的病例。这些病例可看到同侧偏盲和象限性盲以及一只眼的视力丧失等,考虑为持续性血管收缩之故。

(4)特殊型偏头痛

①心脏型偏头痛:通过报道 12 例患者,呈持续性心绞痛样胸痛而引起偏头痛发作,称之为心脏型偏头痛。这些病例用糖负荷试验可以,引起功能性低血糖,能诱发由心绞痛向偏头痛的发作。

②基底动脉型偏头痛:基底动脉型偏头痛的诊断依据如下。a.有明显发作性头痛或偏头痛家族史;b.基底动脉供血范围内的反复性一过性神经功能障碍,一般先出现视觉障碍,在数分钟或几十分钟内相继出现运动失调,构音障碍、眩晕、耳鸣、四肢末端或口周感觉异常、摔倒等。这些症状可出现在头痛前,以前驱症状出现,也可与头痛同时或在头痛后发生。这种视觉症状与经典式的一侧视野"城堡样光谱"不同,大多为两侧视野均出现闪光,什么也看不见或出现生动逼真的视幻影像,这种视觉症状的出现,除与血管收缩引起缺血有关外,还可能与广泛性抑制有关。也可有呕吐、共济失调、步态不稳以及其他脑神经障碍(包括自发性眼震、面神经麻痹、核间性眼肌麻痹等)及意识障碍(有时在意识丧失前,有奇怪的梦样感混浊状态)。发作的神经症状通常持续 10~30min;c.头痛以枕部为主,也可位于双额、双颞,一侧头痛少见,均为搏动性头痛。恶心、呕吐常与眩晕程度有关。

基底动脉型偏头痛当头痛发作时,使用酒石酸麦角胺无效,而抗癫痫药有效。从药物疗效和脑电图所见为癫痫性,但患者和家族均无癫痫发作,未见癫痫性因素。关于偏头痛的脑电图,有很多报道,其异常率为 5%~60%,随报道者的不同而不同。对脑电图异常的解释,至今尚未统一。

三、辅助检查

(一)脑电图检查

偏头痛的脑电图改变目前认识不一致,其异常表现可有局灶性 θ 波增多;阵发性短程或中程至高幅的慢波、棘波、棘-慢综合波及散发的尖波,对过度换气或闪光刺激的异常反应。偏头痛患者脑电图慢波灶可发生于偏头痛的发作期、发作前及发作后。国外统计偏头痛发作期间脑电图异常率为 20%～55%。国内有学者统计为 25.2%。有学者报道偏头痛患者发作期脑电图异常率比对照组高 3 倍。

(二)脑地形图(BEAM)

BEAM 是目前最先进的计算机辅助脑电定量分析技术,它能以类似二维的图像形式直观的显示脑电活动分析。1989—1990 年北京某医院神经内科对 100 例偏头痛患者及对照组进行了 BEAM 的研究,发现偏头痛患者疼痛部位与 BEAM 对应点有一定相关性,可明确显示病变的范围和程度,阳性率为 74%。

(三)经颅多普勒(TCD)

TCD 是一种非创伤性的探查颅内血管血流的超声检查方法,通过各种检测参数的评价,可以评估脑血管舒缩反应能力、脑血流自动调节功能状况,从而反映血管的功能状态。

(四)头颅 CT

临床发现偏头痛患者头颅 CT 扫描多为正常,偶有局灶性梗死或水肿现象。偏头痛患者 CT 检查不作为常规检查,当有神经系统异常或疑有颅内占位病变时才做该项检查。

(五)脑血管造影

当偏头痛患者有以下情况存在时:①发作时并发神经缺失体征,如偏瘫、眼肌麻痹等。②颅内有血管杂音。③头痛发作剧烈且长期位于一侧。④颅骨 X 线平片有异常。⑤抗偏头痛治疗无效。⑥无阳性偏头痛家族史,建议行脑血管造影检查,条件允许者同时行数字减影检查。

(六)脑脊液

偏头痛患者脑脊液常规检查通常是正常的。当发现有脑脊液细胞数增多时,应排除病毒性脑膜炎、脑炎、肉瘤和 Tolosa-Hunt 综合征等。

有学者发现 10 例偏头痛患者有 10 年以上的偏头痛发作史,脑脊液淋巴细胞数在 15～100 个/mm³。国内有学者对 80 例无先兆偏头痛进行脑脊液细胞学检查,发现偏头痛患者脑脊液淋巴细胞降低,单核细胞增多,淋巴、单核细胞比例倒置,并有吞噬细胞。

(七)免疫学

部分偏头痛是由某些食物引起,因此,有学者认为这是一种过敏反应所致。很多事实证明,食物中的一些成分如谷氨酸钠、硝酸盐、酪胺、苯乙酸等进入体内可引起机体强烈反应,使血管活性物质增多或直接作用于颅内外血管,而激发偏头痛发作。

实验室检查中对食物诱发的偏头痛已有很多异常发现,较早发现的是血清中特异 IgE 在偏头痛发作时增高,如事前服用能预防引起肥大细胞释放组胺的色甘酸钠,则能有效地预防偏头痛发作。

据报道,对 24 例偏头痛患者的免疫学研究证明,患者循环 T 细胞低于正常。血管性偏头痛的病因可能与抑制性 T 细胞缺乏的机制有关。T 细胞可引起补体活化和抗体形成,最后引起血管活性物质释放。

当偏头痛发作时,发现参与抗原-抗体反应的嗜碱性粒细胞在头痛部位数量有所增加。业已证实,嗜碱性粒细胞脱落的细胞胞质颗粒中含有肝素、组胺和其他血管活性物质,因而嗜碱性粒细胞参与偏头痛发作。

(八)血小板功能

研究发现,偏头痛发作时和偏头痛患者发生缺血性脑血管病时,血小板功能异常亢进,除血小板中 5-HT 增高外,尚有二磷酸腺苷(ADP)、血栓烷 A2、β-血小板、球蛋白和血小板因子Ⅳ增高。这些物质能强烈收缩血管、增加血液黏度及血小板的聚集和释放反应,易形成脑栓塞。雌激素对凝血系统、纤溶系统和血小板均有影响,故偏头痛患者以女性多见。而且与月经周期明显有关,因而雌激素的变化也是导致偏头痛患者发生脑血管病的一个原因。

有学者测定了偏头痛血小板聚集率,发现 30 例偏头痛患者对诱导剂 ADP 及肾上腺素无论是 0.5min、1min 的有效聚集率及最大聚集率均高于对照组;6 例头痛发作期血小板聚集率明显下降。但有学者用抗血小板剂双嘧达莫(潘生丁)及 Sulfinpyrazone(磺吡酮)治疗偏头痛,其结果令人失望。阿司匹林确有预防偏头痛发作的作用,但人们又证实阿司匹林的预防作用与它对血小板的影响无关。有些血小板聚集率增高的疾病如糖尿病,与偏头痛也毫无关系。

偏头痛发作时,其血小板功能和形态的变化,国外已有研究。有学者通过扫描电镜和透射电镜,发现偏头痛患者的血小板形态多样,表面不规则,大小不一,较多的血小板伸出粗大的树状伪足,末端膨大,彼此粘连,其聚集功能明显增强,提示偏头痛患者血小板形态和功能异常。为了更清晰地了解偏头痛患者血小板形态的变化,有学者根据体视学原理,通过电镜测量偏头痛患者血小板的多种颗粒与细胞器的数量、体积、直径等指标,发现患者血小板α-颗粒的平均数量、平均总体积、平均总面积及数密度、体密度、面密度明显增大,糖原区的体密度、平均总体积明显增大,而以间歇期更明显;线粒体的平均数量、总面积和平均总面积,无论在发作期和间歇期均高于正常对照组,其发作期血小板开放管道系统和致密管道系统亦有明显变化,而且致密颗粒增多、增大,提示偏头痛患者血小板形态异常在发病中占重要地位,尤其是在间歇期血小板形态异常,可能是偏头痛发病的病理基础。在间歇期,血小板多种颗粒及细胞器均比对照组增大,血小板处于一种"活化状态",一旦有诱因,血小板将出现功能异常变化,包括黏附、聚集、释放,从而发生偏头痛。

有学者应用流式细胞仪检测偏头痛患者血小板膜黏附分子 CD41、CD62P,发现其发作期、间歇期均高于正常,亦提示偏头痛患者血小板的黏附、聚集性增强。

(九)血流动力学和微循环

国内有学者对 100 例偏头痛患者进行血液流变学测定,与正常人群比较,发现患者血液的血细胞比容、凝血因子Ⅰ、全血黏度均高于正常人组。另一项研究发现,偏头痛发作期存在明显的甲床和球结膜微循环改变,主要表现在毛细血管管径缩小,管袢形态异常,袢周出血。经治疗后,管袢清晰度变清,血流速度加快,红细胞聚集性减小,加权积分提示治疗前后甲床和球结膜微循环有显著性改变。

四、诊断

根据偏头痛发作的临床表现、神经系统查体、家族史,通常可做出临床诊断。脑部 CT、CTA、MRI、MRA、LP 检查可以排除脑血管疾病、颅内动脉瘤、占位性病变和颅内炎症等颅内器质性疾病。2004 年 HIS 制定偏头痛诊断标准如下。

(一)无先兆偏头痛诊断标准

(1)符合(2)~(4)特征的至少发作 5 次。

(2)头痛发作(未经治疗或治疗无效)持续 4~72h。

(3)至少有下列中的 2 项头痛特征:①单侧性。②搏动性。③中或中度头痛。④日常活动(如步行或上楼梯)会加重头痛或头痛时会主动避免此类活动。

(4)头痛过程中至少伴有下列 1 项:①恶心和(或)呕吐。②畏光、畏声。

(5)不能归因于其他疾病。

(二)伴典型先兆的偏头痛性头痛诊断标准

(1)符合(2)~(4)特征的至少发作 2 次。

(2)先兆至少有下列的 1 种表现,但没有运动无力症状:①完全可逆的视觉症状,包括阳性表现(如闪光、亮点或亮线)和(或)隐形表现(如视野缺损)。②完全可逆的感觉异常,包括阳性表现(如针刺感)和(或)阴性表现(如麻木)。③完全可逆的言语功能障碍。

(3)至少满足以下 2 项:①同向视觉症状和(或)单侧感觉症状。②至少 1 个先兆症状逐渐发展的过程≥5min 和(或)不同的先兆症状接连发生,过程≥5min。③每个先兆状态持续 5～60min。

(4)在先兆症状同时在先兆发生后 60min 内出现头痛,头痛符合无先兆偏头痛诊断标准中的(2)～(4)项。

(5)不能归因于其他疾病。

五、鉴别诊断

(一)丛集性头痛

丛集性头痛是一侧眼眶周围发作性剧烈疼痛,持续 15min～3h,发作从隔天 1 次到每日 8 次。反复密集发作是其突出的特征,为单侧头痛,伴有同侧结膜充血、流泪、流涕、前额和面部出汗和 Horner 征等临床表现。

(二)紧张性头痛

紧张性头痛是双侧枕部或全头部紧缩性或压迫性头痛,多为持续性,偶为阵发性、搏动性头痛,很少伴有恶心、呕吐。常见于青、中年女性,不良情绪刺激和其他心理因素可加重头痛症状。

(三)Tolosa-Hunt 综合征

传统称为痛性眼肌麻痹,临床特点是阵发性眼球后及眶周的顽固性胀痛、刺痛或撕裂样疼痛,伴有动眼、滑车和(或)展神经麻痹,眼肌麻痹可与疼痛同时出现或疼痛发作后 2 周内出现,MBI 或活检可发现海绵窦、眼上裂或眼眶内有肉芽肿病变。本病属于良性疾病,持续数周后能自行缓解,可反复发作,糖皮质激素治疗疗效明显。

(四)症状性偏头痛

症状性偏头痛是指由于头颈部血管性病变导致的头痛如缺血性脑血管疾病、脑出血、未破裂的囊状动脉瘤和动静脉血管畸形、颅内肿瘤、颅内感染、头颅其他器官病变等导致的头痛。这些继发性头痛在临床上也可表现为类似偏头痛性质的头痛,可伴有恶心、呕吐、但无典型偏头痛发作过程,大多有局灶性神经功能缺失或刺激症状,颅脑影像学检查可发现病灶。由于内环境紊乱的头痛如高血压危象、高血压脑病、子痫或先兆子痫等,多表现为双侧搏动性头痛,头痛的发生与血压升高密切相关,神经影像学检查可发现脑组织肿胀等改变。

(五)药物过量使用性头痛

属于继发性头痛。药物过量主要是指使用过于频繁且规则,如每月或每周有相对固定时间。临床常见每月规则服用麦角胺、曲普坦、鸦片类药物等≥10d或单纯止痛药≥15d,连续3个月以上,在上述药物过量使用期间头痛发生或明显恶化。头痛发生与药物有关,可呈类偏头痛样或同时具有偏头痛和紧张型头痛性质的混合性头痛,头痛在药物停止使用后2个月内缓解或回到原来的头痛模式。药物过量使用性头痛对预防性治疗措施无效。

六、治疗

由于偏头痛具有反复发作的特点,因此平时生活调理及保健非常重要:保持健康的生活方式;尽量避免各种诱因(如饮酒、晒太阳等);充分利用非药物干预手段(按摩、理疗、生物反馈、认知行为治疗和针灸等);对于发作频繁或疼痛剧烈的患者需要进行药物干预,包括急性期治疗和预防治疗。

(一)急性期的治疗

急性发作期治疗的目的是迅速缓解疼痛、消除伴随症状及恢复患者的功能,常用的药物如下。

1.非甾体消炎药

主要用于轻至中度头痛患者及对这类药物反应好的患者。

阿司匹林(ASA):500mg,口服,每日1～3次。

布洛芬:200～300mg,口服,每日1～2次。

萘普生:250～500mg,口服,每日1～3次。

对乙酰氨基酚:500mg,口服,每日1～2次。

复方阿司匹林片(ASA 250mg＋对乙酰氨基酚200～250mg＋咖啡因50mg):1片,口服,每日1～3次。

2.麦角胺制剂

主要用于单用镇痛药不能较好缓解头痛或有明显不良反应的中、重度偏头痛患者。

甲磺酸双氢麦角碱:1～2mg,口服,每日3次。

麦角胺:首剂2mg,口服,如未缓解,继以每半小时1mg给药;最大剂量:24h 6mg,每周10mg。

3.曲坦类

为5-羟色胺(5-HT)受体激动药,已有7种曲坦类药物用于临床,如舒马普坦、佐米普坦、依来曲普坦、利扎曲普坦、那拉曲普坦、氟伐曲坦(夫罗曲坦)、阿莫曲坦。目前我国市场有舒马普坦、佐米普坦、利扎曲普坦。对中、重度偏头痛有良好的疗效,耐受性良好。

舒马普坦：首剂 50～100mg，间隔 2h 以上可重复用药，最大剂量 24h 300mg。

利扎曲普坦：首剂 5～10mg，间隔 2h 以上可重复用药，最大剂量 24h 20～30mg，肝肾功能损害者用量减半。

佐米普坦：首剂 2.5mg，间隔 2h 以上可重复用药，最大剂量 24h 15mg，肝肾功能损害者最大剂量 2.5mg。

4.阿片类镇痛药

用于频繁头痛发作者、顽固性经期偏头痛、单纯镇痛药无法解除的头痛及对麦角胺和舒马普坦禁忌或不能耐受者，可单独使用或与镇痛药一起使。

曲马多：首剂 50～100mg，维持剂量：50～100mg，每日 3～4 次。

可待因：每次 15～30mg，每日 30～90mg，极量：0.25g。

5.止吐药物

主要用于头痛时伴有频繁呕吐者。

甲氧氯普胺（胃复安）：10mg，口服或肌内注射，必要时可重复。

多潘立酮（吗丁啉）：10mg，口服，每日 3 次，饭前半小时服。

（二）预防治疗

并不是所有的偏头痛患者都需要预防性治疗，当患者出现下列情况时需要考虑进行预防性治疗：①近 3 个月内平均每个月发作 2 次或头痛超过 4d。②急性期治疗无效或有禁忌证无法治疗。③每周至少使用镇痛药物 2 次。④特殊类型的偏头痛。⑤患者的倾向。⑥月经性偏头痛。常用于预防性治疗的药物主要有以下几类。

1.钙通道拮抗药

盐酸氟桂利嗪：每次 5～10mg，睡前服。

盐酸洛美利嗪：每次 5～10mg，口服，每日 2 次。

2.抗癫痫药

丙戊酸钠片：每次 0.2～0.4g，口服，每日 2～3 次。

丙戊酸镁缓释片：每次 0.25～0.5g，口服，每日 2 次。

托吡酯（妥泰）：25mg，口服，每晚 1 次；7d 后 25mg，口服，每日 2 次；最大剂量每日 200mg。

加巴喷丁片：0.3～0.6g，口服，每日 2～3 次。

3.β-肾上腺素受体阻滞药

普萘洛尔（心得安）：20～40mg，口服，每日 2～3 次。

美托洛尔（倍他乐克）：50～100mg，口服，每日 2 次。

比索洛尔：5～10mg，口服，每日 1 次。

4.三环类抗抑郁药、选择性 5-HT 再摄取抑制药

阿米替林片:25mg,口服,每晚 1 次,逐渐加至 75mg,最大剂量 225mg。

帕罗西汀片:20~60mg,口服,每日 1 次。

舍曲林片:50~200mg,口服,每日 1 次。

西酞普兰片:20~60mg,口服,每日 1 次。

安非他酮片:75mg,口服,每日 1~3 次,然后根据病情适当增减,一天总量不超过 450mg。

文拉法辛胶囊:75mg,口服,每日 1 次,最大剂量不超过 225mg。

(三)偏头痛持续状态的治疗

1.丙戊酸钠持续静脉滴注

先以丙戊酸钠 500mg 加 0.9％氯化钠 100mL 持续静脉滴注(时间不少于 15min),30min 后无缓解或疼痛未减轻达 50％以上,则追加丙戊酸钠剂量,最大不超过 1200mg。

2.激素的应用

地塞米松 20mg 加 5％葡萄糖 500mL 静脉滴注,每日 1 次。

3.镇痛药物使用

布桂嗪(强痛定)、哌替啶(杜冷丁)等。

4.对症治疗

如镇静药、止吐药的应用。

第二节 紧张性头痛

一、发病机制

紧张性头痛的发病机制尚未十分清楚,目前一般认为从心理角度来讲是由于焦虑及抑郁所致,从神经病理及生理角度讲是由于钾离子的升高、交感神经兴奋等,使机体产生过多的5-HT、儿茶酚胺样物质,从而造成肌肉痉挛、血管收缩,发生持久的头颈部肌肉疼痛。

(一)精神因素

疼痛阈值是指人体感知疼痛的最小刺激量。正常情况下,人体对　定的刺激量是能够忍受的,不会引起痛苦感觉。在病理情况下,由于患者长期处于焦虑及抑郁状态,心理状态不佳,大脑皮质高级整合能力紊乱、失控,导致痛觉阈值降低,同时脑啡肽样物质分泌出现异常,以至小量的刺激即可引起疼痛,尤其表现在头、面、

颈、肩部,持久的疼痛造成束紧感及压迫感。有学者就诱发相关情绪和发作性紧张性头痛之间的关系做了生物心理学的实验。他们采用激化-去激化形容检测量表(ADACL)将诱发的力量、厌倦、紧张和安静做记分定量分析。结果发现发作性紧张性头痛患者的紧张水平高于对照组,即使在不头痛时也升高。另在非头痛期,其紧张水平显著低于头痛期。因此认为紧张和头痛之间是有关系的。此种患者治疗的核心在于解除焦虑、抑郁,达到心理平衡,使脑啡肽的分泌恢复平衡状态。

据报道 400 例紧张性头痛患者,所有的病例都有明显的焦虑。有学者报道紧张性头痛患者处于慢性焦虑状态,同时指出患者在生气情况下给予治疗是很困难的。有学者分析 100 例患者,发现 74% 有显著的情绪紧张,35% 表现为抑郁,56% 有疾病性获益。最常见的精神心理问题有依赖性、性欲和冲动的控制失调等。但这方面的研究几乎没有对照组,其统计学意义尚不清楚。这些资料都是从长期头痛的患者中搜集到的,因而,情绪紊乱有可能是长期慢性头痛的后果。

在进行精神实验中发现,此类患者的内省力缺乏。1976 年 Dayis 应用加利福尼亚人格指数的研究发现,头痛类型与人格特点有关。有学者应用明尼苏达多相人格调查表(MMPI)研究 25 例紧张性头痛,发现多数患者有疑病症、抑郁症及癔症。这些资料与其他慢性头痛患者所得结果相似。虽然已普遍认为应激和焦虑在紧张性头痛的发病中有一定作用,但精神疗法在治疗上尚无满意的结果。

(二)交感神经兴奋性增高学说

20 世纪 40 年代 Cannon 将内环境的相对稳定称为稳态,这种稳态若发生紊乱,轻则影响生理功能,重则可导致病理变化。内环境稳态的维护,有赖于各系统的协调活动,这与神经系统密不可分,对内脏诸器官的调节主要依赖于自主神经系统。自主神经的调节由交感神经和副交感神经互相补充、互相制约,使器官、系统活动协调平衡。这种神经调节一般由两方面完成,一是通过它的兴奋性发放递质,二是这种递质的发放再反馈给高级中枢,来调节它们的兴奋性,这些高级中枢在神经节、脑干及丘脑下部。交感神经兴奋性增高学说认为紧张性头痛的发生是由于当患者紧张、生气、恐惧时交感神经兴奋性升高,使动作电位传输呈跳跃式传导活动加重,动作电位传输的终极出现去极化,去甲肾上腺素(NE)、5-HT、儿茶酚胺等神经递质释放增多,这些物质可促使血管收缩,组织缺血、缺氧,酸性代谢产物蓄积,致紧张性头痛发生。正常生理情况下,人体有自我调节的能力,当紧张、抑郁、恐惧时发生交感神经兴奋,各种递质分泌增多,反馈地刺激机体,使机体在高级中枢指令下,副交感神经兴奋性升高,动作电位传输加快,在终极产生去极化,产生递质乙酰胆碱等而抵消去甲肾上腺素、儿茶酚胺、5-HT 等的作用,使机体保持相对稳态,不发生血管收缩。所以正常人虽也有紧张、生气、恐惧等,但不会出现紧张性头痛。而紧张性头痛患者则不然,主要是紧张、恐惧、害怕等频频发生,去甲肾上腺素、5-HT、儿茶酚胺等释放机会增多,反馈的频率虽也加大,但副交感神经的调节来不及反应,最终使阈值下降,难以制约,平衡打破,稳态失衡,交感神经的兴奋性处于劣势,过多的去甲肾上腺素、5-HT、儿茶酚胺多次、间断地刺激使血管收缩频频发生,紧张性头痛就经久不愈。有学者发现紧张性头痛患者血浆 5-HT 水平高于对照组,血浆 DA 水平与头痛持续时间呈正相关,肾上腺素水平与头痛呈负相关。此外,还发现单胺水平与抑郁程度并无相关性。这些结果提示紧张性头痛患者中枢单胺能神经系统功能有变化,这种变化和随之而来的抑郁无关,而和发生头痛的病理生理机制有关。有学者发现紧张性头痛患者发作期唾液中 SP 和 5-HT 含量显著升高,而 SP 可能是由痛觉系统所释放。因此,对此类患者稳定情绪,恢复平衡,达到相对的稳态,是我们治疗的关键。

(三)血管因素

偏头痛发作期颈部肌肉收缩作为前驱症状并不少见,由此引起肌肉小动脉收缩,产生肌肉缺血收缩和疼痛,说明血管运动调节异常。给予紧张性头痛患者血管扩张剂治疗,如亚硝酸异戊酯、乙醇、烟酸等,患者头痛减轻,说明紧张性头痛与肌肉内血管收缩有关。但发现亚硝酸异戊酯等血管扩张剂使 40% 的紧张性头痛患者病情加重。有学者发现静脉注射组胺可使 50% 的紧张性头痛患者产生搏动性头痛,对照组无此作用,说明部分患者是由于血液中组胺类物质升高而致头痛。紧张性头痛患者结膜小血管检查发现其血管收缩同头痛持续时间相一致,进一步证明血管运动功能不稳定。紧张性头痛患者颞动脉搏动的波幅比对照组小。

有学者发现,紧张性头痛患者在头痛发作期将放射性钠注入头夹肌后,廓清率比头痛缓解期大,可推断当肌肉收缩时血管扩张,血流量较高,但肌肉的血流量增加是否超出代谢的增加尚无人测定。可以解释 Na^{24} 清除率的增加并未涉及小动脉血流量增加的原因包括关闭的毛细血管开放,滤过率和重吸收增加以及淋巴回流的加速。有学者发现,部分紧张性头痛患者脑血流量增加,同无先兆偏头痛患者脑循环的变化所见相似。

(四)颅周肌肉疾患

自 1940 年以来很多文献对这两者之间的关系加以论述,但肌肉疾患是紧张性头痛的原因还是结果或只是紧张性头痛发病机制之一,至今尚无结论。

有学者对一组紧张性头痛患者就其头痛时发生在头部疼痛肌肉位置的特异性做了研究。他们采用自我分级评定法检测 5 处肌肉,包括额肌、颞肌、咀嚼肌、头夹肌和斜方肌的疼痛及肌紧张程度,并观察这些肌肉的肌电活动水平。虽然对每块肌肉都做了详细的定量观察,结果并未发现肌肉疼痛和肌紧张程度与肌电活动水平之间有显著的关系。对于紧张性头痛患者颅周肌患和头痛之间的关系,有学者曾对其亚型慢性紧张性头痛(CTTH)和发作性紧张性头痛(ETTH)各 28 例,通过触痛定量、压痛阈值、热痛阈值和颞肌及斜方肌肌电活动进行观察,结果发现在CTTH 伴有颅周肌肉疾患者,其触痛显著,对机械性刺激的疼痛呈过敏性反应,即触痛越显著,其对机械性刺激反应也越敏感,并且肌电活动也显著增加。但热刺激阈值并无异常。在 ETTH 患者则上述改变均不明显。由于触痛产生的机制可能通过下述 3 个步骤:①外周肌筋膜感受伤害的感受器发生敏感。②在脊髓/三叉神经水平上的第二级神经元过敏。③对感受伤害的中枢性调节活动发生障碍。因此肌肉疾患成为与颅周疾患有关的 CTTH 的重要因素。对于与颅周肌肉疾患无关的紧张性头痛,其头痛发病机制才考虑可能和受伤害的中枢性调节发生障碍有关。研究者还认为 ETTH 和 CTTH 在发病机制方面可能有共同之处,但估计还有其他机制存在。有学者根据以往认为颅周肌肉收缩可以引起头痛以及颞肌的随意运动可因刺激三叉神经而受到抑制,后者称作外感受性抑制(ES),并且 ES 又分为两个时相,即 ES1 和 ES2。此外,在以前的研究中还发现在 CTTH 伴有颅周疾患的患者,其 ES2 时相降低,并认为这种降低是由于中间神经元对肌肉收缩和松弛调控失常的结果。有学者对 18 例 CTTH 患者,在给予 α_2-肾上腺素能拮抗剂替扎尼定的前后观察颞肌肌电图(EMG)活动,结果发现在用药后当弱电刺激时可使 ES2 延长,提示替扎尼定可以改善中枢神经系统对外感受器性抑制作用从而减轻头痛。由于强电刺激不能引起 ES 的改变,故替扎尼定的作用是轻度的。已知替扎尼定是一种可以有效地减低多触突性屈肌反射和对人类抗痉挛和抗瘫痪作用有关的物质,这些作用可能改善兴奋性和抑制性神经元的活动,介导肌肉收缩和松弛神经控制系统。有学者对紧张性头痛患者的肌肉疼痛、紧张和肌电反应之间也进行了相关性研究。实验对疼痛采用视觉模拟量表(VAS)记录前额、左右颞肌、颈部和左右肩部肌肉的疼痛程度,并同时描记该部位浅层肌电活动。另对紧张和疲劳采用问询方式,由患者自我评定,也按 VAS 方法记录。通过上述定量研究发现:疲倦和疼痛之间,在全部实验过程中有显著相关性,疲倦犹如头痛的一部分,即头痛时间越长,疲倦感觉越显著;但紧张和疼痛之间的相关性较弱,仅在后实验有相关性,且只见于颈部肌肉。至于肌电活动和疼痛之间均无相关性。因此认为紧张在紧张性头痛中的作用并不突出,未能阐明在头痛名称中所谓"紧张性"的含义。

　　但目前也有学者认为肌肉收缩是头痛的后果。对焦虑患者的研究发现,其额部肌肉的收缩比对照组大得多。长期的情绪紊乱使头颅肌肉处于收缩状态,是产生紧张性头痛可信赖的假说。肌肉持续性收缩,肌肉出现触痛和疼痛,其原因可能为压迫肌肉内的小动脉,使其继发性缺血所致。当肌肉松弛后缺血可持续几日。已明确骨骼肌收缩是疼痛产生的原因。普鲁卡因浸润收缩的肌肉可以使疼痛缓解,但很少使头痛完全消失。

在多数情况下,头痛的发生与头颅和颈部肌肉收缩有关。在头痛发作期间,肌电图的研究表明颈部肌肉收缩较颞部肌肉更强,而偏头痛患者比紧张性头痛更明显。在疼痛缓解期,偏头痛患者颞部、额部和颈部肌电活性比紧张性头痛更强。

(五)钾离子致病学说

实验证明当向颞肌注射 6% 盐水时,产生颞肌收缩而出现局部疼痛,若反复注射,则出现持续性肌肉收缩,而在持续收缩或缺血的肌肉中,钾离子的浓度升高,钾离子有可能刺激组织中的化学感受器而产生疼痛。

正常血清钾离子浓度为 3.5～5.5mmol/L,若低于 3.5mmol/L 则称为低钾血症,若高于 5.5mmol/L 则称为高钾血症。血清钾离子浓度和体内钾离子的总量之间并不一定呈正相关。当血清钾离子浓度增高时,细胞内可能处于缺钾状态,反之亦然。当体内慢性缺钾时,血清钾离子浓度可能在正常范围内,甚至在正常范围的上限,在这种情况下,钾离子可刺激组织中的化学感受器产生紧张性头痛。由于血清钾离子浓度有时很难说明细胞内钾离子水平,故紧张性头痛的钾离子致病学说易被忽略。

根据肾脏的解剖学特点,原尿是肾脏的超滤液,因钾离子属小分子物质,能够通过肾小球膜,故血浆钾离子浓度与原尿钾离子浓度相同,均为 0.02g/100mL,但终尿钾离子浓度为 0.15g/100mL,终尿/血浆钾离子浓度比率为 7.5：1,这说明正常生理情况下,无论血钾高或低,钾离子都要排出,所以真正出现高钾的情况不多。但根本问题不在于血清钾离子浓度升高多少,紧张性头痛血钾致病学说主要指因内环境的失衡,细胞内外钾转运出现障碍,造成血清钾离子波动在正常范围的高限,刺激化学感受器致头痛。细胞内钾离子释出至细胞外,使细胞外钾离子浓度增高可见于:①pH 值降低,一般来说 pH 值每下降 0.1,血钾浓度可上升 10%～15%。②氧不足,氧不足时细胞内 ATP 生成减少,细胞膜钠泵转运发生障碍,钠离子潴留于细胞内,细胞外液的钾离子不易进入细胞内,因而引起血钾升高。轻度高钾血症(略高于5.5mmol/L)时,细胞膜内外钾离子浓度差减小,细胞内钾离子外流也减少,从而使静息电位变小,神经肌肉兴奋性增高,临床上出现肌肉轻度震颤。紧张性头痛患者血钾浓度升高一般不超过 5.5mmol/L,但多处于正常范围的高限,也能对化学感受器发生刺激作用,使交感神经兴奋性升高。加之钾离子升高本身可致静息电位兴奋性升高,因而发生紧张性头痛,呈束紧感或持久的、难以缓解的波动性痛。波动的静止期即间歇期,可能是由于肾脏排泄作用降低了高限水平的血钾浓度,使静息电位的兴奋性受到抑制,对化学感受器的刺激减轻,交感神经兴奋性降低或恢复至接近正常水平,故头痛减轻,肌肉震颤也消失。国内有学者等用西比灵(盐酸氟桂利嗪)治疗紧张性头痛,结果显示优于对照组,而西比灵为钙离子拮抗剂,阻止钙离子内流,使钾离子在细胞内浓度减低,血钾浓度相对升高。故本学说对紧张性头痛的解释还有矛盾之处,还值得进一步研究。

(六)姿势因素

姿势引起的紧张性头痛是指人体采用某种姿势长久工作,如伏案工作长时间屈颈、低头;不断地咬牙、皱眉等,造成慢性、持久的头、颈部肌肉收缩,而引起头痛。此种患者应保持正确的工作姿势,间断地改变姿势,加强锻炼,改掉皱眉、咬牙等不良习惯。烟酒及寒冷刺激造成的焦虑及自主神经功能失调也可导致紧张性头痛的发生。另外,还有一些易被人们忽略的原因也会引起紧张性头痛,如戴新潮的假发或帽子使头部箍紧;戴得眼镜过重,对太阳穴和鼻部产生压力;穿太高的高跟鞋使背部肌肉劳损,牵涉颈部和头部肌肉而产生头痛等。

二、临床表现

(一)头痛部位

90%以上的患者头痛多为两侧痛,多见于后枕部、颈项部、两颞侧、头顶部、额部或全头痛,有时伴有颈部、肩部或头面部肌肉紧张、僵硬,患者活动头颈部时感到不适或肩部疼痛。

(二)头痛性质、程度及持续时间

头痛多为轻至中度疼痛,很少因为头痛而卧床不起或影响日常生活。头痛表现为钝痛、胀痛、压迫感、麻木感、沉重感和束带样紧箍感,后颈部、肩胛部肌肉有压痛,有时可触及 1 个或多个硬结,该硬结叫"痛性结节",是由肌肉长期收缩所致,精神紧张可加重,头前后屈伸可诱发,不因体力活动而加重,这些患者无需休息。但有些重症患者,因伴有恶心、呕吐和其他偏头痛症状,而迫使其卧床休息。患者长年累月的持续性头痛,很多患者的症状可回溯 10~20 年。患者整日头痛,但 1d 内可逐渐增强或减轻。因应激、生气、失眠、焦虑或忧虑等因素使紧张性头痛阵发性加剧。

1.紧张性头痛一般分为两型 Z 型和 H 型

(1)Z 型紧张性头痛以压迫感为特征:有些患者诉说"头顶、额部或头后部重压感""头周紧束感",有些患者诉说全头有紧缩感或胀痛感,这些症状在紧张、烦恼、失眠、疲劳时加重。头痛虽然从早到晚或数周持续存在,但不影响进食、工作和娱乐。按摩、指压、冷敷、热敷都不能缓解症状,服用止痛药效果亦不明显。如仔细询问多为一些工作、经济、个人、家庭的问题所困扰,学生、儿童常被来自学校、父母或个人生活上的压力所困扰,多数患者在病初或在病程中继发有焦虑、抑郁、躁狂症状。

（2）H型紧张性头痛以局限性疼痛为特征：疼痛常有明显的部位，如位于颈上段，若为双侧痛，可放射至枕部；若为单侧痛，可放射至顶颞部，甚至眼外眦；若位于额部，并可传到顶颞部，而后又返回至耳前或耳后，晨醒时痛，甚至由于痛而早醒，几小时后减轻或消失，服止痛药20～30min后可缓解疼痛。患者常有颈椎关节强直、颈椎韧带或软组织病变，颈部活动受限，部分患者有下颌关节炎。从临床上看，将这两型区分开来，对指导治疗有一定意义。

2.在新的分类中还根据头痛发作的时间和颅周肌肉疾患将紧张性头痛再分为两种亚型

（1）发作性紧张性头痛（ETTH）：包括与颅周肌肉疾患有关的发作性紧张性头痛和与颅周肌肉疾患无关的发作性紧张性头痛。

（2）慢性紧张性头痛（CTTH）：包括与颅周肌肉疾患有关的慢性紧张性头痛和与颅周肌肉疾患无关的慢性紧张性头痛。ETTH和CTTH的区别在于ETTH每月发作15d以内，至少有10次头痛发作，每次持续30min至7d之久；而CTTH则每个月至少有15d的头痛发作次数。

（三）紧张性头痛与偏头痛的关系

紧张性头痛与偏头痛关系极为密切。有些患者初期表现为症状明确的偏头痛，当发作频率逐渐增加后表现为发作性紧张性头痛，并进而可转为慢性紧张性头痛。两者在发病年龄、突出症状、每日发作的频度、持续的时间、病变部位、发作时是否伴有呕吐、头痛家族史等方面均有不同（表1-1）。

表1-1　紧张性头痛与偏头痛的区别

项目		紧张性头痛（%）	偏头痛（%）
发病年龄（岁）	＜20	55	30
	＞20	45	70
先兆症状		60	10
频度	每日	3	50
	＜每周	60	15
持续时间	每日持久痛	0	20
	1～3d	35	10
持久性疼痛		80	30
部位	一侧性	80	10
	两侧性	20	90

续表

项目	紧张性头痛(%)	偏头痛(%)
发作时呕吐	50	10
家族头痛史	65	40

有学者在复习文献时指出两组患者之间又有不少共同之处,各种表现都有一定重叠性,如两者血小板 5-HT 均可降低,血浆 5-HT 均可升高,两者外周自主神经系统的交感神经功能均可低下,遗传学家研究发现同一家族中既有偏头痛又有紧张性头痛患者,两者均有颈部肌肉收缩、头部充血及癫痫倾向等。根据 Ziegler 的 1200 例及 Drummond 的 600 例头痛患者的分析,尚未找到具有鉴别意义的独特症状。有学者提出紧张性头痛是否为偏头痛。他们通过试验后认为紧张性头痛患者头痛的发生和颅脑血流动力学有密切关系,但头痛强度和血管内的血流变化无关。就是说,各种症状对任意一种头痛只有发生率的多少之分,没有有无之别。在诊断中具有相对价值,无绝对性意义。

三、诊断与鉴别诊断

(一)临床表现

(1)多数患者为两侧头痛,多为两颞侧、后枕部、头顶部或全头部疼痛。检查时发现后颈部、肩部肌肉有压痛点,有时可以摸到一个或多个硬结,这说明颈肌处于紧张收缩状态。

(2)头痛性质为钝痛、胀痛、压迫感、麻木感或束带样紧箍感。

(3)头痛强度为轻至中度,很少因头痛而卧床不起或影响日常生活。

(4)头痛连绵不断,很多患者的症状可回溯到 10~20 年前。

(5)虽整日头痛,但一日之内头痛可逐渐增强和逐渐减轻。

(6)常因看书学习、生气、失眠、焦虑或忧郁、月经来潮、围绝经期等因素使紧张性头痛阵发性加剧,许多患者因此不能看书、写字、操作电脑。

(二)辅助检查

(1)脑部 CT 或 MRI 检查,以便排除颅内肿瘤、炎性脱髓鞘、寄生虫感染等疾病。

(2)脑脊液检查,以排除颅内感染性疾病。

(3)眼科特殊检查,以排除青光眼、屈光不正及其他眼部疾病。

(4)经颅多普勒检查,以了解患者血管功能及血流情况。

(5)心理相关量表测试,以进一步了解患者是否存在明显的抑郁、焦虑等情况。

根据患者的情况选择,并不是每个患者都需要进行上述检查。

（三）诊断要点

根据国际头痛协会制订的《国际头痛疾患分类第 3 版(试用版),2013》的诊断标准进行分类和诊断。

1.偶发阵发性紧张性头痛诊断标准

(1)至少 10 次符合标准(2)～(4)的发作,平均每个月＜1d(每年＜12d)。

(2)持续 30min 至 7d。

(3)下列 4 项特征中至少有 2 项:①双侧分布。②性质为压迫性或紧箍性(非搏动性)。③程度轻到中度。④走路或上楼梯等一般躯体活动不会加重头痛。

(4)符合以下 2 项:无恶心或呕吐;畏光或怕声。

(5)没有另一个 ICHD-3 的头痛疾病诊断能更好地解释。

2.频繁阵发性紧张性头痛诊断标准

(1)至少 10 次符合标准(2)～(4)的发作,平均每个月 1～14d,超过 3 个月(每年≥12d,但＜180d)。

(2)持续 30min 至 7d。

(3)下列 4 项特征中至少有 2 项:①双侧分布。②性质为压迫性或紧箍性(非搏动性)。③轻到中度程度。④走路或登楼等一般躯体活动不会加重头痛。

(4)符合以下 2 项:①无恶心或呕吐。②畏光或怕声中不超过 1 个。

(5)没有另一个 ICHD-3 的头痛疾病诊断能更好地解释。

3.慢性紧张性头痛诊断标准

(1)头痛符合诊断标准(2)～(4),平均每个月≥15d(每年≥180d)3 个月以上。

(2)持续 30min 至 7d。

(3)下列 4 项特征中至少 2 项:①双侧分布。②性质为压迫性或紧箍性(非搏动性)。③程度轻到中度。④走路或登楼等一般躯体活动不会加重头痛。

(4)符合以下 2 项:①无恶心或呕吐。②畏光或怕声中不超过 1 个。

(5)没有另一个 ICHD-3 的头痛疾患诊断能更好地解释。

4.很可能的紧张性头痛的诊断标准

仅 1 项不满足上述紧张性头痛及其亚型的标准,且不符合其他头痛疾患的诊断标准。

（四）鉴别诊断

(1)与偏头痛及丛集性头痛的鉴别。

(2)与颈源性头痛的鉴别:颈源性头痛主要表现为枕部、耳后部、耳下部、颈部闷胀不适或酸痛感,疼痛部位可扩展到前额、颞部、顶部,有的可同时出现同侧肩背上肢疼痛。检查可发现在耳下方颈椎旁及乳突下后方有明显压痛。病程较长者可有颈后部、颞部、顶部、枕部压痛点。部分患者压顶试验和托头试验可阳性。但也有患者无明显体征。X线检查可见不同程度的颈椎退行性改变,有的可见颈椎间孔狭窄,椎体前后缘增生或棘突增宽变厚,棘上韧带钙化。少数患者CT或MRI检查可见颈椎间盘突出。而紧张性头痛患者多数为两侧头痛,以两颞侧、头顶部或全头部疼痛。头痛常伴有头部压迫感、麻木感或束带样紧箍感。但许多患者常两者全都存在。

四、治疗

(一)非药物治疗

包括心理治疗、物理松弛治疗、针灸推拿治疗、生物反馈治疗等。同时保证正常睡眠。

(二)药物治疗

1.镇痛药

镇痛药对于轻至中度的头痛患者一般有较好的镇痛效果;对于某些严重的头痛患者仍然有效。但应注意避免频繁、大量使用,同时注意对胃肠功能的损害。常用的药物如下。

罗通定(颅痛定):30～60mg,口服,每日1～3次。

阿司匹林(ASA):500mg,口服,每日1～3次。

布洛芬:200～300mg,口服,每日1～2次。

萘普生:250～500mg,口服,每日1～3次。

对乙酰氨基酚:500mg,口服,每日1～2次。

复方阿司匹林(ASA 250mg＋对乙酰氨基酚 200～250mg＋咖啡因 50mg):1片,口服,每日1～3次。

2.肌肉松弛药

肌肉松弛药主要用于颅周和面部肌肉收缩的患者或联合非药物治疗方法。

盐酸乙哌立松:50mg,口服,每日2～3次。

盐酸替扎尼定:1～2mg,口服,每日2～3次。

巴氯芬:5～10mg,口服,每日1～3次。

3.抗抑郁药

抗抑郁药常用于合并有抑郁或焦虑的患者。

阿米替林:25mg,口服,每晚1次,逐渐加至75mg,最大剂量225mg。

帕罗西汀:20～60mg,口服,每日1次。

舍曲林:50～200mg,口服,每日1次。

西酞普兰：20～60mg，口服，每日 1 次。

安非他酮：75mg，口服，每日 1～3 次，然后根据病情适当增减，一天总量不超过 450mg。

文拉法辛：75mg，口服，每日 1 次，最大剂量不超过 225mg。

4.丙戊酸盐

丙戊酸盐对紧张性头痛也有较好的预防作用。

丙戊酸钠片：每次 0.2～0.4g，口服，每日 2～3 次。

丙戊酸镁缓释片：每次 0.25～0.5g，口服，每日 2 次。

5.苯二氮䓬类

苯二氮䓬类具有镇静、催眠、抗焦虑、松弛肌肉、抗惊厥等多重作用，只能短时间使用，避免滥用，以防成瘾。

阿普唑仑：0.4～0.8mg，口服，每晚 1 次。

左匹克隆：7.5～15mg，口服，每晚 1 次。

6.A 型肉毒素

A 型肉毒素适用于口服药物无效或不能耐受的顽固性头痛患者，根据患者情况选择剂量及注射点。

7.中药

目前广泛用于紧张性头痛的治疗，可根据患者的情况，辨证选择中药汤剂或中成药。

第三节　丛集性头痛

丛集性头痛临床上又称为偏头痛性神经痛、组胺性头痛、蝶腭神经病。是一种原发性神经血管性头痛，临床表现是一侧眼眶周围的剧烈疼痛，突出特点是反复密集的发作，往往伴有同侧自主神经症状如眼结膜充血、流泪、瞳孔缩小、眼睑下垂以及头面部出汗等。多在每天固定时间发作，持续时间不等，长达数周至数月。

一、发病机制

丛集性头痛的发病机制尚不明确。有证据显示与免疫反应有关，丛集性头痛患者发作期静脉血中 CGRP 明显增高，提示三叉神经血管复合体参与丛集性头痛的发病。丛集性头痛发作存在昼夜节律性和同侧颜面部的自主神经症状，普遍认为可能与日周期节律的控制中心和自主神经活动中枢——下丘脑的神经功能紊乱有关。功能神经影像学 fMRI 和 PET 研究证实丛集性发作期存在下丘脑后部灰质的异常激活，发生一侧的下丘脑灰质密度增加，这与丛集性头痛急性发作期的正电子发射型断层扫描术观察到的活动区域几乎完全一致,而下丘脑是与周期节律性有关的脑区部分。目前广泛开展的微创手术——下丘脑后部灰质的深部脑刺激术,使药物难以控制的丛集性头痛得到了有效治疗,更证实下丘脑神经功能紊乱是丛集性头痛的重要病因。因此,丛集性头痛可能是下丘脑神经功能障碍引起的、三叉神经血管复合体参与的原发性神经血管性头痛。

二、临床表现

丛集性头痛的患者主要为男性(男∶女约为 9∶1)。人群中的患病率为0.1%~0.4%。大多在 20~40 岁起病,但亦有在此年龄范围以外的病例报道。其特有的头痛形式、周期性、自主神经表现使丛集性头痛有别于其他形式的头痛。

(一)头痛的形式

丛集性头痛以急性起病为主,10~15 分钟达到高峰,一般持续 30~45 分钟。按国际头痛协会(IHS)诊断标准,头痛可持续 15~180 分钟。剧烈头痛会持续 1 小时或更长时间,在头痛高峰波动一段时间后,头痛迅速减轻,头痛后患者感到极度虚弱。头痛通常局限于一侧,最常见的部位按发作频率高低依次是眼眶、眶后、颞侧、眶上和眶下。极少数发生在三叉神经区域以外。头痛发作频率不等,从每周 1 次到每日 8 次或更多。

在任何丛集期,头痛始终发生在同一侧,甚至每年都在同侧,以后偶尔头痛位于对侧,左右两侧交替出现更少见。头痛非常剧烈,通常难以忍受。患者常描述有钻痛或撕裂样疼痛感,如同"滚烫的火钳戳入眼里""眼球好像被拽出",其与偏头痛的搏动样钝痛有明显不同。

(二)周期性

发作的周期有如钟表一般规律,该现象被认为与下丘脑生物钟功能失调有关。最新影像学研究发现,急性发作时有下丘脑灰质后部的激活。通常在入睡后不久即出现头痛,至少某些患者与快速眼动睡眠(REM)有关,夜间发作也可发生在非快速眼动期。睡眠呼吸暂停和氧饱和度下降可能诱发丛集性头痛发作。有时,每晚 3~4 次头痛发作使患者无法入睡,导致白天打盹,出现更加严重的头痛发作。也可在每年同一季节发作。

(三)自主神经症状

副交感神经过度兴奋导致同侧眼流泪、结膜充血、鼻塞或流涕。由于部分交感神经麻痹也导致瞳孔缩小、眼睑下垂。经常伴随面部发红或苍白、头皮和面部触痛、同侧颈动脉压痛、心率减慢等症状。上述症状中的一些也会在慢性阵发性偏侧头痛(CPH)患者及其他一些情况下出现,例如颈动脉切断时,但是丛集性头痛与它们的区别在于每次发作时间短暂。

（四）发作时的行为变化

在丛集性头痛发作期，患者有烦躁感或易怒。一些患者不停踱步或保持坐位以最大限度缓解疼痛。患者由于平卧可使疼痛加重常难以平卧休息，这有别于偏头痛，后者常在安静、黑暗的房间休息。丛集性头痛患者可能表现为行为怪异、咆哮、哭喊或尖叫，甚至有的会自杀。一些患者发现体育锻炼，如慢跑，可缓解疼痛。一些患者用手、冰袋或热毛巾压住眼睛或颞部以缓解疼痛，即使天气很冷，许多患者也愿意独处或到户外活动。头痛发作后，患者常感觉筋疲力尽。患者害怕入睡后头痛再次发作，宁愿彻夜不眠。当睡意最终无法克服时，这种无用的努力导致患者迅速进入 REM 活动，入睡后数分钟头痛再次发作。

（五）诱发因素

酒精在丛集期经常诱发患者出现头痛，而在间歇期很少会诱发头痛。大多数患者一旦意识到丛集期开始时，便停止饮酒。一些接受预防性治疗的患者饮酒后可不发生头痛。一些患者无论在疾病的哪一期饮酒都不对头痛发作产生任何影响。实际上极少部分患者通过大量饮酒后促进入睡也不会导致头痛发作。与偏头痛不同，任何形式的酒精制剂（如啤酒、烈酒和葡萄酒等）都可以诱发丛集性头痛。酒精也许仅作为血管扩张剂发挥其作用，但其机制目前尚不明确。

其他血管扩张剂，例如硝酸甘油片和组胺，也可诱发易感患者出现丛集性头痛发作。使用硝酸甘油后会发生短暂而轻微的低氧血症。有学者报道丛集性头痛间歇期和非头痛对照者，尽管使用硝酸甘油后也出现短暂去氧饱和作用，但都未出现头痛。而在丛集性头痛的丛集期，轻度去氧饱和状态持续存在，始终达不到基线水平，导致头痛发作。高原低氧血症和睡眠呼吸暂停导致的低氧血症在丛集期也会诱发丛集性头痛发作。有学者基于以上观察提出颈动脉体化学感受器参与丛集性头痛发病机制的假说。

食物类型以及对某种食物嗜好不会诱发丛集性头痛发作。丛集性头痛患者中吸烟者的比例较高，一些患者戒烟后，头痛获得缓解。

对发作期的患者而言，丛集期和间歇期开始与结束的决定因素目前尚不清楚。压力、抑郁和心理因素在丛集性头痛的发病机制中似乎不如在其他类型头痛中那样重要。一些丛集性头痛患者在发作期的行为表现类似躁狂发作，丛集性头痛的周期性部分患者使用锂盐治疗有效，这些提示丛集性头痛类似于双向情感障碍。

（六）病程

发作性丛集性头痛和慢性丛集性头痛都会持续数年。发作性丛集性头痛间歇期可能持续很多年，直到老年才会停止复发。Krabbel 随访的大量病例显示，只有少数患者不会随年龄增加而减少发作。慢性丛集性头痛也可转化为发作性丛集性头痛。

三、辅助检查

（一）脑结构的异常

高级的成像技术显示与相匹配的对照者比较丛集性头痛患者的脑组织，结果发现丛集性头痛患者脑灰质密度与正常相匹配的志愿者相比明显增加。无论患者发作与否，这些差别均存在，这表示其改变是永久性的。研究人员使用以体素为基础的形态测定法研究了 27 例丛集性头痛患者的脑结构，并与 25 例匹配的对照者进行了比较。他们发现丛集性头痛患者头痛发生一侧的下丘脑灰质密度增加，这与丛集性头痛急性发作期的正电子发射型断层扫描术观察到的活动区域几乎完全一致，而下丘脑是与周期节律性有关的脑区。

（二）面部热图检查

Drummond 用热图检查 33 例丛集性头痛患者，发现受累眶区热的丧失增加。有些患者热丧失区分布于眼上下、鼻下及颞侧。

（三）脑血流量

丛集性头痛同偏头痛相似，常见颈外动脉扩张。丛集性头痛发作期间眼球内血管床的搏动增加，偏头痛发作无此现象。丛集性头痛患者尚未查出颈内动脉及其分支受累的证据。有学者用鞘内注入盐水，脑脊液压力达 $70cmH_2O（6.86kPa）$左右使某些患者疼痛缓解，说明部分颈内动脉干颅内分支扩张。

以往因乙醇、组胺、硝酸甘油等血管扩张物质，在丛集性头痛发病期间可诱发头痛发作而显示血管扩张的重要性，但近代在头痛发作期局部脑血流量的研究发现其变化是不恒定的，从而不支持疼痛是因血管扩张所致。研究表明，患者的颅外动脉血流量增加及颞动脉搏动增加接着受累侧疼痛发作。他们的结论是丛集性头痛的血管变化是继发的，原发的是神经元放电。

（四）生化检查

1. 5-HT

丛集性头痛者 5-HT 的变化比偏头痛患者更敏感。研究发现，丛集性头痛发作期全血的 5-HT 呈中度增加，而偏头痛发作期血小板 5-HT 水平降低。有学者发现，丛集性头痛患者在发病期间的疼痛间期及缓解期全血 5-HT 水平降低，与偏头痛患者所见相似。

2. 红细胞胆碱

丛集性头痛患者红细胞胆碱浓度降低，经锂盐治疗后其水平有较大增加，持续几个月。胆碱降低不局限于急性发作，在缓解期亦存在。进一步证明丛集性头痛患者细胞膜卵磷脂与胆固醇比例增加,提示红细胞卵磷脂更新率下降。此点与本病发生机制的关系尚不清楚。

四、诊断与鉴别诊断

(一)诊断

丛集性头痛的诊断主要是临床诊断,主要依赖于头痛发作史、疼痛的详尽描述、头痛持续时间短暂、促发因素和伴随自主神经症状。其中疼痛迅速加剧、夜间发作明显以及每次头痛持续时间短是病史中的重要内容。尽管很少伴随结构异常,但仍推荐行神经影像学检查,最好是头颅 MRI 或增强 CT。

(二)鉴别诊断

1.与偏头痛型血管性头痛相鉴别

先兆型偏头痛者有前驱症状,疼痛性质为搏动性,伴有恶心和呕吐等自主神经症状,其疼痛部位可超过头部正中线,女性多见,父母可有头痛病史,而丛集性头痛不具备这些特点。

2.与单纯眼型血管性头痛相鉴别

此型血管性头痛仅有眼痛,而丛集性头痛不仅有眼痛,而且放射至同侧的颞部、额部、枕部,还伴有鼻塞、流涕、流泪、结膜充血等。

3.与颈性头痛相鉴别

此头痛的部位以枕部为中心,伴有颈肩的疼痛和眩晕。

4.与三叉神经痛的鉴别

三叉神经痛是三叉神经第 2、3 支分布范围内短暂、剧烈的疼痛。最常见的疼痛部位是口周、口角附近,或三叉神经第 2 支分布区的眼眶周围。三叉神经痛的特征是面部存在"扳机点",刺激该处可引起剧烈疼痛。三叉神经痛患者不愿触碰面部,而丛集性头痛患者按压面部以缓解疼痛。三叉神经痛更常见于 50 岁以上患者,每次疼痛仅持续数秒钟。

五、治疗

(一)急性发作期的治疗

1.吸氧治疗

面罩吸入 100％纯氧,每分钟 6～12L,时间为 15min,70％～90％的患者可终止发作。

2.舒马普坦

发作时立即皮下注射 6mg,一般 5min 内开始起效,15min 内头痛缓解,耐受性好或经鼻吸入舒马普坦或佐米曲普坦。

3.麦角胺制剂

双氢麦角碱静脉注射可在 10min 内迅速缓解疼痛,而肌内注射和鼻腔给药则起效较慢。有心血管病或高血压病患者慎用或禁用。

4.利多卡因

以 4% 利多卡因 1mL 经患侧鼻孔滴鼻,约 1/3 的患者可缓解。

(二)预防治疗

1.维拉帕米(异搏定)

起始剂量为每日 80mg,每日 3 次,逐日增加剂量 40～120mg,以 7～14d 为一阶段,直到发生不良反应或达到日限定最高剂量 960mg 停止。可以用于长期预防性治疗,由于维拉帕米可以通过房室结的传导引起房室传导阻滞,因此用药前必须进行心电图检查。

2.碳酸锂

每天 300～900mg,分 3 次口服,最大剂量每天 1500mg。由于锂盐有效浓度与中毒剂量接近而且有严重的不良反应,因此大剂量用药时需监测血药浓度,一般血药浓度控制在 0.4～10mmol/L。

3.类固醇皮质激素

泼尼松 40～60mg,早晨顿服,连用 3d,之后每隔 3d 减 10mg,18d 后用完。

4.二氢麦角新碱

通常日剂量为 4～8mg,最大剂量可增至 12mg,对发作的头痛有很好的疗效,短期不良反应包括恶心、肌肉痛性痉挛、腹痛和足部水肿。长期使用可导致严重的纤维化不良反应,因此使用受到限制,只能在医师的监督下用于短期治疗。

5.丙戊酸钠

600～1200mg,分次口服。

6.托吡酯

平均剂量为 100mg(25～200mg),可从每日 25mg 开始,3～7d 增加 25mg,最大剂量 200mg。

(三)枕神经封闭术

在头痛同侧枕大神经处注射含利多卡因的甲泼尼龙 120mg 能使头痛缓解持续5～73d。

(四)手术治疗

采用经皮射频三叉神经根切断术最有效。

第二章

脑血管疾病

第一节　短暂性脑缺血发作

短暂性脑缺血发作(TIA)是由于局部脑或视网膜缺血引起的短暂性神经功能缺损,临床症状一般不超过 1h,最长不超过 24h,且结构性影像学(CT、MRI)检查无责任病灶的证据。凡神经影像学检查有神经功能缺损对应的明确病灶者不宜称为 TIA。

传统的 TIA 定义,只要临床症状在 24h 内消失,不遗留神经系统体征,而不管是否存在责任病灶。对于传统 TIA 患者,近年研究证实,若神经功能缺损症状超过 1h,绝大部分神经影像学检查均可发现对应的脑部梗死小病灶,因此传统的 TIA 许多病例实质上是小卒中。

TIA 是神经科的急症,TIA 的定义自提出到现在已经半个多世纪,随着研究的深入,TIA 的理念在不断更新之中。1965 年美国第四届普林斯顿会议将 TIA 定义为突然出现的局灶性或全脑神经功能障碍,持续时间不超过 24h,且排除非血管源性原因,1975 年美国国立卫生研究院(NIHS)在脑血管病分类中采用此定义,一直沿用至 21 世纪初。2002 年提出了 TIA 的新概念:由于局部脑或视网膜缺血引起的短暂性神经功能缺损发作,典型临床症状持续不超过 1h,且在影像学上无急性脑梗死的依据;而多数研究认为,梗死的证据是指磁共振弥散加权成像(DWI)上的异常信号。随着研究的不断深入,美国心脏协会(AHA)/美国脑卒中协会(ASA)2009 年在新的指南中建议将 TIA 的临床定义修订为:脑、脊髓或视网膜局灶性缺血引起的、未伴发急性梗死的短暂性神经功能障碍。新定义主要改动在两个方面:一是 TIA 包含的缺血损害部位,除了原有的脑和视网膜之外,新增加了脊髓;二是忽略了 TIA 症状持续的具体时间,只是描述为"短暂性"神经功能障碍。以往的大规模队列和人群研究均显示,10%～15% 的 TIA 患者在 3 个月内发生脑卒中,其中有 50% 发生在 TIA 后 48h 内;MRI 资料显示 TIA 患者中约有 50% 实际上已经发生了梗死。因此传统的诊断标准过于宽泛,应该更加注重组织学损害,并对 TIA 患者进行紧急干预;三次对 TIA 概念的修改,对 TIA 的关注已经由症状持续时间转变至 TIA 引起组织学损害过程。

TIA 是脑卒中的高危因子,一次 TIA 发作后,脑卒中发生率 1 个月内为 4%～8%,1 年内为 12%～13%,5 年内为 24%～29%,TIA 频繁发作者 48h 内发生缺血性脑卒中的概率可达 50%。及早确诊并积极治疗 TIA 是预防脑梗死、降低病死率和致残率的关键。

一、病因与发病机制

TIA 的发病与动脉粥样硬化、动脉狭窄(如锁骨下动脉盗血综合征)、心脏病、血液成分改变(如真性红细胞增多症)及血流动力学改变等多种病因及多种途径有关。一般认为,TIA 是一种在动脉粥样硬化基础上,由于某种原因使颅内小动脉管腔缩小,血流量降低,局部脑组织发生缺血,出现临床症状;后因脑血管自动调节及侧支循环建立等原因,短期内脑组织缺血得到纠正,24h 内临床症状完全恢复。其发病机制主要有:①血流动力学异常学说:基本病因可能是由各种原因所致的颈内动脉系统或椎-基底动脉系统的动脉严重狭窄,平时靠侧支循环等代偿尚能勉强维持该局部脑组织的血供。当这种代偿因血压、心排出量、脑灌注压、血黏度、血管壁顺应性等因素的变化而突然丧失时,该处脑组织发生缺血症状。此型 TIA 的临床症状比较刻板,发作频度较高,每天或每周可有数次发作,每次发作持续时间多不超过 10min。②微栓子形成学说:微栓子主要来自颅外动脉,尤其是颈内动脉起始部的动脉粥样硬化斑块,其表面常有血小板、纤维蛋白、胆固醇等沉积而形成血栓,破碎脱落而成栓子,流向远端引起动脉管腔阻塞,导致供应区脑组织缺血而发生功能障碍。但因栓子很小,又易破裂而前移至更细的动脉,甚至完全消失,脑组织的血流及功能又重新恢复。此外,心脏瓣膜病(如二尖瓣狭窄)、冠心病、心脏黏液瘤、二尖瓣脱垂、心肌梗死、心律失常(如心房颤动)、心内膜炎(SBE 或无菌性心内膜炎),均可形成凝血块、壁栓或菌性、非菌性赘生物,脱落后随血流进入脑血管导致 TIA。但心源性栓子大多数造成脑栓塞而不是 TIA,故 TIA 栓子来源主要是血管源性。此型 TIA 的临床症状多变,发作频率不高,数周或数月发作一次,每次发作持续时间可达数十分钟至 2h。③其他因素:如锁骨下动脉盗血综合征,某些血液系统疾病,如真性红细胞增多症、血小板增多、各种原因所致的严重贫血和高凝状态等,也可参与 TIA 的发病。

二、临床表现

TIA 好发生中老年人(50～70 岁),男性多于女性。患者多伴有高血压、动脉粥样硬化、糖尿病或高脂血症等脑血管病危险因素。其临床表现根据缺血的局灶部位与范围不同而多种多样，其发作的频度与形式个体差异亦很大，但有其共同特征。

（一）共同特征

TIA 的共同特征：①起病的急剧性：常突然发病，数秒或数分钟内症状达高峰（从无症状到出现全部症状不到 5min，通常在 2min 内）。②病程的偶然性。③发作的反复性：少者 2～3 次，多者达数十次或数百次。④症状的刻板性和可逆性：每次发作症状、体征基本相同，且在 24h 内完全恢复。临床上常将 TIA 分为颈内动脉系统和椎-基底动脉系统两类，前者较后者多见，约 10％患者有此两个系统表现。

（二）局灶性症状

1.颈内动脉系统 TIA

临床表现与受累血管分布有关。大脑中动脉（MCA）供血区的 TIA 可出现对侧肢体的单瘫、轻偏瘫、面瘫和舌瘫，可伴有偏身感觉障碍和对侧同向偏盲，优势半球受累时常出现失语和失用。大脑前动脉（ACA）供血区的 TIA 可出现人格和情感障碍、对侧下肢无力等。颈内动脉（ICA）主干 TIA 主要表现为眼动脉交叉瘫——由于病变侧眼动脉缺血出现同侧单眼一时性黑矇、失明（患者表现为突然出现一个眼睛的视力模糊或完全失明，几秒钟内达到高峰，几分钟后恢复正常，为颈内动脉系统 TIA 所特有）和（或）对侧偏瘫及感觉障碍，Horner 交叉瘫（病侧 Horner 征，对侧偏瘫）。

2.椎-基底动脉系统 TIA

最常见表现是眩晕、平衡障碍、眼球运动异常和复视。可有单侧或双侧面部、口周麻木，单独出现或伴有对侧肢体瘫痪、感觉障碍，呈现典型或不典型的脑干缺血综合征。此外，还可出现下列 3 种特殊表现的临床综合征：①跌倒发作：表现为患者转头或仰头时，下肢突然失去张力而跌倒，但无意识障碍，常可很快自行站起，系下部脑干网状结构缺血所致。②短暂性全面遗忘症（TGA）：发作时出现短时间记忆丧失，患者对此有自知力，持续数分至数十分钟，发作时对时间、地点定向障碍，但谈话、书写和计算能力正常。是大脑后动脉颞支缺血累及边缘系统的颞叶海马、海马旁回和穹窿所致。③双眼视力障碍发作：双侧大脑后动脉距状支缺血导致枕叶视皮质受累，引起暂时性皮质盲。

值得注意的是，椎-基底动脉系统 TIA 患者很少出现孤立的眩晕、耳鸣、恶心、晕厥、头痛、尿便失禁、嗜睡或癫痫等症状，往往合并有其他脑干或大脑后动脉供血区缺血的症状与体征。

三、诊断

诊断 TIA 最重要的是病史典型而神经系统检查正常(因多数患者就诊时临床症状已消失)。中老年患者突然出现局灶性脑功能损害症状,符合颈内动脉或椎-基底动脉系统及其分支缺血表现,并在短时间内症状完全恢复(多不超过 1h),应高度怀疑为 TIA。MRI 灌注成像(PWI)/MRI 弥散成像(DWI)、CT 灌注成像(CTP)和单光子发射计算机断层扫描(SPECT)有助于 TIA 的诊断。

TIA 在临床上的重要性在于预防以后的 TIA 再发和发生脑梗死,因此需找出病因,但进一步的病因诊断较复杂。检查时须注意有无一侧颈、颞浅、桡等动脉搏动减弱、颈动脉或锁骨上窝处是否有杂音。有关心脏病变的检查以发现动脉硬化、心瓣膜病及心肌疾病。血流动力学测定以确定有无血液黏稠度及血小板聚集性增加。颈椎 X 线平片以除外颈椎骨质增生对椎动脉的压迫。超声多普勒、脑血管造影(DSA)、CTA、MRA 等可发现颅内动脉狭窄或闭塞等情况。EEG、CT 或 MRI 检查大多正常,部分病例(发作时间＞20min)在 MRI 弥散加权(DWI)可显示片状缺血灶。SPECT 可发现局部脑灌注量减少程度及缺血部位;正电子发射断层扫描(PET)可显示局灶性代谢障碍。TIA 应与以下情况相鉴别:

(一)可逆性脑缺血发作

它是一个临床诊断范畴,包括三个概念:一是 TIA;二是可逆性缺血性神经功能缺损(RIND):是指缺血性局灶性神经精神障碍在 3 周之内完全恢复者;三是完全恢复性脑缺血发作(SFR):是指局灶性神经障碍持续 24h 以上至四周才完全恢复者。三者的区别仅在于发作的持续时间不同。可逆性脑缺血发作包括局灶性神经症状在四周之内完全恢复的各种脑缺血发作,即 TIA、RIND 和 SFR。

(二)癫痫

有意识障碍,TIA 无;系兴奋发作,表现为抽搐、感觉异常,而 TIA 为功能抑制,表现为瘫痪、感觉缺失,且脑电图有局部脑波异常。

(三)偏头痛

其先兆期易与 TIA 混淆不清,而偏瘫性偏头痛难以与 TIA 鉴别。偏头痛多见于青春期,发作时常有视觉先兆,然后偏侧头痛,伴恶心、呕吐等自主神经功能紊乱症状。其发作时间可长达数日,常有家族史,无局灶性神经症状。

(四)梅尼埃病

老年少见。除眩晕、耳鸣、眼震颤、渐进性耳聋外,无其他脑神经病损,从无运动或感觉障碍,且每次发作持续时间常超过 24h。而椎-基底动脉系统 TIA 除眩晕外,总伴有其他脑神经及脑干缺血征象,发作时伴运动或感觉障碍,及共济失调。

(五)癔症

癔症性黑矇、瘫痪、耳聋等有时需与 TIA 鉴别,但前者发作常有精神刺激,持续时间较久,症状多变,有明显的精神症状。但另一方面,不要轻易将体征消失的 TIA 误诊为神经症。

四、TIA 短期卒中风险评估

TIA 发病后 2～7d 内为卒中的高风险期,对患者进行紧急评估与干预可以减少卒中的发生。常用的 TIA 危险分层工具为 ABCD^2 评分,评估项目与计分为:①年龄(A)＞60 岁,1 分。②血压(B)SBP＞140mmHg 或 DBP＞90mmHg,1 分。③临床症状(C):单侧无力 2 分,不伴无力的言语障碍 1 分。④症状持续时间(D):＞60min 2 分,10～59min 1 分。⑤糖尿病(D):有,1 分。症状发作在 72h 内并存在以下情况之一者,建议入院治疗:①ABCD^2 评分＞3 分。②ABCD^2 评分 0～2 分,但门诊不能在 2d 之内完成 TIA 系统检查。③ABCD^2 评分 0～2 分,并有其他证据提示症状由局部缺血造成,如 DWI 已显示对应小片状缺血灶。

五、治疗

TIA 是卒中的高危因素,应给予足够重视,积极筛查病因及危险因素,全面评估,积极给予相应治疗,同时应遵循个体化原则。

(一)病因治疗

1.高血压

对于发病前未经降压治疗的 TIA 患者,若发病后数日收缩压≥140mmHg 或舒张压≥90mmHg,应给予降压药物治疗。若有高血压病史并曾经接受降压治疗,为了预防脑卒中复发或其他血管事件,应在发病初期的数天内恢复降压治疗。

2.血脂异常

对于有动脉粥样硬化病因、低密度脂蛋白胆固醇≥100mg/dL 的 TIA 患者,无论其有无其他动脉粥样硬化性心血管疾病,均应使用他汀类药物强化降脂治疗以降低脑卒中和心血管事件的风险;对于假定有动脉粥样硬化病因、低密度脂蛋白胆固醇＜100mg/dL 的 TIA 患者,无其他动脉粥样硬化性心血管疾病的证据,仍推荐使用他汀类药物强化降脂治疗以降低脑卒中和心血管事件的风险。

3.糖代谢紊乱

TIA 患者应通过空腹血糖、糖化血红蛋白或口服葡萄糖耐量试验筛查糖尿病。并通过综合临床情况确定筛查的项目和时机,认识到疾病在急性期可能引起暂时的血糖紊乱。一般来说,在发病后短期内糖化血红蛋白的结果可能较其他筛查试验更为准确。

4.肥胖

TIA 患者应测量体重指数筛查肥胖症,尽管控制体重有助于降低心血管事件的风险,但其对 TIA 患者的获益尚不明确。

5.缺乏体育运动

对于有能力并愿意增加运动量的缺血性脑卒中患者,推荐采取综合的、行为导向的运动方案。

6.营养

对于有 TIA 病史的患者,应给予营养评估,以判断是否有营养过剩或营养不良;对于有 TIA 病史的患者,若合并有营养不良,应接受个体化的营养辅导,不应常规补充单一维生素或复合维生素;对于有 TIA 病史的患者,需要减少钠盐的摄入(<2.4g/d),若进一步减少钠盐摄入(<1.5g/d)则可产生更明显的降压效果;对于有 TIA 病史的患者,需要指导他们以地中海式饮食(强调多吃蔬菜、水果、全麦食品、低脂乳制品、家禽、鱼类、豆类、橄榄油和坚果,并限制糖和红肉的摄入)取代高脂饮食。

7.睡眠呼吸暂停

在 TIA 患者中睡眠呼吸暂停的发生率非常高,并且已证明对普通人群进行睡眠呼吸暂停的相关治疗将改善他们的预后,因此对于缺血性脑卒中患者,可以给予睡眠监测。对于合并睡眠呼吸暂停的 TIA 患者可考虑进行持续气道正压通气治疗改善预后。

8.心房颤动

对于 TIA 患者,若没有其他明显病因,应在事件发生后 6 个月内进行约 30d 的心率监测,明确是否有房颤的发生。对阵发性或永久性房颤患者,可应用维生素 K 拮抗剂、阿哌沙班、达比加群预防脑卒中复发。对于合并房颤的 TIA 患者,不能口服抗凝药时,推荐单用阿司匹林治疗。

9.高同型半胱氨酸血症

高同型半胱氨酸血症对近期发生缺血性脑卒中或 TIA 且血同型半胱氨酸轻度到中度增高的患者,补充叶酸、维生素 B_6 以及维生素 B_{12} 可降低同型半胱氨酸水平。但目前尚无足够病例支持降低同型半胱氨酸水平能够减少脑卒中复发风险。

10.高凝状态

对于刚发病的缺血性脑卒中患者,若存在凝血功能检测异常,且患者没有进行抗凝治疗则推荐进行抗血小板治疗。

11. 吸烟、饮酒

医护人员强烈建议每个有吸烟史的 TIA 患者进行戒烟并建议 TIA 患者避免接触烟雾环境(被动吸烟)。咨询辅导、尼古丁替代制品和口服戒烟药物有助于患者戒烟。对于有缺血性脑卒中、TIA 或出血性脑卒中的大量饮酒者,应戒酒或减少乙醇摄入量。

(二)药物治疗

1. 抗血小板药物

使用抗血小板制剂能预防动脉粥样硬化所致的血栓性 TIA 进一步发展为卒中。首选阿司匹林,其用量开始 300mg/d,2 周后改为 80mg/d。阿司匹林对血小板的作用取决于药物的吸收率。当服用阿司匹林过程中仍有发作或因为消化道不良反应,患者不能耐受治疗时改为氯吡格雷 75mg/d。盐酸噻氯匹啶能阻止二磷酸腺苷(ADP)凝聚血小板,但腹泻、中性粒细胞减少是噻氯匹啶常见的不良反应,但均为可逆性,故建议每 2 周检测全血细胞计数,以便早期发现不良反应。氯吡格雷抑制 ADP 凝聚血小板,不良反应较噻氯匹啶少,因此其应用较为广泛。对于发病 24h 内且 $ABCD^2$ 评分≥4 分的非心源性 TIA 患者可给予阿司匹林联合氯吡格雷的双重抗血小板治疗,双抗治疗持续时间不超过 3 周。对存在颅内大动脉粥样硬化性严重狭窄的急性非心源性 TIA 患者,可考虑给予阿司匹林联合氯吡格雷的双重抗血小板治疗,双抗治疗持续时间不超过 3 个月。

2. 抗凝药

不主张常规抗凝治疗 TIA。当怀疑心源性栓子引起,既往大血管狭窄,症状频繁发作或症状持续时间前组血管超过 8min,后组血管超过 12min 时,可实行抗凝治疗。此时在全部检查过程完成前应使用抗凝治疗。慢性心房纤颤者可使用华法林,其在老年人群更有效。机械性心瓣膜存在是抗凝治疗适应证。颅外颈内动脉内膜剥脱,严重的颈内动脉狭窄需行内膜剥脱术,抗磷脂抗体综合征、脑静脉窦血栓形成等所致 TIA 对抗凝治疗反应良好。

3. 钙拮抗剂

使用钙拮抗剂能阻止细胞内钙超载,防止血管痉挛,增加血流量,改善微循环。尼莫地平 20~40mg,3 次/d;盐酸氟桂利嗪 5~10mg,每日睡前口服一次。

4. 其他

可应用中医中药,也可用改善循环药物。如患者血纤蛋白原明显升高,可以考虑应用降纤药物如巴曲酶、降纤酶、蚓激酶等。

(三)手术和介入治疗

常用方法包括颈动脉内膜切除术和动脉血管成形术。对 2~4 周内发生有症状的、大脑半球性、非致残性颈动脉缺血事件且同侧颈动脉狭窄程度为70%～90%的患者可行颈动脉内膜切除术,对于有症状的视网膜短暂性缺血患者也可能有益。颈动脉手术可能适用于同侧颈动脉狭窄程度为50%～69%且不伴严重神经学缺陷的颈动脉区域 TIA 患者。同侧颈动脉狭窄程度＜50%的颈动脉区域 TIA 患者,不建议行颈动脉内膜切除术。

第二节　脑梗死

一、脑血栓形成

脑血栓形成(CT)又称动脉粥样硬化性脑梗死,是指脑动脉因动脉粥样硬化及各类动脉炎等血管病变导致血管的管腔狭窄或闭塞,进而形成血栓,造成局部脑供血区血流中断,发生相应脑组织缺血、缺氧,软化坏死,出现神经功能缺失症状和体征。是脑梗死中最常见的类型。

(一)病因和发病机制

中国提出并发表了最新的 CISS 分型,根据病因分如下几种。

1.大动脉粥样硬化(LAA)

包括主动脉弓和颅内/外大动脉粥样硬化。

2.心源性卒中(CS)

潜在疾病包括:心脏瓣膜置换,二尖瓣狭窄,既往4周内的心肌梗死,左心室室壁瘤,左心室附壁血栓,任何有记录的阵发性或永久性房颤或房扑、伴有或不伴有超声自发显影或左房栓子,病态窦房结综合征,扩张型心肌病,心内肿物,心内膜炎,卵圆孔未闭(PFO)。

3.穿支动脉疾病(PAD)

由于穿支动脉口粥样硬化或小动脉纤维玻璃样变所导致的急性穿支动脉区孤立梗死灶为穿支动脉疾病。

4.其他病因(OE)

存在其他特殊疾病(如细菌、病毒、钩端螺旋体等感染性疾病,肌纤维发育不良、Binswanger 病等遗传性疾病,血小板增多症、红细胞增多症、弥散性血管内凝血、白血病、血小板减少性紫癜等血液病,结缔组织病等各种原因所致的动脉炎,可卡因等药源性动脉炎;其他还有 Moyamoya 病、脑淀粉样血管病等)的证据,这些疾病与本次卒中相关,且可通过血液学检查、脑脊液(CSF)检查以及血管影像学检查证实,同时排除了大动脉粥样硬化或心源性卒中的可能性。

5.病因不确定(UE)

未发现能解释本次缺血性卒中的病因。一是无确定的病因。未发现确定的病因或有可疑病因但证据不够确切,除非再做更深入的检查。二是多病因。发现两种以上病因,但难以确定哪一种与该次卒中有关。三是检查欠缺。常规血管影像或心脏检查都未能完成,难以确定病因。如某些病例虽有明确的脑梗死临床表现和影像学证据,但却难以找到病因,其发生可能与蛋白C、蛋白S、抗心磷脂抗体以及抗血栓Ⅲ缺乏引起的高凝状态等。

在CISS分型体系中,进一步将颅内外大动脉粥样硬化所致缺血性卒中的潜在发病机制分为:载体动脉(斑块或血栓)阻塞穿支动脉、动脉-动脉栓塞、低灌注/栓子清除下降以及混合机制。

(二)诊断与鉴别诊断

1.临床分类

根据患者的临床表现脑血栓形成通常分为以下几类。

(1)大面积脑梗死:通常是主干(颈内动脉、大脑中动脉)或皮质支的完全性卒中,患者表现为病灶对侧完全性偏瘫、偏身感觉障碍及向病灶对侧的凝视麻痹,可伴有头痛和意识障碍,并呈进行性加重。

(2)腔隙性脑梗死:是指发生在大脑半球深部白质及脑干的缺血性微梗死,直径$0.2\sim15mm$的囊性病灶,约占脑梗死的20%。是脑组织缺血、坏死、液化并由吞噬细胞移走而形成腔隙。

(3)分水岭脑梗死(CWSI):是相邻血管供血区之间分水岭区或边缘带的局部缺血。一般多为血流动力学障碍所致。结合CT或MR可分为:①皮质前型:为大脑前与大脑中动脉供血区的分水岭脑梗死,出现以上肢为主的中枢性偏瘫及偏身感觉障碍,一般无面舌瘫,可有情感障碍、强握反射和局灶性癫痫;优势半球病变可出现经皮质性运动性失语。②皮质后型:为大脑中与大脑后动脉或大脑前、中、后动脉皮质支间的分水岭区,病灶位于顶、枕、颞交界区。以偏盲最常见,多以下象限盲为主,可有皮质性感觉障碍,偏瘫无或轻微;约一半患者有情感淡漠,可有记忆力减退和格斯特曼综合征(角回受损),主侧病变出现认字困难和经皮质感觉性失语,非主侧偶见体象障碍。③皮质下型:为大脑前、中、后动脉皮质支与深穿支间或大脑前动脉回返支(Heubner动脉)与大脑中动脉的豆纹动脉间的分水岭区梗死,病灶位于大脑深部白质、壳核、尾状核等处,可出现纯运动性轻偏瘫和(或)感觉障碍、不自主运动等。

(4)出血性脑梗死:是由于脑梗死供血区内动脉再灌注损伤或坏死后血液漏出继发出血,常发生于大面积脑梗死之后。

（5）多发性脑梗死：是指两个或两个以上不同的供血系统脑血管闭塞引起的梗死，多为反复发生脑梗死的后果。

2.临床表现

（1）一般特点：由动脉粥样硬化引起的多见于中老年人，动脉炎所致的以中青年居多。多在安静或休息状态下起病，部分病前有肢体麻木无力、眩晕、言语不清等 TIA 前驱症状。局灶性神经功能缺失症状多在发病后 10 余小时或 1～2d 达到高峰。除脑干梗死和大面积脑梗死外很少出现意识障碍。

（2）不同血管闭塞所致脑梗死的临床表现

①颈内动脉闭塞：病灶侧霍纳征（颈上交感神经节后纤维受损）或同侧单眼一过性黑矇，偶可因眼动脉缺血所致永久性视力障碍；眼或颈部血管杂音，颈动脉搏动减弱；对侧偏瘫、偏身感觉障碍和偏盲等三偏症状，优势半球受累可有失语症，非优势半球受累可出现体象障碍，甚至出现痴呆或晕厥发作。

②大脑前动脉闭塞：病灶对侧中枢性面舌瘫及偏瘫，以面舌瘫及下肢瘫明显，可伴轻度感觉障碍，旁中央小叶受损出现尿潴留或尿急，额极与胼胝体受累出现淡漠、反应迟钝、欣快和缄默等，额叶受累常有强握与吸吮反射，优势半球受累可出现上肢失用及布罗卡失语。皮质支受累对侧下肢远端为主的中枢性瘫痪，可伴感觉障碍及肢体短暂性共济失调、强握反射和精神症状。深穿支闭塞出现对侧中枢性面舌瘫及上肢近端轻瘫（内囊膝部及部分前肢）。

③大脑中动脉闭塞：病灶对侧中枢性面舌瘫及偏瘫、偏身感觉障碍和偏盲等三偏症状，上下肢瘫痪程度基本相等（主干闭塞），皮质支上分支受累面部及上肢重于下肢，布罗卡失语（优势半球）和体象障碍（非优势半球）；下分支受累肢体无偏瘫，出现感觉性失语、命名性失语和行为障碍等。深穿支闭塞出现三偏症状（中枢性上下肢均等偏瘫）、面舌瘫及主侧半球病变侧皮质下失语。

④大脑后动脉闭塞：病灶对侧偏瘫、偏盲和偏身感觉障碍（较轻）、丘脑综合征，优势半球病变可有失读症（主干闭塞），皮质支受累对侧同向性偏盲或象限盲，而黄斑视力保存（黄斑回避现象），两侧病变可出现皮质盲。优势半球出现命名性失语。深穿支闭塞：丘脑穿通动脉闭塞出现红核丘脑综合征：病灶侧小脑性共济失语、意向性震颤、舞蹈样不自主运动，对侧感觉障碍；丘脑膝状体动脉闭塞可见丘脑综合征：对侧感觉障碍，深感觉为主以及自发性疼痛、感觉过度、轻偏瘫，共济失调和不自主运动，可有舞蹈、手足徐动症和震颤等锥体外系症状；中脑支闭塞出现韦伯综合征：同侧动眼神经瘫痪，对侧中枢性偏瘫或 Benedit 综合征：同侧动眼神经瘫痪，对侧不自主运动。后脉络膜动脉闭塞主要表现为对侧象限盲。

⑤椎-基底动脉闭塞

主干闭塞：常引起脑干广泛梗死，出现眩晕、呕吐、瞳孔缩小、共济失调、四肢瘫痪、昏迷等脑神经、锥体束及小脑症状,常伴消化道出血、肺水肿、高热等,甚至因病情危重死亡。

基底动脉尖综合征:基底动脉尖端分出小脑上动脉和大脑后动脉两对动脉,其分支供应中脑、丘脑、小脑上部、颞叶内侧及枕叶,故闭塞后可出现以中脑病损为主要表现的一组临床综合征,多因动脉粥样硬化性脑血栓形成、心源性或动脉源性栓塞引起。临床表现为眼球运动及瞳孔异常,单侧或双侧动眼神经部分或完全麻痹、一个半综合征及眼球上视不能(上丘受累),瞳孔光反应迟钝而调节反应存在,类似阿罗瞳孔(顶盖前区病损)。意识障碍,一过性或持续数天或反复发作(中脑及/或丘脑网状激活系统受累);对侧偏盲或皮质盲;严重记忆障碍(颞叶内侧损伤)。

中脑支闭塞出现韦伯综合征、Benedit综合征、脑桥支闭塞出现米亚尔-居尔勒综合征(外展、面神经麻痹,对侧肢体瘫痪)、福维尔综合征(同侧凝视麻痹、周围性面瘫,对侧偏瘫)。

⑥小脑后下动脉或椎动脉闭塞综合征

延髓背外侧综合征:是脑干梗死中最常见的类型。主要表现为眩晕、呕吐、眼球震颤(前庭神经核),同侧霍纳征(交感神经下行纤维受损),交叉性感觉障碍(三叉神经脊束核及对侧交叉的脊髓丘脑束受损),吞咽困难和声音嘶哑(舌咽、迷走神经受损),同侧小脑性共济失调(绳状体或小脑受损)。

双侧脑桥基底部梗死出现闭锁综合征:患者四肢瘫痪,意识清楚,不能讲话和吞咽,仅能以目示意。

⑦小脑梗死:由小脑上动脉、小脑后下动脉、小脑前下动脉等闭塞所致,常有眩晕、恶心、呕吐、共济失调、眼球震颤、站立不稳和肌张力降低等,可有脑干受压及颅内压增高症状。

3.辅助检查

(1)颅脑CT检查:CT显示脑梗死病灶的大小和部位准确率66.5%~89.2%,梗死灶为低密度,可以明确病变的部位、形状及大小,较大的梗死灶可使脑室受压、变形及中线结构移位,但脑梗死起病4~6h,只有部分病例可见边界不清的稍低密度灶,多数脑梗死病例发病后24~48h后逐渐显示与闭塞血管供血区一致边界较清的低密度灶,多数24h内或梗死灶小于8mm、小脑及脑干等颅后窝梗死不易为CT显现,皮质表面的梗死也常常不被CT观察到,脑CT检查往往不能提供正确诊断。必要时应在短期内复查,以免延误治疗。病后亚急性期(2~3周)梗死区处于吸收期,此时因水肿消失、巨噬细胞吞噬梗死区坏死细胞可导致病灶与脑组织等密度,CT上不能见到病灶,出现"模糊效应",需强化方可显示。增强扫描能够提高病变的检出率和定性诊断率。出血性梗死CT表现为大片低密度区内有不规则斑片状高密度区,与脑血肿的不同点为低密度区较宽广及出血灶呈散在小片状。CT

显示初期脑出血的准确率 100%。因此,早期 CT 检查有助于排除脑出血。

(2)颅脑 MRI 检查:MRI 对脑梗死的检出极为敏感,对脑部缺血性损害的检出优于 CT,能够检出较早期的脑缺血性损害,可在缺血 1h 内见到。起病 6h 后大梗死几乎都能被 MRI 显示,表现为 T_1 加权低信号,T_2 加权高信号。有研究发现,MRI 弥散加权(DWI)15～20min 即可发现脑梗死超早期缺血病变,MRI 在 DWI 图上梗死区呈高信号,ADC 图为低信号,急性脑梗死病灶在不同时期 DWI 信号均为高信号,超早期(≤6h)、急性期(6～24h)、坏死期(24～48h)、软化期(48h 至 3 周)ADC 值呈现类似"U"形改变:超早期的下降、急性期及坏死期降至最低和软化期的逐渐升高。DWI 对诊断超早期和急性期缺血性脑梗死病灶非常敏感。各时期 ADC 值的变化反映了不同时期急性脑梗死的脑细胞由细胞毒性水肿向血管源性水肿演变的病理过程。磁共振 ADC 图对判断缺血梗死病灶的病程发展时期有很大帮助。

(3)数字减影全脑血管造影(DSA)、MRA、CTA 均可发现血管狭窄和闭塞的部位,可显示动脉炎、烟雾病、动脉瘤和血管畸形等,但 DSA 为血管检查的金标准。

(4)特殊检查:经颅多普勒超声(TCD)及颈动脉彩色 B 超可发现颈动脉及颈内动脉的狭窄、动脉粥样硬化斑或血栓形成。脑脊液检查通常 CSF 压力、常规及生化检查正常,大面积脑梗死压力可增高,出血性脑梗死 CSF 可见红细胞。如通过临床及影像学检查已确诊为脑梗死,则不必进行 CSF 检查。

(5)常规检查:血、尿、大便常规及肝功能、肾功能、凝血功能、血糖、血脂、心电图等作为常规检查,有条件者可进行动态血压监测。胸片应作为常规以排除癌栓,是否发生吸入性肺炎的诊断依据。

4.诊断要点

中老年患者,多有高血压、糖尿病、心脏病、高脂血症、吸烟等脑血管病的相关危险因素病史,常在安静状态或睡眠中突然起病,迅速出现局限性神经功能缺失症状并持续 24h 以上,症状可在数小时或数日内逐渐加重,神经症状和体征可以用某一血管解释,经脑 CT/MRI 排除脑出血、炎症性疾病和瘤卒中等,并发现梗死灶,即可确诊。

5.鉴别诊断

(1)脑栓塞:起病急骤,数秒钟或数分钟内症状达到高峰,常有心脏病史,特别是心房纤颤、心肌梗死、急性细菌性心内膜炎或其他栓子来源时应考虑脑栓塞。

(2)脑出血:发病更急,常在活动中起病,数分钟或数小时内出现神经系统局灶定位症状和体征,常有头痛、呕吐等颅内压增高症状及较重的意识障碍,血压明显增高。但轻型脑出血与一般脑血栓形成,大面积脑梗死和脑出血症状相似,可行头颅 CT 以鉴别。

（3）颅内占位病变：某些颅内肿瘤、硬膜下血肿、脑脓肿等发病也较快，出现偏瘫等局限性神经功能缺失症状和体征，需与本病鉴别。可行 CT/MRI 检查鉴别。

（三）治疗

1.一般治疗

应保持安静、卧床休息，避免情绪激动和血压升高，严密观察体温、脉搏、呼吸和血压等生命体征，注意瞳孔和意识改变，保持呼吸道通畅，及时清理呼吸道分泌物或吸入物，有意识障碍、消化道出血患者应禁食 24～48h。有明确病因者应尽可能针对病因治疗，根据《中国缺血性脑卒中和短暂性脑缺血发作二级预防指南》推荐：发病数天后如果收缩压≥140mmHg 或舒张压≥90mmHg，应启动降压治疗，发病 48h 内急性期强化降压并无显著获益，如急性期收缩压≥180mmHg 或舒张压≥100mmHg 或平均动脉压≥130mmHg 可适当降压，不主张过早过度降压以免加重脑缺氧，如高血压患者达标血压应控制在＜140/90mmHg，糖尿病患者伴高血压者血压宜控制在更低水平（＜130/85mmHg）；糖尿病患者推荐 HbA1c 治疗目标为＜7％；对于高脂血症患者，证据表明，当 LDL-C 下降≥50％ 或 LDL-C≤1.8mmol/L（70mg/dL）时，二级预防更为有效。有效地控制血液系统疾病、心律失常等也很重要。

2.超早期治疗

目的是解除血栓梗阻，通畅血管，迅速恢复血流，减轻神经元损伤。

（1）静脉溶栓治疗：根据《中国急性缺血性脑卒中诊治指南》对缺血性脑卒中发病 3h 内和 3～4.5h 的患者进行溶栓治疗有可能挽救缺血半暗带。常用的药物及其适应证与禁忌证如下。

①重组组织型纤溶酶原激活药（rt-PA）：是选择性纤维蛋白溶解药，与血栓中纤维蛋白形成复合物后增强了与纤溶酶原的亲和力，使纤溶作用局限于血栓形成的部位；每次用量为 0.9mg/kg（总量＜90mg）静脉滴注，其中 10％ 在最初 1min 内静脉推注，其余 90％药物溶于 100mL 的生理盐水，持续静脉滴注 1h，用药期间及用药 24h 内应严密监护患者；此药有较高的安全性和有效性。曾发表的 IST-3 试验提示发病 6h 内进行静脉溶栓治疗急性缺血性脑卒中可能是安全有效的，发病后 3h 内 rt-PA 溶栓治疗的患者获益最大，ECASS Ⅲ试验提示发病后 3～4.5h 静脉使用 rt-PA 仍然有效。

②尿激酶：常用量 100 万～150 万 U，加入 5％葡萄糖或生理盐水中静脉滴注，30min 至 2h 滴完，剂量因人而异。我国"九五"攻关课题《急性缺血性脑卒中 6h 内的尿激酶静脉溶栓治疗》试验显示 6h 内采用尿激酶溶栓相对安全、有效。

③溶栓治疗适应证：a.年龄≥18 岁；b.有缺血性卒中导致的神经功能缺损症

状;c.症状出现<3h,尿激酶可酌情延长至6h,排除TIA(其症状和体征绝大多数持续不足1h),无意识障碍,但椎-基底动脉系统血栓形成因预后极差,即使昏迷也可考虑;d.NIHSS 5～25分;e.治疗前收缩压<200mmHg或舒张压<120mmHg;f.CT排除颅内出血,且本次病损的低密度梗死灶尚未出现;g.无出血性疾病及出血素质;h.患者或家属签署知情同意书。

④溶栓治疗禁忌证:a.年龄>80岁;b.血压高于185/100mmHg,血糖<2.7mmol/L;c.NIHSS评分>26分或<4分,瘫痪肢体的肌力在3级以上;d.体温>39℃有意识障碍;e.头颅CT见大片低密度影,>1/3大脑半球;f.有出血倾向或出血素质,血小板<100×10⁹/L,INR>1.7,APTT>15s。

(2)血管内治疗:血管内治疗是急性缺血性卒中急性期治疗的重要手段之一,是rt-PA静脉溶栓治疗未通后一种有益的补救方法,AHA/ASA指南明确推荐:rt-PA静脉溶栓与血管内支架取栓桥接治疗对急性缺血性卒中患者具有临床获益。符合静脉rt-PA溶栓的患者应接受静脉rt-PA治疗,即使正在考虑血管内治疗。

适应证:尚无统一标准,以下仅供参考:①年龄≥18岁。②卒中前mRS评分为0分或1分。③NIHSS≥6分。④大血管闭塞(血管直径≥2mm)或梗死是由颈内动脉或大脑中动脉Ml段闭塞所致;DWI显示梗死体积<70mL,ASPECT≥6分。⑤可在6h内起始治疗(腹股沟穿刺),后循环可延长至发病24h内。

尽管疗效尚不确定,对于特定的急性缺血性卒中患者在发病6h内利用支架取栓器进行血管内治疗可能是合理的,包括大脑中动脉M2或M3段、大脑前动脉、椎动脉、基底动脉或大脑后动脉闭塞患者。

3.抗血小板聚集治疗

阿司匹林(ASA):100～300mg,口服,每日1次,可降低病死率和复发率。

氯吡格雷:75mg,口服,每日1次。

噻氯匹定:125～250mg,口服,每日1～2次。

对于大血管病变可考虑氯吡格雷联合阿司匹林双抗降低脑梗死的复发率。

4.抗凝治疗

抗凝治疗能降低缺血性脑卒中的复发率、降低肺栓塞和深静脉血栓形成发生率,但被症状性颅内出血增加所抵消。心源性栓塞、动脉夹层可考虑使用抗凝治疗。常用药物如下。

华法林:每次2～4mg,口服,每日1次,华法林的目标剂量是维持INR在2.0～3.0。

低分子肝素:每次4000U,腹壁皮下注射,每日2次。

新型口服抗凝血药可作为华法林的替代药物,包括达比加群、利伐沙班、阿哌沙班及依度沙班,选择何种药物应考虑个体化因素。

5.降纤治疗

通过降解血中纤维蛋白原,增强纤溶系统活性,抑制血栓形成。国内常见的药物如下。

巴曲酶:首次剂量为 10BU,另两次各为 5BU,隔日 1 次,共 3 次。使用前用 250mL 生理盐水稀释,静脉滴注 1h 以上。用药前血纤维蛋白原浓度应高于 100mg/dL 者。

降纤酶:急性发作期,1 次 10U,每日 1 次,连用 3~4d。非急性发作期,首次 10U,维持量 5~10U,每日或隔日 1 次,2 周为 1 个疗程。使用前用注射用水或 0.9%氯化钠溶液适量使之溶解,加入至无菌生理盐水 100~250mL 中,静脉滴注 1h 以上。

安克洛酶:一般皮下注射,也可静脉滴注。开始 4d 内每天 1U/kg,第 5d 后,每天 1~2U/kg,10d 后每次 4U/kg,每周 2~3 次。以血浆纤维蛋白原为监测指标,使其下降至 0.7~1.0g/L,疗程一般 3~4 周。

蚓激酶:60 万 U(2 片),口服,每日 3 次。

6.脑保护治疗

在缺血瀑布启动前超早期针对自由基损伤、细胞内钙离子超载、代谢性细胞酸中毒、兴奋性氨基酸毒性作用和磷脂代谢障碍等进行联合治疗。可采用自由基清除剂(依达拉奉、丁基苯酞等)、钙离子通道阻滞药、抗兴奋性氨基酸递质和亚低温治疗。

7.脱水治疗

脑水肿高峰期为发病后 48h 至 5d,根据临床观察或颅内压监测,给予 20%甘露醇 125~250mL,6~8h 1 次,静脉滴注;亦可用呋塞米 20~40mg 或白蛋白 50mL,静脉注射。

8.外科治疗

对于大面积脑梗死和小脑梗死用内科保守治疗效果差且有脑疝征象者,宜行开颅减压治疗。对于存在同侧颈动脉颅外段严重狭窄(70%~99%)的患者,如果预计围术期死亡和卒中复发<6%,推荐进行颈内动脉内膜剥脱术(CEA)或 CAS 治疗,CEA 或 CAS 的选择应依据患者个体化情况。对于合并同侧颈动脉颅外段中度狭窄(50%~69%)的患者,如果预计围术期死亡和卒中复发<6%,推荐进行 CEA 或 CAS 治疗,CEA 或 CAS 的选择应依据患者个体化情况。对于合并同侧颈动脉颅外段轻度狭窄(<50%)的患者,不推荐进行 CEA 或 CAS 治疗。

9.康复治疗

对于生命体征平稳的急性缺血性脑血管病患者应尽早进行体能和针灸、按摩等康复理疗,以降低患者的致残率,增进神经功能恢复,提高生活质量。

二、脑栓塞

脑栓塞是指血液中的各种栓子(如心脏内的附壁血栓,动脉粥样硬化的斑块,脂肪、肿瘤细胞,纤维软骨和空气等)随血流进入脑动脉而阻塞血管,当侧支循环不能代偿时,引起该动脉供血区脑组织缺血性坏死,出现局灶性神经功能缺损。脑栓塞常发生于颈内动脉系统,椎-基底动脉系统相对少见。脑栓塞占缺血性脑卒中的15%~20%。

(一)病因及发病机制

1.病因

按栓子来源不同可分为:

(1)心源性脑栓塞:是脑栓塞中最常见的,约75%的心源性栓子栓塞于脑部,引起脑栓塞的常见的心脏疾病有心房颤动、心脏瓣膜病、感染性心内膜炎、心肌梗死、心肌病、心脏手术、先天性心脏病(来自体循环静脉系统的栓子,经先天性心脏病如房间隔缺损、卵圆孔未闭等的异常通道,直接进入颅内动脉而引起脑栓塞为反常栓塞)、心脏黏液瘤等。

(2)非心源性脑栓塞:动脉来源包括主动脉弓和颅外动脉(颈动脉和椎动脉)的动脉粥样硬化性病变、斑块破裂及粥样物从裂口逸入血流,能形成栓子导致栓塞;同时损伤的动脉壁易形成附壁血栓,当血栓脱落时也可致脑栓塞;其他少见的栓子有脂肪滴、空气、肿瘤细胞、寄生虫卵、羊水和异物等。

(3)来源不明:少数病例利用现在检查手段和方法查不到栓子的来源。

2.发病机制

正常人体血液呈流态,血液中的有形成分能通过变形顺利通过微循环,若血液内成分如红细胞聚集,形成缗线物,也容易阻塞血管。人体血液循环中某些异物随血液流动,如来源于心脏的栓子、上述血凝块、动脉粥样硬化脱落的斑块、脂肪细胞及气泡等称为栓子,栓子进入脑循环,绝大多数(73%~85%)栓子进入颈内动脉系统,因大脑中动脉实际上是颈内动脉的直接延伸,大脑中动脉及其分支容易受累,左侧大脑是优势半球,血液供应更丰富,所以左侧大脑中动脉最易受累。椎-基底动脉的栓塞仅占10%左右,大脑前动脉栓塞几乎没有,大脑后动脉也少见。一般栓子脱落容易阻塞脑血管是因为脑部的血液供应非常丰富,脑重占体重的2%。而在正常氧分压力和葡萄糖含量下,有心脏总输出量20%的血液进入脑血液循环。脑的血液来自两侧的颈动脉和椎-基底动脉系统。颈动脉系统主要通过颈内动脉、大脑中动脉和大脑前动脉供应大脑半球前3/5及部分间脑。椎-基底动脉系统主要通过两侧的椎动脉、基底动脉、小脑上动脉、小脑前下和后下动脉及大脑后动脉供应大脑半球后 2/5、部分间脑、脑干及小脑。当栓子阻塞脑血管后，引起局部脑组织发生缺血、缺氧，脑组织软化、坏死。栓子停留一段时间后可溶解、破碎并向远端移位，原阻塞的血管恢复血流，因受损的血管壁通透性增高，可有大量红细胞渗出血管，使原来缺血区有血液渗出，形成出血性脑梗死。脑组织容易引起缺血后坏死，是因为脑代谢活动特别旺盛，对能量要求较高，而脑组织几乎无氧及葡萄糖储备，能量完全由循环血流连续供应。两大供血系统通过两侧大脑前动脉间的前交通动脉和大脑中动脉与大脑后动脉间的后交通动脉互相沟通，并在脑底形成 Willis 环。此动脉环对颈动脉与椎-基底动脉两大供血系统之间，特别是两侧大脑半球血液供应的调节和平衡及病态时对侧支循环的形成极为重要，如果血栓逐渐形成，侧支循环容易建立。脑栓塞时由于栓子突然阻塞动脉，侧支循环常难迅速建立，引起该动脉供血区产生急性脑缺血，当栓塞脑血管局部受机械刺激时，可引起程度不同的脑血管痉挛，所以起病时脑缺血的范围较广，症状多较严重。因此出现的临床症状不仅与栓塞部位有关，而且与血管痉挛的范围有关。当血管痉挛减轻、栓子碎裂、溶解、移向动脉远端以及侧支循环建立后，均可导致脑缺血范围缩小，症状减轻。

（二）病理变化

脑栓塞可以发生在脑的任何部位，由于左侧颈总动脉直接起源于主动脉弓，故发病部位以左侧大脑中动脉的供血区较多，其主干是最常见的发病部位。由于脑栓塞常突然阻塞动脉，易引起脑血管痉挛，加重脑组织的缺血程度。因起病迅速，无足够的时间建立侧支循环，所以栓塞与发生在同一动脉的血栓形成相比，病变范围大，供血区周边的脑组织常不能免受损害。

脑栓塞引起的脑组织缺血性坏死可以是贫血性、出血性和混合性梗死，出血性更为常见，占 30%～50%。脑栓塞发生后，栓子可以不再移动，牢固地阻塞管腔或栓子分解碎裂，进入更小的血管，最初栓塞动脉的血管壁已受损，血流恢复后易从破损的血管壁流出，形成出血性梗死。

在栓子的来源未消除时，脑栓塞可以反复发作。

（三）临床表现

任何年龄均可发病，患者发病前多有风湿性心脏病、心房颤动或大动脉粥样硬化等病史；一般发病无明显诱因，也很少有前驱症状，急性起病，症状常在数秒或数分钟之内达高峰，多为完全性卒中，偶尔病情在数小时内逐渐进展，症状加重，可能是脑栓塞后有逆行性的血栓形成；根据栓塞部位不同，临床表现也不完全相同。

1.大脑中动脉的栓塞

最常见，主干闭塞时引起病灶对侧偏瘫、偏身感觉障碍和偏盲，优势半球主干栓塞可有失语、失写、失读。如梗死面积大时,病情严重者可引起颅内压增高、昏迷、脑疝、甚至死亡;大脑中动脉深穿支或豆纹动脉栓塞可引起病灶对侧偏瘫,一般无感觉障碍或同向偏盲,优势半球受损,可有失语。大脑中动脉各皮质支栓塞可引起病灶对侧偏瘫,以面部和上肢为重,优势半球可引起运动型失语、感觉性失语、失读、失写、失用;非优势半球可引起对侧偏身忽略症等体象障碍。少数半球栓塞可出现局灶性癫痫。

2.大脑前动脉栓塞

可产生病灶对侧下肢的感觉和运动障碍,对侧中枢性面瘫、舌肌瘫及上肢瘫痪,亦可发生情感淡漠、欣快等精神障碍及强握反射,可伴有尿潴留。

3.大脑后动脉栓塞

可引起病灶对侧同向偏盲或上象限盲,病灶对侧半身感觉减退伴丘脑性疼痛,病灶对侧肢体舞蹈样徐动症,各种眼肌麻痹等。

4.基底动脉栓塞

最常见症状为眩晕、眼球震颤、复视、交叉性瘫痪和交叉性感觉障碍,肢体及躯干共济失调。若基底动脉主干栓塞可出现四肢瘫痪、眼肌麻痹、瞳孔缩小,常伴有面神经、展神经、三叉神经、迷走神经及舌下神经的麻痹及小脑症状等,严重者可迅速昏迷、四肢瘫痪、中枢性高热、消化道出血甚至死亡。

5.其他脏器栓塞

由于栓子顺血流流动,根据流动的部位不同,可以引起相应的器官的梗死,所以临床上常有其他部位栓塞的征象,如视网膜、皮肤、黏膜、脾脏、肾脏等栓塞的临床表现。

(四)辅助检查

1.针对脑栓塞的辅助检查

(1)脑CT扫描:脑CT扫描表现与脑梗死相似,即发病24h后CT可见栓塞部位有低密度梗死灶,边界欠清,并有一定的占位效应。脑CT对于明确梗死部位、大小及周围脑水肿情况有较大价值。若为出血性梗死,可见在低密度灶内可见高密度出血影。对于患病早期和怀疑病变部位在颅后窝或病变部位较小者应选择脑MRI检查。

(2)脑MRI检查:能较早发现梗死灶及小的栓塞病灶,对脑干及小脑病变脑MRI检查明显优于CT。早期梗死灶在MRI上表现为T_1低信号,T_2高信号,脑MRI弥散成像能较早检查出新的梗死病变。

(3)脑脊液检查:一般不作为缺血性脑血管病的常规检查,脑栓塞患者脑脊液检查多数正常,出血性梗死时脑脊液中可有红细胞增多,脑水肿明显者,可有脑脊液压力增高。

(4)DSA、MRA 和 TCD 检查:可提示栓塞血管,如血管腔狭窄、动脉粥样硬化溃疡、血管内膜粗糙等。DSA 能够发现较小的血管病变并及时给予介入治疗;脑 MRA 无创,简单,可以了解大血管的病变,帮助了解血管闭塞的部位及程度;血管超声检查经济、方便,能够及早发现大血管的异常并可探及微栓子的信号。

2.针对栓子来源的辅助检查

(1)心电图或 24h 动态心电图:能了解有无心律失常如房颤、心肌梗死等。

(2)超声心动图:能了解心脏瓣膜病变、二尖瓣脱垂、心内膜病变、心肌情况等,经食道超声心动图还可了解异常心脏结构判断有无反常栓塞。

(3)颈动脉超声:能显示颈总动脉及颈内外动脉有无管壁粥样硬化斑块及管腔狭窄等。

(4)血常规:对于感染性疾病有指导意义,如果血象增高提示可能有感染性疾病的可能。

(5)X 线检查:胸片检查可以发现胸部疾病如气胸、肺脓肿及心脏扩大等疾病,必要时做胸部 CT 扫描。

(6)眼底检查:主要是眼底视网膜动脉粥样硬化的表现,有时可发现眼底动脉血栓改变。

(7)其他检查:可根据栓子来源的不同选择相应的辅助检查,如肾脏、骨骼等检查。

(五)诊断及鉴别诊断

1.诊断

本病诊断主要依靠临床特点及相应的辅助检查:本病任何年龄均可诱发,以青壮年较多见,病前多有风湿性心脏病、心房颤动及大动脉粥样硬化等病史。临床上有时不容易区分栓子来源,可参考 STAF 评分(表 2-1)。脑栓塞患者多起病急,症状常在数秒或数分钟内达高峰,多数患者有神经系统体征,可表现为偏瘫、失语等局灶性神经功能缺损。头颅 CT 在发病 24h 内可无明显异常,但脑 CT 扫描阴性不能排除脑栓塞,发病 24～48h 后可见栓塞部位有低密度梗死灶,边界欠清晰,并可有一定的占位效应;头 MRI 有助于早期发现小的栓塞病灶,对于脑干和小脑病变的显示 MRI 要明显优于 CT。

表 2-1　STAF 评分(区分心源性与动脉源性栓塞)

STAF 评分	得分
年龄(岁)	

STAF 评分	得分
＞62	2
≤62	0
基础 NIHSS(第一次评估)	
≥8	1
＜8	0
左房扩大(TTE 或 TEE 检查)	
是	2
否	0
血管原因(即有无血管狭窄)	
是	0
否	3
总分	0～8

注:若总分≥5 分,90%可能是心源性;总分<5 分,动脉源性可能性大。

2.鉴别诊断

本病需要与动脉粥样硬化性脑梗死、脑出血等急性脑血管病鉴别。脑 CT 扫描有助于出血性与缺血性脑血管病的鉴别,在排除出血性脑血管病后,主要是与动脉粥样硬化性脑梗死鉴别。

(1)动脉粥样硬化脑梗死:多发生在中年以后,是由于脑血管自身粥样硬化导致的狭窄或闭塞引起相应血管供应区脑组织缺血、坏死、软化而产生偏瘫、失语等神经功能缺损症状,多起病缓慢,常在安静或睡眠状态下发病,发病前可有先兆,如短暂性脑缺血发作等,多伴有高血压、糖尿病、冠心病和动脉硬化等,脑 CT 扫描不易与脑栓塞区别,但脑栓塞者在影像上的表现更易伴有出血。

(2)脑出血:脑出血多有高血压、动脉瘤、动静脉畸形的病史,一般在情绪激动或剧烈活动中起病,病情进展快,可出现头痛、呕吐等颅高压的症状及脑膜刺激征等。脑 CT 扫描可见高密度出血灶,据此可与缺血性脑血管病鉴别。

(六)治疗

治疗包括针对脑栓塞本身的治疗及针对原发病即栓子来源的治疗。

1.一般治疗

急性期应卧床休息,保持呼吸道的通畅和心脏功能;注意营养状况,保持水和电解质的平衡;加强护理,防止肺炎、泌尿系感染和压疮等的发生。

2.脑栓塞本身的治疗原则

是要改善脑循环、防止再栓塞、消除脑水肿、保护脑功能。针对栓子来源的不同进行对症治疗：

(1)抗凝及溶栓治疗：对于心源性栓塞者，推荐早期、长期抗凝治疗，房颤患者危险程度可参考 CHADS2 评分(表 2-2)，抗凝治疗禁忌及非心源性栓塞者不推荐抗凝治疗，建议抗血小板治疗；溶栓类药物(如尿激酶、链激酶等)亦可能仅在早期发挥作用。

表 2-2　房颤患者卒中危险分层：CHADS2 评分

危险因素	得分
近期心衰史	1
高血压病史	1
≥75 岁	1
糖尿病	1
脑卒中	2

注：CHADS2≥1 分，考虑应用华法林。

(2)对症治疗：出现颅高压者可给予脱水剂减轻脑水肿，防止脑疝形成，以降低病死率。常用高渗脱水剂有甘露醇、甘油果糖等，也可用利尿剂如呋塞米等；血压明显升高者可适当给予降压治疗；在急性期还可适当应用一些神经保护剂保护脑细胞。

(3)出血性梗死的治疗：当发生出血性脑梗死时，要立即停用溶栓、抗凝和抗血小板聚集的药物，防止出血加重和血肿扩大，适当应用止血药物，治疗脑水肿，调节血压；若血肿量较大，内科保守治疗无效时，考虑手术治疗；对感染性栓塞应使用抗生素，并禁用溶栓和抗凝药物，防止感染扩散；在脂肪栓塞时，可应用肝素、低分子右旋糖酐(不能用于对本药过敏者)、5％的碳酸氢钠及脂溶剂(如酒精溶液等)，有助于脂肪颗粒的溶解。

(4)康复治疗：早期进行积极的康复治疗，有助于神经功能缺损症状的早期恢复。

3.外科治疗

颈动脉内膜切除术(CEA)对防治脑栓塞也有一定的疗效。对伴有重度颈动脉狭窄(即狭窄程度大于 70％)者可酌情予 CEA，不推荐发病 24h 内紧急 CEA 治疗；脑水肿明显时，采用颅骨开窗减压或切除部分坏死组织对大面积脑梗死可能挽救生命。

4.介入治疗

包括颅内外血管 PTA 及血管内支架置入(CAS)或与溶栓结合治疗。对伴有颈动脉狭窄程度大于 70% 者,可考虑行血管内介入治疗术。

第三节 脑出血

脑出血(ICH)是指原发性非外伤性脑实质内出血。高血压是脑出血最常见的诱发因素,高血压常伴发脑内小动脉病变,血压骤升引起动脉破裂出血称为高血压性脑出血。脑出血占全部脑卒中的 20%~30%。

一、病因和发病机制

(一)病因

(1)常见病因是高血压,以高血压合并小动脉硬化最常见。

(2)脑动脉粥样硬化、动脉瘤、动静脉畸形、脑淀粉样血管病变、血液病(白血病、血小板减少性紫癜、再生障碍性贫血、红细胞增多症、血友病和镰状细胞病等)、脑动脉炎、烟雾病、夹层动脉瘤、颅内静脉窦血栓形成、抗凝或溶栓治疗、梗死性脑出血、原发或转移性肿瘤等。

(二)发病机制

高血压性脑出血的发病机制并不完全清楚,目前主要认为如下。

(1)较多认为长期高血压导致脑内小动脉或深穿支动脉壁脂质透明变性或纤维素样坏死、微夹层动脉瘤或小动脉瘤形成,当血压骤然升高时,血液自血管壁渗出或动脉瘤破裂,血液进入脑组织形成血肿。

(2)高血压引起远端血管痉挛,导致小血管缺氧坏死及血栓形成,斑点状出血及脑水肿,出血融合即形成血肿,可能为子痫等高血压性脑出血的机制。

(3)脑内动脉中层肌细胞较少,且缺乏外弹力层,随年龄增长,脑内小动脉变得弯曲呈螺旋状,使深穿支动脉成为出血的好发部位,豆纹动脉自大脑中动脉呈直角分出,易受高压血流冲击发生粟粒状动脉瘤,是脑出血的最好发部位,其外侧支被称为出血动脉。

二、病理

(一)血肿扩大

血肿体积增大超过首次 CT 血肿体积的 33% 或 20mL 为血肿扩大。血肿扩大是脑内出血病情进行性恶化的首要原因。血肿扩大的机制尚不清楚,目前的观点是血肿扩大是由于血管已破裂部位的持续出血或再次出血,但有证据表明血肿扩大可以是出血灶周围坏死和水肿组织内的继发性出血。这一观点与观察到外形不规则的血肿更容易扩大的现象吻合,因此血肿形状不规则提示多根血管的活动性出血。

(二)血肿周围脑组织损伤

脑出血后血肿周围脑组织内存在复杂的病理生理变化过程,可引起血肿周围脑组织损伤和水肿形成。

1.血肿周围脑组织缺血

脑出血后血肿周围脑组织局部血流量下降的原因有以下几种:①血肿直接压迫周围脑组织使血管床缩小。②血肿占位效应激活脑血流——容积自我调节系统,局部血流量下降。③血肿或血肿周围组织释放的血管活性物质引起血管痉挛等。该区域内的病理改变在一定时间内是具有可逆性的,如果能在此期间给予适当的治疗措施,可使受损组织恢复功能,因此该区域称血肿周边半影区或半暗带。

2.血肿周围脑组织水肿

主要有间质性和细胞性两种。其产生原因分别为缺血性、渗透性、代谢性和神经内分泌性。缺血性水肿与机械压迫和血管活性物质异常升高有关。

血肿形成后很快开始溶解,血浆中的各种蛋白质、细胞膜性成分降解物即由细胞内逸出的各种大分子物质,可经组织间隙向脑组织渗透,引起细胞外间隙的胶体渗透压升高,造成渗透性水肿。

血肿溶解可以释放细胞毒性物质引起细胞代谢紊乱,最终导致细胞死亡或细胞水肿,主要有血红蛋白、自由基、蛋白酶等。蛋白酶中以凝血酶和基质金属蛋白酶(MMPs)最重要。凝血酶可诱发脑水肿形成,凝血酶抑制剂则可阻止凝血酶诱发脑水肿形成。脑内出血后 MMPs 活性增高,血管基质破坏增加,血-脑屏障完整性破坏,通透性增加,引起血管源性水肿,使用 MMPs 抑制剂可减轻水肿。

高血压性脑内出血后血管升压素与心房利钠肽的水平失衡及由此产生的脑细胞体积调节障碍,也可能引起细胞或组织水肿。

3.颅内压增高

脑内出血后因血肿的占位效应使颅内压增高,而且由于血肿压迫周围组织及血液中血管活性物质的释放引起的继发性脑缺血、脑水肿,可进一步使颅内压升高。

三、病理改变

新鲜的脑出血标本可见出血侧半球肿胀,体积增大,脑回变宽,脑沟变浅。中线结构向病灶对侧移位,颅内压增高,病灶侧脑组织可疝出至大脑镰下或疝入小脑幕切迹。切面可见出血灶和病灶周围脑组织水肿、软化。镜下可分 3 期:

(一)出血期

可见大片新鲜的红细胞。出血灶边缘脑组织坏死、软化,神经细胞消失或呈局部缺血改变,常有多核细胞浸润。

(二)吸收期

出血后 24~36h 即可出现胶质细胞增生,小胶质细胞及来自血管外膜的细胞形成格子细胞,少数格子细胞含有含铁血黄素。星形胶质细胞增生及肥胖变性。

(三)修复期

血液及坏死组织逐渐被清除,组织缺损部分由胶质细胞、胶质纤维及胶原纤维代替。出血量小的可完全修复,出血量大的形成囊腔。血红蛋白代谢产物高铁血红蛋白长久残存于瘢痕组织中,呈现棕黄色。

四、临床表现

脑出血好发于 50~70 岁,男性略多见,多在冬春季发病。患者多有高血压病史。在情绪激动或活动时易发生,发病前多无预兆,少数可有头痛、头晕、肢体麻木等前驱症状。临床症状常在数分钟到数小时内达到高峰,临床特点可因出血部位及出血量不同各异。

(一)基底节内囊区出血

基底节内囊区是高血压颅内出血最常见的部位,约占全部脑内出血的 60%,该区域由众多动脉供血。

1.前部型

占 12%左右,由 Heubner 返动脉供血(包括尾状核),主要累及尾状核头和(或)体(均称为尾状核出血),易破入侧脑室前角,严重者可同时累及第Ⅲ、Ⅳ脑室,血肿可向后外侧延伸,损伤内囊前肢与壳核前部。

临床特征:严重头痛和明显的脑膜刺激症状,类似蛛网膜下隙出血,多无意识障碍,个别患者可出现病初一过性嗜睡。若血肿向后外侧延伸累及内囊前肢和(或)壳核前部可出现程度较轻的语言障碍、对侧偏身运动、感觉功能缺损,通常预后较好。无精神异常、眼球分离、凝视、眼震、癫痫发作等症状。50%患者完全恢复正常,70%患者预后良好。

2.中间型

占 7%左右,最为罕见,由内侧豆——纹动脉供血,血肿累及苍白球及壳核中部,可向后累及内囊膝部或向前外侧破入侧脑室。

临床特征:患者意识多不受影响,可有一过性嗜睡,但几天后恢复正常。该型出血虽病死率极低,但常导致较严重的失语和(或)偏身症状,无精神异常、眼球分离、患侧忽视、癫痫发作等症状。预后差,患者多留有较明显后遗症,50%以上存在严重残障。

3.后中间型

占10%左右,由脉络膜前动脉供血,通常位于内囊后肢前半部分,常向内囊膝部扩展,可导致壳核中部或丘脑外侧受压。若血肿较大可破入第Ⅲ、Ⅳ脑室并导致昏迷。

临床特征:多数患者神志清楚,50%患者存在语言障碍,几乎所有患者均有不同程度出现对侧面部、肢体运动障碍,60%以上患者存在偏身感觉缺失。无精神异常、眼球分离、癫痫发作等症状。预后较中间型好,多数恢复良好,近1/3患者可遗留中、重度残障,几乎没有死亡病例。

4.后外侧型

是仅次于外侧型的常见基底节内囊区出血,所占比例近20%,由外侧豆-纹动脉后内侧支供血,血肿位于豆状核后部的内囊区域,平均出血量30mL,最大可达90mL,血肿相对较大,主要向前侧延伸,累及颞叶峡部白质、壳核前部和(或)内囊区豆状核后部,少数可经前角破入侧脑室,严重者可同时累及蛛网膜下隙。

临床特征:多数患者神志清楚或仅有一过性意识障碍,出血量大者可有昏迷及瞳孔改变。30%病例出现共轭凝视,80%以上患者有语言障碍,几乎所有患者存在不同程度对侧面部、肢体感觉及运动障碍。脑疝时有瞳孔改变,无眼球分离。预后较差,20%患者死亡,存活病例多遗留重度残障。

5.外侧型

最为常见,占40%左右,虽该型出血多被当作壳核出血,但头MRI证实其为介于壳核和岛叶皮质之间的裂隙样出血,不直接累及壳核。由外侧豆——纹动脉的大部分外侧支供血,原发灶位于壳核外部和岛叶皮层,多为凸透镜形和卵圆形,平均出血量20mL,最大80mL。常向前外侧扩展,可向内经前角破入侧脑室。

临床特征:多数患者神志清楚或仅有轻度意识水平下降,血肿较大者可出现昏迷。优势半球出血患者多有失语,非优势半球出血患者近50%出现构音障碍。出血量大患者可出现共轭凝视麻痹、瞳孔改变及癫痫发作。所有患者均存在不同程度偏身麻痹,60%以上患者出现对侧偏身感觉障碍。50%以上患者遗留中至重度残障,近10%患者死亡。

6.大量出血型

发病率亦较高,血肿占据全部或大部分的基底节内囊区域,血肿极大(最大

144mL,平均 70mL),仅偶尔尾状核及内囊前肢得以保留,以致不能找到原发出血部位。常向前外侧延伸,50%以上破入侧脑室及第Ⅲ、Ⅳ脑室,严重者可同时破入蛛网膜下隙。

临床特征:意识、言语障碍,中至重度偏身感觉、运动缺失几乎出现于所有患者,共轭凝视或眼位改变(眼球分离或固定)。血肿常导致中线移位并继发 Monro 孔梗阻导致对侧脑室扩张,严重者常在几分钟或几小时内出现枕大孔疝或颞叶沟回疝,从而引起意识水平进一步下降及四肢瘫和脑干损伤所致的眼动障碍等脑疝症状,甚至错过住院治疗时机。几乎所有患者预后差,近50%患者死亡。

(二)丘脑出血

由丘脑膝状动脉和丘脑穿通动脉破裂所致,在脑出血中较常见,占全部脑出血的 15%～24%,致残率、病死率均高。高龄、高血压是丘脑出血的主要因素,高脂血症、糖尿病、吸烟、饮酒是相关因素。

临床表现为突发对侧偏瘫、偏身感觉障碍、甚至偏盲等内囊性三偏症状,CT 扫描呈圆形、椭圆形或不规则形境界比较清楚的高密度血肿影,意识障碍多见且较重,出血波及丘脑下部或破入第三脑室则出现昏迷加深、瞳孔缩小、去皮质强直等中线症状。

由于丘脑复杂的结构功能与毗邻关系,其临床表现复杂多样。如为小量出血或出血局限于丘脑内侧则症状较轻;丘脑中间腹侧核受累可出现运动性震颤、帕金森综合征表现;累及丘脑底核或纹状体可呈偏身舞蹈——投掷样运动。

(三)脑桥出血

约占全部脑内出血的 10%,主要由基底动脉的脑桥支破裂出血引起,出血灶多位于脑桥基底与被盖部之间。

原发性脑桥出血患者中以大量出血型和基底被盖型病死率最高,但两者之间无明显差异,单侧被盖型病死率最低。在实际工作中要注意以下两点:①技术上采用薄层、小间隔扫描手段。②充分重视患者症状,特别是那些无法用 CT 特征来解释的脑桥损害症状,必要时可做 MRI 扫描,以提高小病灶的检出率。

(四)中脑出血

罕见。但应用 CT 及 MRI 检查并结合临床已可确诊,轻症表现为一侧或双侧动眼神经不全瘫痪或 Weber 综合征;重症表现为深昏迷,四肢弛缓性瘫痪,可迅速死亡。

(五)小脑内血

多由小脑齿状核动脉破裂所致,约占脑出血的 10%。自发性小脑出血的常见病因是高血压动脉硬化、脑血管畸形、脑动脉瘤、血液病及应用抗凝药,在成年人高血压动脉硬化是小脑出血的最常见原因,占50%～70%。

发病初期大多意识清楚或有轻度意识障碍,表现眩晕、频繁呕吐、枕部剧烈头痛和平衡障碍等,但无肢体瘫痪是其常见的临床特点;轻症者表现出一侧肢体笨拙、行动不稳、共济失调和眼球震颤,无瘫痪;两眼向病灶对侧凝视,吞咽及发音困难,四肢锥体束征,病侧或对侧瞳孔缩小、对光反应减弱,晚期瞳孔散大,中枢性呼吸障碍,最后枕大孔疝死亡;暴发型则常突然昏迷,在数小时内迅速死亡。如出血量较大,病情迅速进展,发病时或发病12～24h后出现昏迷及脑干受压征象,可有面神经麻痹、两眼凝视病灶对侧、肢体瘫痪及病理反射出现等。

由于小脑的代偿能力较强,小脑出血的临床征象变化多样,缺乏特异性,早期临床诊断较为困难,故临床上遇下列情况应注意小脑出血的可能:①40岁以上并有高血压症病史。②以眩晕、呕吐、头痛起病。③有眼震、共济失调、脑膜刺激征阳性。④发病后迅速或渐进入昏迷,伴瞳孔缩小、凝视、麻痹、双侧病理征、偏瘫或四肢瘫。

(六)脑叶出血

约占脑出血的10%,常由脑动静脉畸形、Moyamoya病、血管淀粉样病变、肿瘤等所致。出血以顶叶最常见,其次为颞叶、枕叶、额叶,也可有多发脑叶出血。常表现头痛、呕吐、脑膜刺激征及出血脑叶的局灶定位症状,如额叶出血可有偏瘫、Broca失语、摸索等;颞叶可有Wernicke失语、精神症状;枕叶可有视野缺损;顶叶可有偏身感觉障碍、空间构象障碍。抽搐较其他部位出血常见,昏迷较少见;部分病例缺乏脑叶的定位症状。

(七)脑室出血

占脑出血的3%～5%,由脑室内脉络丛动脉或室管膜下动脉破裂出血,血液直流入脑室内所致,又称原发性脑室出血。原发性脑室内出血最常见的部位是侧脑室,其次是第Ⅲ脑室和第Ⅳ脑室,在中间罕见。目前未见有文献报道透明隔腔(第Ⅴ脑室)内原发出血。

多数病例为小量脑室出血,常有头痛、呕吐、脑膜刺激征,一般无意识障碍及局灶性神经缺损症状,血性CSF,酷似蛛网膜下隙出血,可完全恢复,预后良好。大量脑室出血造成脑室铸型或引起急性梗阻性脑积水未及时解除者,其临床过程符合传统描述的脑室出血表现:起病急骤,迅速出现昏迷、频繁呕吐、针尖样瞳孔、眼球分离斜视或浮动、四肢弛缓性瘫痪及去脑强直发作等,病情危笃,预后不良,多在24h内死亡。而大多数原发性脑室出血不具备这些"典型"的表现。

由于原发性脑室出血没有脑实质损害或损害较轻,若无脑积水或及时解除,其预后要比继发性脑室出血好。与继发性脑室出血相比,原发性脑室出血有以下临床特点:高发年龄分布两极化;意识障碍较轻或无;可亚急性或慢性起病;定位体征不明显,即运动障碍轻或缺如,脑神经受累及瞳孔异常少见;多以认识功能障碍或精神症状为常见表现。

五、诊断

(一)病史询问

为了及时地发现和诊断脑出血,详细的病史询问是必不可少的。

1.对症状的询问

了解发病时间,是白天起病还是晨起发病。如果患者是睡醒后发病,那么发病时间要从最后看似正常的时间算起。如果患者出现瘫痪,要了解瘫痪的发病形式,如是否急性起病,起病的诱因:如病史中有无导致全身血压下降的情况、由坐位或卧位变为直立位后发病等,肢体无力的进展和波动情况,有无麻木、疼痛、肌肉萎缩等伴随症状。如果合并头痛,要询问头痛的性质、部位、发作频率。如果出现眩晕,则要询问有无恶心、呕吐、出汗、耳鸣、听力减退、血压和脉搏的改变以及发作的诱因和持续时间,以帮助鉴别属于哪种眩晕。

2.对既往病史的询问

对于来诊的患者要询问患者的既往病史,如有无高血压、心脏病、糖尿病等相关病史;同时了解患者既往有无类似短暂性脑缺血发作的症状,尤其要注意易被患者忽略的单眼黑矇;如果是中青年女性,还要询问有无避孕药服用史、多次自然流产史。除了个人既往病史以外,还要简要询问患者的家族中有无类似的病史。

(二)体格检查

病史采集完成后,要对患者进行神经系统体格检查和全身检查。对于脑出血患者,除了重要的神经系统检查外,还需着重检查以下几个方面。

(1)双侧颈动脉和桡动脉扪诊:检查双侧动脉搏动是否对称,同时可以初步了解心律是否齐整。

(2)测量双上肢血压。

(3)体表血管听诊:选择钟形听诊器,放在各个动脉在体表的标志。

①颈动脉听诊区:胸锁乳突肌外缘与甲状软骨连线的交点。

②椎动脉听诊区:胸锁乳突肌后缘上方,颈$_{2,3}$横突水平。

③锁骨下动脉听诊区:锁骨上窝内侧。

④眼动脉听诊区:嘱患者轻闭双眼,将听诊器放在眼部上方。

(三)结构影像学检查

影像学检查方法包括 CT 和 MRI 成像。随着 CT、MRI 成像技术的不断提高以及密度分辨力和空间分辨力的进一步完善,CT 和 MRI 已成为脑血管病的主要检查方法之一。

1.头部 CT 检查

头颅 CT 是诊断脑出血的首选检查。急性脑内出血的 CT 检查以平扫为主,一般不需强化检查。急性脑实质内出血在 CT 平扫图像上表现为高密度影像,病灶边缘清楚。当血肿破入脑室后常常可以观察到脑室内的血液平面。

2.头部磁共振成像

超急性期血肿发病 2~3h,很难产生异常信号,此时 CT 可显示血肿存在。急性期血肿发病数小时至数天,稍长 T_1,短 T_2。亚急性期血肿发病数天至数月,短 T_1,长 T_2。慢性期血肿发病数月至不定期,长 T_1,短 T_2。

梯度回波序列也称为场回波序列,是非常基本的磁共振成像序列。由于具有许多优点,在各个系统都得到了广泛的应用。发病 6h 内急性卒中的多中心研究表明,梯度回波 MRI 在发现急性出血方面与 CT 检查一样精确,但在发现慢性出血方面优于 CT。MRI 在发现相关的血管畸形尤其是海绵状血管瘤方面也优于 CT,但是 MRI 并不像 CT 一样适于全部患者。

(四)血管影像学检查

1.头部 CTA

是一种静脉注射含碘造影剂后,利用计算机三维重建方法合成的无创性血管造影术,可以三维显示颅内血管系统。CTA 对 Willis 环周围>4mm 的颅内动脉瘤可达到与 DSA 相同的检出率,而且可以明确 DSA 显示不理想的动脉瘤的瘤颈和载瘤动脉的情况。对血栓性动脉瘤的检测 CTA 明显优于 DSA。CTA 对动静脉畸形(AVM)血管团的显示率达 100%,其中供血动脉的显示率为 93.9%,引流静脉的显示率为 87.8%。CTA 对脑动脉狭窄的显示基本达到与 DSA 相同的效果。CTA 是有效的无创伤性血管成像技术,在很大程度上可替代有创性 DSA。

2.头部 MRA(V)

可以很好地显示颅内大动脉的形态以及动脉发生病变时的一些侧支循环。

MRA 对正常脑动静脉的显示和对异常血管的显示有很好的效果,除对显示前交通动脉和后交通动脉的敏感性和特异性稍低外,对显示大脑前、中、后动脉、基底动脉和颈内动脉的敏感性和特异性均接近 100%。MRA 可以显示脑 AVM 的供血动脉、血管团和引流静脉,可以显示动静脉瘘的动脉、瘘口的位置和大小、静脉的扩张程度和引流方向。对于>5mm 的动脉瘤,MRA 的显示率可达 100%,并且结合源图像可以显示那些 DSA 不能显示的有血栓形成的动脉瘤。MRA 对＜5mm 直径的脑动脉瘤漏诊率较高,对发生颅内出血的脑动脉瘤患者 MRA 不能替代常规脑血管造影做介入治疗。MRA 对脑动脉狭窄显示直观,与 DSA 的相关性较好,但当动脉狭窄严重程度达 75％以上时,有过高评价的倾向。

MRV 对上下静脉窦、直窦、横窦、乙状窦、大脑内和大脑大静脉的显示率达 100％,对岩上窦和岩下窦的显示率也达 85％。MRV 可显示脑静脉血栓的范围、是否完全闭塞和侧支引流的情况等。

3.颈部 MRA

磁共振对比增强血管三维成像(3D CE-MRA)可从任一角度观察血管的 3D 血管图像。与传统非增强 MRA 相比,该技术与血液的流动增强无关,不需空间予饱和,对平行于扫描平面的血管也能很好显示,因此可通过冠状位激发扫描,显示包括颈部大血管根部至颅内 Willis 环的颈部血管全程。3D CE-MRA 可同时显示两侧头、颈部所有血管的受累情况,即受累血管段及其范围以及狭窄程度或闭塞后侧支循环血管情况。3D CE-MRA 上动脉闭塞表现为动脉血流中断和远端动脉不显影;动脉狭窄表现为动脉腔节段性狭窄,其远端动脉分支减少或显影差,有的动脉表现为该段动脉血流中断,但其远端动脉仍显影;明显的动脉硬化表现为动脉管腔粗细不均,呈"串珠状"。因此,3DCE-MRA 可为临床血管性病变的筛选检查、制订治疗方案提供依据。

4.血管造影

数字减影血管造影(DSA)具有很好的空间分辨率,可以显示 0.5mm 的脑血管,清晰显示脑血管各级分支的大小、位置、形态和变异。主要用于需要造影确诊或是否适合介入治疗的脑血管病。DSA 可以用于了解脑动脉狭窄的部位程度;明确脑血栓形成时血管闭塞的部位和动脉溶栓;可以显示颅内动脉瘤的情况;显示 AVM 供血动脉的来源和引流静脉的方向等,为手术和介入治疗提供详细的资料。

目前认为 DSA 是诊断脑供血动脉狭窄的金标准,同时也是判断狭窄程度的有效方法,为临床治疗提供可靠依据。

血管造影的指征包括出血伴有 SAH、局部异常钙化影、明显的血管畸形、异常的出血部位等,不明原因的出血,如孤立的脑室出血也需行血管造影。高血压和深部出血的老年患者尽量避免血管造影检查。行血管造影检查的时间需依据患者病情平衡诊断的需要及干预外科手术的潜在时间。脑疝患者在血管造影检查前需紧急手术,病情稳定的动脉瘤或血管畸形的患者在任何干预之前应行血管造影检查。

(五)头部 CT 灌注影像

是脑功能成像方法之一,通过研究脑组织的血流灌注状态以及组织血管化程度来揭示脑组织的病理解剖和病理生理改变的一种检查手段。

CT灌注成像是临床脑出血周围组织损伤研究较为理想的方法，一次检查可同时产生有关血肿体积的解剖学信息以及有关血肿周围组织脑血流动力学变化的功能信息。CT灌注成像空间分辨率高，成像速度快，可对血肿周围组织脑血流动力学参数进行定量测量，有助于脑出血患者个体化救治和预后评估。

在CT灌注成像所用的参数中，TTP较为敏感，所有被观察对象均清晰地显示出血肿周围TTP延长区，TTP持续延长提示由血肿占位效应引起的脑微循环障碍在脑内出血慢性期可依然存在。MTT可以敏感地显示出血管远端局部灌注压的降低，对脑组织灌注异常具有良好的预测性。rCBF和rCBV可以准确地反映出脑出血后血肿周围组织的灌注状态，对于判断血肿周围组织缺血性损伤有重要的价值。

（六）实验室检查

脑出血患者常规实验室检查包括血常规、电解质、BUN、肌酐、血糖、心电图、X线胸片、凝血功能，青中年患者应行药物筛查排除可卡因的应用，育龄女性应行妊娠试验。

血糖升高可能是机体的应激反应或脑出血严重性的反应。华法林的应用，反映在凝血酶原时间或国际标准化比值（INR）的升高，是血肿扩大的一个危险因素（OR＝6.2），且较未应用华法林患者血肿扩大的持续时间长。

近来研究表明，检测血清生物学标志物有助于判断ICH患者的预后，且能提供病理生理学线索。金属蛋白酶是降解细胞外基质的酶，脑出血发生后此酶被炎症因子激活。脑出血发生24h后基质金属蛋白酶-9（MMP-9）水平与血肿相关，而MMP-3在卒中发生后的24～48h与死亡相关，两者的水平与残腔体积相关。细胞纤维连接蛋白（c-Fn）是一种糖蛋白，具有黏附血小板至纤维蛋白的作用，是血管损伤的标志。一项研究表明：c-Fn高于$6\mu g/mL$或IL-6高于$24pg/mL$与血肿扩大独立相关。另一项研究表明，肿瘤坏死因子-α（TNF-α）与血肿周围水肿相关，而谷氨酸盐水平则与血肿的残腔体积相关。这些血清标志物的临床应用需要进一步研究。

六、鉴别诊断

（1）壳核、丘脑及脑叶的高血压性脑出血与脑梗死难以鉴别。在某种程度上，严重的头痛、恶心、呕吐以及意识障碍可能是发生脑出血的前兆，CT检查可以识别病变。脑干卒中或小脑梗死可似小脑出血，CT扫描或MRI是最有用的诊断方法。

（2）外伤性脑出血是闭合性头部外伤的常见后果。这类出血可发生于受冲击处颅骨下或冲击直接相对的部位(对冲伤),最常见的部位是额极和颞极。外伤史可提供诊断线索。外伤性脑出血的 CT 扫描表现可延迟至伤后 24h 显影,MRI 可早期发现异常。

(3)突然发病、迅速陷入昏迷的脑出血患者须与全身性中毒(酒精、药物、CO)及代谢性疾病(糖尿病、低血糖、肝性昏迷、尿毒症)鉴别,病史、相关实验室检查和头部 CT 检查可提供诊断线索。

(4)急性周围性前庭病可引起恶心、呕吐及步态共济失调等症与小脑出血极为相似。然而,发病时具有严重头痛、意识障碍、血压升高或高龄等均强烈视为小脑出血。

七、治疗

脑出血的治疗广义上分为内科治疗和外科治疗。内科治疗适于出血量少、无生命危险及严重神经功能缺失的患者,也成为外科手术治疗的基础,包括维持心肺功能、控制血压、降低 ICP、调整血糖、控制癫痫发作以及纠正凝血障碍等综合干预措施。治疗原则是防止进一步出血,挽救生命,促进机能恢复。

(一)一般处理

卧床,保持安静,稳定生命体征,必要时吸氧及机械通气。维持水、电解质平衡。有意识障碍、应激性溃疡者应使用胃黏膜保护剂,并禁食 24~48h,然后酌情安放胃管。注意预防下肢深静脉血栓形成和肺栓塞等。ICH 患者应常规检查血常规、电解质、BUN、Cr、血糖、心电图、胸片、凝血功能等,年轻或中年患者应行药物筛查,排除可卡因应用。育龄女性应行妊娠试验。

由于偏瘫、意识障碍导致长期卧床,发生肌肉萎缩、局部组织受压、血液循环障碍以及贫血、营养不良或反复感染,脑血管病患者极易发生压疮,因此,加强皮肤护理尤为重要。具体措施:①勤翻身:一般 2h 翻身 1 次,动作应轻柔,避免拖、拉、推等,特别要注意保护骶部、髋部、肩胛部等骨性突起的部位,避免同一部位长时间持续受压。②勤换洗:对大小便失禁的患者应及时清除排泄物,并更换被排泄物污染的衣服、被褥、床单等,保持局部皮肤清洁。③勤整理:保持床铺清洁、平整、干燥、柔软、无杂物,防止擦伤皮肤。④勤检查:每次翻身时要注意观察局部受压皮肤,发现异常时,立即采取积极措施,防止病情发展。⑤勤按摩:主要针对压疮好发的骨突出部位进行按摩,手掌紧贴皮肤,压力由轻到重再由重到轻地环形按摩。按摩后外涂 5%乙醇或红花乙醇,冬天可选用跌打油或皮肤乳剂外涂,促进局部血液循环。⑥加强营养:营养不良者皮肤对压力的耐受性降低,特别容易发生压疮,应动态评价营养状态,给予高蛋白、高维生素饮食。

(二)系统功能监测

脑卒中监护病房应配备有:能随时调节体位并有气垫的电控床、持续心电血压监护、氧饱和度监护、中心静脉压监护、呼吸机、除颤器、降温毯、吸痰器、纤维支气管镜、控制输液速度的微泵、中心供氧供气系统、床边血透血滤装置、血气分析仪、床边X线机、B超仪、颅内压监护装置、经颅多普勒超声、脑电图、脑干诱发电位和床边胃肠内窥镜、序贯性下肢挤压装置(SCD)等。循证医学研究证实,卒中单元(SCU)是目前最有效的卒中治疗模式。进入卒中单元治疗的患者死亡减少,瘫痪后遗症减轻,生活自理能力提高,住院时间缩短,医疗费用减少。推荐急性期ICH患者进入ICU或脑卒中监护病房进行治疗。

(1)循环功能监护:①血压是基本的监测内容,有创或无创监测。②心电图及心率监测,及时发现心率及心律变化,尤其能及时发现室性心律失常。

(2)呼吸功能监护:①呼吸频率和呼吸幅度。②呼吸节律。③肺部听诊呼吸音的变化。④肺部X线检查,可早期发现肺部异常情况。⑤脉搏血氧饱和度监测(SPO_2)。⑥动脉血气分析。中枢性呼吸困难(直接损伤脑桥和延髓的呼吸中枢)或周围性呼吸困难(继发肺部疾病而导致呼吸衰竭),均可导致机体缺氧以及CO_2潴留,加重脑水肿和继发性脑损害,并引发多脏器功能障碍。一旦出现呼吸困难,应弄清性质,统筹兼顾,及时恰当地治疗。

(3)颅内压监测。

(4)代谢和血流动力学(CBF)的多模式监测。

(5)经颅多普勒超声(TCD)监测。

(6)卒中量表检测:如NIHSS或GCS,评价患者的神经功能状态。

(7)脑影像学检查:如CT、MRI。

(8)脑电生理学检查:如脑电图。

(三)控制血压

慢性高血压是ICH的主要原因。最佳血压控制水平应该个体化,基于慢性高血压、颅内压、年龄、出血病因、距卒中发作的间隔时间等因素综合决定。理论上,急性血压增高与颅内血肿增大、颅内压增高及不良的临床转归相关。在最初数小时内血压的升高会增加再出血的风险。血肿体积以及血肿扩大是ICH患者病死率和功能预后的独立决定因素,血肿增加1mL,死亡风险增加1%;血肿扩大10%,死亡风险增加5%,改良Rankin评分(mRS)恶化1分的可能性增加16%。ICH早期血肿扩大的病理生理学机制尚不清楚。一般认为,早期血肿扩大可能是破裂动脉继续出血或者血肿周围一个或数个动脉或小动脉再次出血,其动力来自血压。降压的目的就是要避免潜在的破裂血管再次出血(常见于动脉瘤和AVM),但是过度降压又可能降低脑灌注压,加重脑缺血。然而,在血压处于中度升高的原发性脑出血患者中,血肿扩大的发生率较低且血肿周围水肿区域亦未证实存在缺血。仅在基于磁共振的研究中发现,在颅内压增高的情况下大的出血病灶才有继发出血的风险。由于缺乏随机对照试验证据,目前仍不清楚在 ICH 最初数小时内更严格地控制血压是否能减少出血或减少死亡以及长期致残的患者数量。一般推荐,既往有高血压病史的脑出血患者其 MAP 低于 130mmHg。

1.关于血压调控的临床试验

ICH 后何时开始控制血压? 血压应该控制在什么水平? 2008 年公布的几个试验提出新的观点:早期快速或强化降压,即在 ICH 后尽快将收缩压(SBP)降至140mmHg(1mmHg=0.133kPa),有可能为 ICH 患者带来好处。

(1)急性脑出血快速降压试验:始于 2004 年,42 例 ICH 患者于发病后 8h 内随机分为 2 组:血压标准处理组(MAP 为 110~130mmHg)和血压积极处理组(MAP<110mmHg);主要终点是最初 48h 内 NIHSS 减少≥2 分,次要终点发病24h 时血肿扩大;结果表明,两组患者在早期临床恶化、血肿和水肿扩大以及 90d时改良 Rankin 评分均无明显差异。

(2)急性脑出血抗高血压治疗(ATACH)试验:始于 2005 年,募集 58 例患者,在 ICH 后 18~24h 内,应用静脉尼卡地平将 SBP 控制在 3 个预定水平(170~200mmHg,140~170mmHg,110~140mmHg);结果表明,积极将 SBP 降至 110~140mmHg 有很好的耐受性,能减少血肿扩大、神经学恶化和住院病死率风险。

(3)急性脑出血强化降压(INTERACT)试验:始于 2006 年,目的是了解出血性卒中后早期强化降压治疗的安全性和有效性。该试验总共募集来自中国、澳大利亚、韩国 44 家医院的 404 例,201 例纳入指南指导降压组(目标收缩压<180mmHg),203 例纳入早期强化降压组(目标收缩压<140mmHg)。结果显示,在 ICH 后 24h 内,早期强化降压组的平均血肿体积扩大较指南指导降压组减小22.6%,绝对血肿量减少 1.7mL,经过校正后两组无统计学差异。此外,早期强化降压组血肿扩大(≥33%或≥125mL)的相对危险系数减少 36%,绝对危险系数减少 8%。该项研究的结论是,ICH 后早期强化降压在临床上是可行的,有较好的耐受性,有可能缩小血肿扩大。然而,强化降压减少血肿扩大的作用有限,并未能够改善 ICH 患者 90d 的临床预后,尚待进一步临床研究。

2.临床处理原则

面对急性脑出血患者的血压增高,首先需要判断血压升高的原因。是原发性血压升高,还是继发于脑出血? 如何确定降压的界值? 如何选择合适的降压药物与给药途径?

(1)ICH 患者早期血压升高的原因:①原先就存在高血压病,未得到规范治疗。

②ICH 后脑组织水肿引起颅内压增高和脑组织缺氧,使血压反射性地持续增高。③ICH 后血肿周围缺血,血压调控中枢通过升高血压以维持缺血区的灌注。④患者情绪异常等导致交感神经系统过度兴奋,引起反应性血压升高。⑤ICH 累及到自主神经中枢(尤其是间脑),导致自主神经功能紊乱,从而使血压剧烈波动。根据患者血压升高原因积极处理,解除诱因。

(2)明确急性脑出血患者降压治疗目标:脑出血血压干预的临床试验正在进行,控制血压的证据目前尚不完善。参考多国自发性脑出血最新治疗指南中对血压控制的要求,医师必须根据患者临床具体情况控制血压。

急性脑出血患者的最适血压水平取决于患者的个体因素,如有无慢性高血压、颅内压、年龄、可能的出血原因、发病时间等。尤要考虑脑灌注问题,特别是要避免在颅内压增高或颈动脉高度狭窄的情况下将血压降得过低。原则上应先采用脱水剂降低颅压后再降血压,使血压保持在病前基线水平或稍高即可。具体操作:当 SBP≥200mmHg 或 DBP≥110mmHg 时,在脱水治疗的同时慎重平稳降低血压,使血压略高于发病前水平或在 180/105mmHg 左右为宜。当 SBP 在 170～200mmHg 或 DBP 在 100～110mmHg 时,仅脱水治疗,通过控制颅内压来观察血压的变化;如血压继续升高,则应开始慎重平稳降血压。当 SBP 在 165mmHg 或 DBP 在 95mmHg 时,仅以脱水治疗来降低颅内压为主。以下情况推荐立即降血压治疗:心脏功能衰竭、主动脉剥离、急性心肌梗死和急性肾衰竭。

(3)药物选择:卡托普利(6.25～12.5mg)被推荐为一线口服用药。静脉注射 $t_{2/3}\beta$ 短的降压药是理想的一线治疗选择。如拉贝洛尔,每 15min 静脉注射 5～20mg 或持续静脉滴注 2mg/min(最大 300mg/d);尼卡地平静脉滴注 5～15mg/h,不适用静脉注射;艾司洛尔,静脉注射 250μg/kg 后持续静脉滴注 25～300μg/(kg·min);依那普利静脉注射 1.25～5mg/6h,不适于静脉滴注;肼屈嗪每 30min 静脉注射 5～20mg 或持续静脉输注 1.5～5μg/(kg·min)。硝酸甘油、硝普钠不适于静脉注射,应静脉滴注;越来越多地使用静脉注射乌拉地尔。谨慎使用口服、舌下含服或静脉滴注钙通道阻滞剂,尤其是硝苯地平。谨慎皮下注射可乐定。虽然有指南建议采用钙通道阻滞剂、硝普钠、肼屈嗪等扩血管药物,但因扩血管药物易引起颅内压升高,脑灌注压下降,加重脑水肿及神经细胞损伤,故临床上仍然慎用。最适当选择的降压药物是血管紧张素转换酶抑制剂、β_2 受体阻滞剂等。

治疗建议:①如果收缩压>230mmHg 或舒张压>140mmHg,要考虑用持续静脉输注,积极降低血压,血压的监测频率为每 5min 一次。推荐药物硝普钠。②如果 180mmHg<收缩压<230mmHg,105mmHg<舒张压<140mmHg 或平均动脉压>130mmHg,血压的监测频率为每 20min 一次,用间断或持续的静脉给药降低血压,推荐药物拉贝洛尔、肼屈嗪、艾司洛尔、依那普利。③如果收缩压<

180mmHg 或舒张压<105mmHg,根据患者的禁忌证选择降压药(如哮喘者避免应用拉贝洛尔)。④如果有条件监测颅内压,脑灌注压应>70mmHg。

(四)控制脑水肿

ICH 早期由于血-脑屏障受损导致血管源性水肿,后期则合并细胞毒性水肿。血肿靠近或破入脑室,易引起脑脊液循环障碍,加重颅高压和脑水肿,后二者又可影响灌注压,加重全脑缺血,由此形成恶性循环。对颅内压升高的处理应当是一个平衡和渐进的过程,从简单措施如抬高床头、镇痛和镇静开始,更有效的措施包括渗透性利尿剂(甘露醇和高张盐水)、经脑室导管引流脑脊液、神经肌肉阻滞、过度通气。

1.高渗脱水剂

主要包括 20%甘露醇、30%山梨醇、尿素、高渗葡萄糖和高渗盐水等。被输入人体后提高了血浆渗透压,脑组织水逆渗压梯度移入血浆,使之脱水从而降低颅内压。

甘露醇为多醇糖,相对分子质量为 182.17,临床常用 20%的浓度,是治疗 ICH 后颅内压增高的首选药物。其渗透压为正常血浆的 3.6 倍,当快速静脉注射后形成了血-脑脊液间的渗透压差,水分从脑组织及脑脊液中移向血循环,由肾脏排出,从而减轻脑水肿,降低颅内压。2006 年欧洲卒中促进会制订的颅内出血指南指出,甘露醇可迅速降低颅内压,且在一次静脉注射后 20min 起效。另外有研究发现,甘露醇可抑制缺氧大鼠脑氧自由基反应,提示甘露醇还具有一定脑保护作用。

常规方法:20%甘露醇 250mL 每 6h 1 次,30～45min 完成。如有脑疝指征(一侧瞳孔改变,呼吸节律改变等)或脑干出血,可增加剂量为 250～500mL,缩短间隔时间为 4～6h。脱水剂一般应用 5～7d。但若合并肺部感染或频繁癫痫发作,常因感染、中毒、缺氧等因素而使脑水肿迁延,脱水剂的应用时间可适当延长。应用过程中,要注意观察是否已达到了脱水目的,也要预防过度脱水所造成的不良反应,如血容量不足、低血压、电解质紊乱及肾功能损害等。宜可采用半量 20%的甘露醇与呋塞米交替使用,既可减少甘露醇的用量和给药次数,又可避免颅内压反跳。甘油果糖脱水效果缓和,其降低颅内压作用起效较缓,持续时间较长。

2.利尿剂

包括呋塞米、利尿酸钠、氢氯噻嗪、氨苯蝶啶、乙酰唑胺等,通过利尿作用使机体脱水,从而间接使脑组织脱水。同时,抑制 Na^+ 进入正常和损伤的脑组织与脑脊液,降低脑脊液的形成速率,减轻脑水肿。临床以呋塞米和氢氯噻嗪较为常用。

3.七叶皂苷钠

是一种具有抗炎、抗渗出、促进静脉回流和类激素样降低血管源性水肿等多重作用的中成药脱水剂,对肾脏也有保护作用,有抗自由基、保护神经细胞、作用持久无反跳、安全性高等特点。与甘露醇联合应用,临床获得良好效果。特别针对血压偏低的脑出血患者,可选择七叶皂苷钠。

4.糖皮质激素

目前使用仍有争议。

(五)控制血糖

有证据表明,血糖升高可能提示应激或反映 ICH 的严重程度,且可能是死亡的标志。对于糖尿病和非糖尿病患者,高血糖可预示 28d 时的病死率。因此,急性卒中的高血糖应当治疗。建议血糖浓度增高>10mmol/L,可开始胰岛素治疗。

(六)抗癫痫药物

脑出血引起继发性癫痫,可发生在急性期或数年内。癫痫发生的机制较复杂,病灶直接或间接波及大脑皮质或脑水肿、脑细胞代谢障碍、水电解紊乱、感染,均可成为致痫因素。早期癫痫发作,大多是由于急性脑循环障碍、缺血缺氧引起的脑水肿及代谢改变所致。而晚期发作,可能与神经细胞变性和胶质细胞增生逐渐形成陈旧性病灶而产生异常电活动有关。一项包含 761 例患者的大宗的临床试验表明,4.2% 的癫痫发作发生在早期,而 8.1% 发生在发病后 30d 内。在脑实质出血患者,癫痫发作与中线移位独立相关。ICH 相关癫痫一般呈非惊厥性发作,且与较高的 NIHSS、中线移位、预后差密切相关。尤其是针对脑叶出血患者,在发病后立即短期预防性应用抗癫痫药物,可能降低其早期痫性发作的风险。

(七)控制体温

实验研究发现低温可改善脑损伤,低温的保护机制是通过氧再分配和糖代谢减少,延长了脑对缺氧的耐受性。脑出血大鼠实验研究表明,低温可显著抑制凝血酶诱导的血-脑屏障破坏和炎症反应,从而减轻脑水肿。发热使预后较差,基底节和脑叶出血患者发热发生率较高,尤其是脑室出血。对发病 72h 存活的住院患者进行调查,显示发热的持续时间与预后相关且为独立预后因素。低温治疗,正作为控制颅内压和神经保护的策略之一,在急性脑损伤患者中得到应用。

对中枢性发热用药物治疗效果往往不好,常采用物理疗法降温。方法有:①冰袋或冰帽降温。将冰块放在塑料袋内,扎紧口,放置在大血管即头部、颈部、两侧腋窝、腹股沟及腘窝处,1 小时更换 1 次。应用冰袋或冰帽进行治疗时,应注意用纱布保护耳朵,防止冻伤。②乙醇擦浴,使局部血管扩张,伴随乙醇的蒸发带走热量,从而达到降温目的。乙醇浓度一般为 30%,擦浴时可先上肢后下肢,一侧擦完换另一侧,最后擦腰背部。在擦浴过程中注意观察患者变化,如有体温下降、寒战、面色苍白、口唇青紫等征象时应立即停止擦浴,并应盖上被子保暖。③经上述处理后,仍不能解除高热时,可考虑采用药物人工冬眠疗法。

(八)上消化道出血

脑出血并发应激性溃疡引起消化道出血,是脑出血最常见的严重并发症之一,据报道约占脑出血患者的 19%,常危及生命。其发病机制多认为与丘脑下部损伤有关。丘脑下部损伤性刺激,使交感神经的血管收缩纤维发生麻痹,血管扩张、血流缓慢及瘀滞,导致消化道黏膜糜烂、坏死而发生出血或穿孔;也有认为丘脑下部损伤后,迷走神经兴奋,胃肠道功能亢进发生痉挛性收缩,局部缺血、小血管闭塞,导致溃疡及出血。

对脑出血患者应注意观察其大便颜色,定期检查血红蛋白及红细胞,及时发现出血先兆。当患者突然发生面色苍白、出汗、脉速、血压骤降等现象时,应首先考虑有消化道出血;如果发现患者呕血、便血、大便潜血试验阳性或从胃管中抽出咖啡色状物时,即可确诊。应立即采取措施:①暂禁食或少量流质饮食。②放置鼻饲管,将胃内容物抽尽,注入云南白药或白芨粉 0.3～0.6g,每天 3～4 次;可与氢氧化铝交替应用。③止血剂,如卡巴克络、6-氨基己酸等。④消除胃肠道出血的诱发因素或病因。⑤出血量大或贫血现象明显者,应给予输血治疗。⑥当出血危及生命时,可考虑手术止血。

(九)止血-凝血药:重组活化凝血因子Ⅶ(rFⅦa)的应用

近年来,rFⅦa 治疗急性 ICH 成为一个新的研究热点。鉴于 rFⅦa 仅作用于出血局部,不激活全身凝血过程,且 $t_{1/2}\beta$ 短(2.5h),故有可能成为脑出血超早期治疗的一个理想制剂。虽然一般认为脑内动脉出血难以药物制止,但对点状出血、渗血,特别是合并消化道出血的脑出血患者,止血药和凝血药的应用仍可能发挥一定作用,故临床上仍可谨慎选用。

2001—2002 年,有学者在欧洲-大洋洲多个地区进行了 ICH 超早期 rFⅦa 治疗ⅡA 期临床试验。该研究纳入 48 例发病 3h 内的 ICH 患者,采用安慰剂组(12例)与 rFⅦa 治疗组(共 6 个剂量组,分别为 10μg/kg、20μg/kg、40μg/kg、80μg/kg、120μg/kg 和 160μ/kg,每组 6 例)进行对照研究,主要终点为发生不良事件。安全性评估指标主要包括心电图、肌钙蛋白和凝血试验、双下肢多普勒超声以及水肿/血肿体积比值。结果表明,rFⅦa 用于 ICH 超早期止血治疗在很大剂量范围内都是安全的,无严重并发症发生。另外,在美国进行的ⅡA 期临床研究对 40 例 ICH患者采用了低剂量范围 rFⅦa(5～50μg/kg)治疗对照研究,也得到类似结论。

有学者继续进行了 rFⅦa 超早期 ICH 止血治疗的多中心ⅡB 期临床试验,将发病 3h 内 CT 证实为 ICH 的 399 例患者随机分入安慰剂组(96 例)和 rFⅦa 治疗组(40μg/kg 组 108 例;80μg/kg 组 92 例;160μg/kg 组 103 例)进行前瞻性对照研究,在基线 CT 扫描后 1h 内给药。主要观察指标为 24h 后 ICH 血肿扩大的百分比以及 90d 后临床转归。结果显示,安慰剂组平均血肿增大 29%,rFⅦa 40μg/kg、80μg/kg、160μg/kg 治疗组血肿增大分别为 16%、14%和 11%(安慰剂与 rFⅦa 治疗组比较,$P=0.01$)。安慰剂组死亡或严重残疾发生率为 69%,rFⅦa 40μg/kg、80μg/kg、160μg/kg 治疗组分别为 55%、49%和 54%($P=0.04$)。安慰剂组 90d 病死率为 29%,rFⅦa 治疗组总病死率为 18%($P=0.02$)。严重血栓性不良事件主要包括心肌梗死和脑梗死,在 rFⅦa 治疗组总发生率为 7%,安慰剂组为 2%($P=0.12$)。研究表明,尽管发生血栓不良事件的频率稍有增加,但 rFⅦa 在 ICH 发病后 4h 内使用显著限制了血肿的扩大,减少了病死率,并改善了发病后 90d 的功能预后和相关生活质量。

2005 年 5 月至 2007 年 2 月,来自全球 22 个国家及地区参与了 rFⅦa 治疗急性 ICH 的Ⅲ期临床试验(FAST 试验)。该试验沿用了Ⅱ期的方案,将 841 例患者随机分入 2 个治疗组(rFⅦa 20μg/kg 组 276 例,rFⅦa 80μg/kg 组 297 例)和安慰剂组(268 例),仍以 90d 改良 Rankin 量表(死亡或严重残疾)为主要结局指标。我国三家医院(北京天坛医院、上海仁济医院和上海华山医院)参与了此项试验,其中,北京天坛医院贡献了 73 例(8.9%)有效病例,成为单中心入选病例最快、最多的医院。结果显示,安慰剂组脑出血 24h 内平均血肿增大 26%,rFⅦa 20μg/kg 组、rFⅦa 40μg/kg 组分别为 18%和 11%(安慰剂与 rFⅦa 治疗组比较,$P<0.001$)。与ⅡB 期研究结果一致,rFⅦa 显著抑制了血肿的增大,且剂量越大、应用时间越早,疗效越显著;rFⅦa 治疗组发病 15d NIHSS 和 Barthel 指数评分显著优于安慰剂组,然而作为主要评价指标的 90d 严重残疾和死亡发生率在三组间无显著性差异。在安全性方面,与ⅡB 期研究相当,严重血栓性不良事件在三组间无差异,但 rFⅦa 治疗组动脉血栓事件增多(9~6),发生率高于安慰剂组(4%,$P=0.04$)。虽然该试验严格遵循了随机化原则,但由于存在系统误差,rFⅦa 治疗组脑室出血的比例仍高于安慰剂组。反观ⅡB 期临床试验恰好相反,安慰剂组脑室出血比例略高于 rFⅦa 治疗组。众所周知,脑室出血是 ICH 预后不良的另一独立因素,这或许为临床疗效的评价带来了不利的影响。

国内有学者也进行了类似的临床试验,将发病 3h 内 CT 证实为 ICH 的 24 例患者随机分为 rFⅦa 治疗组(发病 4h 内给予 rFⅦa 40μg/kg 或 rFⅦa 80μg/kg)和对照组进行研究,24h 内复查 CT。结果发现,治疗组在观察期血肿增大显著小于对照组。发病后 15d NIHSS 评分在两组患者中无统计学差异,未见不良反应的发生。由于该研究样本量小且为单中心、非双盲随机进行,结论有待进一步证实。

(十)营养支持

急性卒中患者机体处于高分解代谢状态,蛋白质大量丢失,呈负氮平衡;加上饮食障碍导致营养不良,机体可动用的能量和物质储备减少甚至耗竭,出现肌肉萎缩、抵抗力下降、病死率增加。

导致饮食障碍的原因:①意识障碍(30%～40%),包括嗜睡。②吞咽困难(25%～50%):90%可在 2 周内改善。③存在颅高压:频繁呕吐、上消化道出血。④食欲缺乏。⑤其他原因:瘫痪、咀嚼障碍、口腔疾患、视力视野受损、感觉异常、共济失调以及心理因素等。

营养支持途径:①肠外营养:适用于重症卒中早期有频繁呕吐或有严重胃肠功能障碍的患者。②肠内营养:宜尽早开始,除非有严重胃肠功能障碍。近 20 年来多主张采用肠内营养。

肠内营养方法:①口服法:适用于轻症卒中患者。②胃管饲:可通过放置鼻胃管或胃造口、咽造口、食管造口途径进行。③肠内管饲:尤其适用于胃内喂养有反流或须长期管饲的患者。可用间歇或连续输注,一般不用一次投给法。

胃内管饲投给方法:①一次投给:用注射器在 5～10min 内缓慢注入胃内,每次 200mL,每天 6～8 次。缺点:工作量大,易污染,易引起患者腹胀、呕吐和反流。②间歇重力输注:将营养液置于输液容器内,输液管与喂养管相连缓慢滴入胃内。每次 250～500mL,每天 4～6 次。适用于吞咽困难但有活动能力的卒中患者。③连续输注:通过重力或输液泵连续 12～24h 输注营养液。目前多主张采用此法,尤其适用于有意识障碍的卒中患者,并发症较少。输入的量必须由少到多逐渐调整到患者能耐受的程度,一般需 3～4d。可通过逐渐提高浓度(热量自 600kL 增至 2000kL/800mL)或增加速率(50mL/h 增至 125mL/h)的方式。

肠内营养支持监测:①喂养管位置的监测:胃内容物、X 线、pH、刻度。②胃肠道耐受的监测:有无腹胀、胃残液量(小于 1h 输注量的 2 倍)和腹泻。③代谢方面的监测:出入液体量、肝功能、血生化、血常规等。④营养方面的监测:营养支持前后营养参数的变化。

肠内营养支持并发症:①机械性并发症:喂养管放置不当、局部损伤、鼻窦炎、吸入性肺炎、反流、窒息、造口周围感染、膳食固化、喂养管脱出或阻塞、拔管困难。②胃肠道并发症:恶心、呕吐、腹泻、腹胀、便秘。③代谢性并发症:高血糖症、高渗性昏迷、低血糖症、高碳酸血症、电解质紊乱、再进食综合征、药物吸收代谢异常(苯妥英钠)。

(十一)康复训练

随着患者脑部疾病基本稳定,脑水肿、颅高压征象消退,受损脑功能逐渐部分恢复,应尽早且有步骤地开始康复训练,尤其是对那些偏瘫、失语等神经功能缺损较重的患者。

康复训练包括初期轻缓的按摩,继之被动运动,然后做主动运动,使患者逐步达到生活自理的目的。按摩不仅可以促进患侧肢体的血液循环,刺激神经营养机能,还可以放松痉挛的肌肉,降低其肌张力,有利于肌力的恢复。在开始时,按摩手法宜轻柔,先采取安抚性推摩、擦摩、轻柔地揉、捏等方法,待肌肉适应了按摩刺激后再逐步加重手法,避免突然的强刺激加重肢体反射性痉挛。被动运动是指在医务人员或患者家属的帮助下活动瘫痪的肢体,应及早进行。这样做,能有效改善肢体血液循环,牵拉短缩的肌腱和韧带,放松痉挛的肌肉,使关节恢复一定的活动能力。做被动运动时,可依次活动肩、肘、腕、指关节和膝、踝、趾等关节,每个关节都要完全伸展并尽量弯曲,每个关节每次活动 20~30 次。活动结束时,将患肢放在功能位置。

不完全性瘫痪或完全性一侧偏瘫部分肌力已有恢复的患者,应积极做主动运动。如在床上做举手动作,外展、内收肩关节,抬腿、抬足,伸腿、屈腿等运动。已能离床下地的患者,先在别人帮助下站立和行走,逐步过渡到自己扶持物体行走,经过一段适应期后便可扶杖或徒步行走。

第四节　蛛网膜下隙出血

蛛网膜下隙出血(SAH)是多种病因引起脑底部或脑及脊髓表面血管破裂导致急性出血性脑血管疾病,血液直接流入蛛网膜下隙,又称原发性或自发性 SAH。是神经科最常见的急症之一。继发性 SAH 是脑实质内出血、脑室出血或硬膜下血管破裂,血液穿破脑组织和蛛网膜流入蛛网膜下隙,还可见外伤性 SAH。SAH 约占急性脑卒中的 10%,占出血性脑卒中的 20%。

一、病因

引起自发性蛛网膜下隙出血的病因很多,在比较明确的病因中,各种动脉瘤破裂出血者占 50%~75%,脑动静脉畸形出血占 5%~6%。

(一)脑动脉瘤破裂出血

颅内脑动脉瘤破裂是引起自发性蛛网膜下隙出血最常见的病因。各种颅内动脉瘤中,以先天性动脉瘤(囊状或浆果状动脉瘤)为最多,占 90% 以上,动脉粥样硬化(梭形)动脉瘤占 7%,感染性动脉瘤占 0.5%,其他为动脉夹层、颈内动脉和海绵窦之间的自发性和外伤后动脉瘤。

1.脑血管和脑动脉瘤的组织病理特征

脑动脉由内膜、中膜和外膜组成,内膜为内皮细胞和内弹力层,内皮细胞覆盖一层胶质内膜。中层亦称肌层,含弹力纤维和平滑肌细胞,后者分泌多种生长因子和细胞因子,与血管重构有关;弹力纤维纵行排列成弹力层,亦称弹力轴,是由弹力蛋白分子和蛋白质-赖氨酸-6-氧化酶交叉连接而成。外膜由纤维和胶原组成。脑动脉的细胞外间质,有埋藏在糖蛋白和蛋白多糖中的弹性硬蛋白和胶原成分,在低的收缩压时,对动脉管壁产生的压力由弹性硬蛋白承受,而在高的收缩压时,管壁的张力负荷就转移到胶原纤维上。胶原纤维所以能承受高的腔内压力,是因为胶原 α 链组成 1 个 3 条索状的结构,成为承受高的腔内压力的张力骨架。

脑动脉管壁较身体其他部位同口径动脉要薄,尸检证明,脑动脉分叉处中层缺损可发生在 80% 的人群中,包括无脑动脉瘤的个体。它通常发生在动脉分叉处的顶端或分叉处的侧角,称之为"Forbus 中层缺损"。然而亦有研究认为只要内弹力层完整,即使有中层缺损,脑血管仍能承受 600mmHg(80kPa) 的压力;当年龄增加,内弹力层破损会加重,再加上动脉粥样硬化对管壁完整性破坏等因素,才能形成动脉瘤。

动脉瘤的瘤壁主要由胶原组成,伴部分平滑肌细胞和孤立的内弹力层断片。在动脉瘤颈部,内弹力层完全消失。动脉瘤底部即颈部相对应的区域,亦称顶部,动脉瘤的壁最薄,是动脉瘤破裂常发生的地方。在 289 例脑内动脉瘤破裂出血的尸检标本中,227 例破裂发生在底部,发生在颈部仅 6 例。此外动脉瘤的瘤壁,常伴有程度不等的动脉粥样硬化改变,大的动脉瘤内可发现血栓层,偶有部分血栓形成或动脉瘤完全被血栓充填而自愈。动脉瘤可表现为多腔,尸检发现,57% 破裂的脑动脉瘤和 26% 未破裂的动脉瘤,发现有 >4mm 的多腔瘤。

2.脑动脉瘤形成机制

有先天性脑动脉瘤与后天获得性脑动脉瘤。在原始胚胎脑血管发育过程中,部分血管发育生成而另一些血管逐渐失去作用而闭塞消失,如果这些血管未完全消失,其残留部分就会成为脑动脉瘤。在胚胎期的三叉动脉、舌下动脉以及椎动脉的异常侧支,发生脑动脉瘤的概率要增高 120 倍。另外,原始毛细血管丛的衰退和萎缩,可使该薄弱处的血管扩大,逐渐成为脑动脉瘤。

脑动脉瘤形成的先天性因素还可从家族性脑动脉瘤患者中求证,在一级家族中发生 2 例及 2 例以上的脑动脉瘤患者占 6%～10%,个别报道达 20%,这些患者遗传形式多样,包括常染色体显性遗传、不完全外显的常染色体显性遗传、常染色体隐性遗传等,家族性脑动脉瘤发生蛛网膜下隙出血的年龄较轻,且有下一代发病提前的规律。遗传性结缔组织病常伴发脑动脉瘤:①Marfan 综合征,是染色体 15q21 上的纤维蛋白基因突变而导致的结缔组织疾病,常累及心血管、骨骼、眼、肺和中枢神经系统,是发生脑动脉瘤的危险因素。纤维蛋白是细胞外基质的重要结构成分,2 项尸检研究报告 Marfan 综合征分别有 2/7 例或 1/25 例有动脉瘤。

②Ehler-Danlas 综合征（EDS）是一种异质性疾病，主要表现为关节松弛、脆性皮肤容易挫伤、皮肤弹性过高伤口愈合不良、关节过伸与多发性内脏异常。其中，致死性Ⅳ型 EDS 称为血管性 EDS，是 COL3A1 基因突变的常染色体显性结构疾病，其编码Ⅲ型胶原。Ⅲ型胶原是动脉和静脉中主要的可膨胀遗传性。致死原因多为中等口径血管病变导致的脑血管意外。虽然 EDS 发生脑动脉瘤的流行病学尚不清楚，但Ⅳ型 EDS 有很高的颈内动脉-海绵窦瘘和脑动脉瘤的发生风险。③常染色体显性遗传性多囊肾病（APKD）是一种在肾、肝等管状器官发生囊肿的系统性疾病，患者发生率为 1/（400～1000）人，85% 的 APKD 患者在染色体 16p13.3 上可找到致病基因 PKD_1，编码多囊蛋白 1，参与细胞-细胞或细胞-细胞间质的相互作用；10% 的 APKD 患者在染色体 4q13.3 找到 PKD_2 致病基因，编码多囊蛋白 2。多囊蛋白 2 可以与多囊蛋白 1 相互作用，虽然其精确功能并不完全清楚，但肯定与血管完整性有关。3 项 MRI 前瞻性研究证实，与正常人相比，成人多囊肾发生脑动脉瘤者显著增多。④1 型神经纤维瘤病导致脑动脉瘤风险。是 NF1 基因突变的遗传性神经皮肤疾病，编码神经纤维蛋白肿瘤抑制物，可通过影响血管结缔组织，然而，最新报道 NF1 基因突变并未使发生动脉瘤的概率增加。

脑占体重的 2%～2.5%，而脑血流量占全身血流量的 15%，脑动脉要比躯体其他动脉承受更多的血流动力学负荷；血液是黏性流体，在血管中流动时呈层流状态，即中央部分流速最快，血细胞最多，而越接近管壁，流速越慢，血细胞越少。因此在动脉分叉处所受到的血流冲击力最大，此部位正是动脉中层缺损处，在长期血流（包括湍流）冲击下管壁逐渐向外突出形成脑动脉瘤。主动脉狭窄患者亦伴有脑动脉瘤的风险。单侧颈内动脉缺如患者发生颈内动脉瘤概率明显增多，有报道 35 例单侧颈内动脉缺如者对侧颈内动脉发生动脉瘤者达 8 例，占 23%；亦有一侧颈内动脉结扎后数年对侧发生动脉瘤的报道，佐证了血流量的增加与脑动脉瘤发生相关。高血压亦是脑动脉瘤的危险因素。在 16 项临床研究和 8 项尸检研究共 26125 例颅内动脉瘤患者中，病史中有高血压者占 43.5%。动脉粥样硬化、血管壁透明变性以及脑动脉炎细胞浸润，均与脑动脉瘤发生有关。

动脉壁细胞内环境稳定与否亦影响着动脉瘤形成。动脉壁细胞的内环境稳定可保证对血管壁张力的调节和脉管系统微损害的及时修复，当其破坏可促进动脉瘤形成，如Ⅳ型胶原酶（即基质金属蛋白酶 9，MMP-9）活性过高，可损害Ⅳ型胶原的调节导致动脉瘤的发生。脑动脉血流量的改变（如高血压，动静脉畸形的高排出）均可启动血管壁分子病理学连锁反应，引起血管壁无力和动脉瘤形成。电镜研究显示动脉瘤的胶原纤维结构正常而排列紊乱或者胶原退化加重而非胶原合成障碍。已发现有 6 个基因的 mRNA 表达及其编码蛋白与动脉瘤形成有关。

颅内动脉完整性还取决于血管壁破坏与重建的动态平衡，弹力酶在其中起着重要作用。弹力酶可降解许多蛋白酶,包括Ⅰ~Ⅴ胶原、层素、蛋白多糖和纤维连接素,有 2 个抑制物即 α_1-抗胰蛋白和 α_2 巨球蛋白与之相互调节。破裂或未破裂的动脉瘤患者均有血浆弹力酶水平增高,而和 α_1-抗胰蛋白酶无关。亦有观点认为,血浆弹力酶升高仅见于蛛网膜下隙出血后白细胞增多的动脉瘤破裂患者。

3.脑动脉瘤的形态分类

(1)囊状动脉瘤:为颈部宽大的动脉瘤,常为先天性动脉瘤。

(2)浆果状动脉瘤:为颈部狭小的动脉瘤,常为先天性动脉瘤。

(3)梭形动脉瘤:呈梭形或 S 型的动脉瘤,常与动脉粥样硬化和高血压有关。

(4)分叶状动脉瘤:为动脉瘤瘤壁上有 1 个或数个子囊突出。

(5)粟粒样动脉瘤:直径小于 0.5~1cm,常与感染或高血压有关。

(6)夹层动脉瘤:是由于动脉内膜受损,在血流作用下其与肌层分离形成假通道,假通道可与管腔相通,亦可自成盲端。外伤性动脉瘤亦称假性动脉瘤,因为它没有血管壁成分。此外,直径 2~2.5cm 的动脉瘤称为大型动脉瘤,大于 2.5cm 称为巨型动脉瘤。

4.脑动脉瘤的发病率与分布

脑动脉瘤发病率无精确统计,由于研究对象与方法不同,结果差异甚大,有报道脑动脉瘤发病率为 0.9%~1%,而破裂脑动脉瘤年发病率为(5.34~12)/10 万人口,亦有观点认为人群中 3.6%~8% 存在隐匿脑动脉瘤,其中 15%~30% 呈多发性。

先天性脑动脉瘤 80%~90% 发生于脑底动脉环的前半部,即颈内动脉、大脑前动脉、大脑中动脉、前交通动脉与后交通动脉前部。仅 3%~15% 发生在脑底动脉环后半部,即基底动脉及其分叉处、大脑后动脉及后交通动脉的后半部。前、后部之比约为 10∶1。几乎所有的先天性脑内动脉瘤发生在动脉分叉处或接近分叉处,外侧裂的大脑中动脉分叉处最为常见,约占 30%;其次是大脑前动脉和前交通动脉交界处,约占 25%;再次为颈内动脉(大脑中动脉、大脑前动脉、后交通动脉)的末端及其分支,约占 12%;基底动脉及其分支占 12%~15%;椎动脉、大脑后动脉及后交通动脉约占 12%。约有 20% 的动脉瘤患者呈多发性,可分布在同一动脉上,也可在相对称的动脉上,但多数是分散在各动脉上,其中一个是主要的,其他伴发的较少。脑动脉瘤形成的直接原因尚不清楚,目前大多认为其发生和发展是先天遗传性因素和后天获得性因素共同作用的结果。

5.脑动脉瘤形成后的自然转归有 4 种可能

(1)自发的瘤内血栓形成而闭塞。

(2)在相当长的时间内,动脉瘤大小、形态稳定不变。

(3)逐渐扩大,发展成巨型动脉瘤。

（4）破裂出血。破裂出血和渗漏占脑动脉瘤的80%～90%。

（二）脑血管畸形出血

1.脑动静脉畸形

是仅次于脑动脉瘤的引起自发性蛛网膜下隙出血的另一常见病因,占其病因的5%～6%。脑动静脉畸形又称脑血管瘤,是一种先天性的局部脑血管发生学变异。在病变部位脑动脉与静脉之间缺乏毛细血管,直接形成了脑动脉和脑静脉之间的短路。脑动脉瘤与动静脉畸形可在同一患者中发生,动静脉畸形的病例有5%～7%合并脑动脉瘤。动静脉畸形90%以上位于幕上,特别在颞、顶叶外侧面大脑中动脉分布区最多见;位于幕下不到10%,主要在小脑半球、脑干以及部分在脊髓。其大小差别甚大,大者可覆盖整个大脑半球,小者几乎不能察觉。动静脉畸形最常见的症状是出血,多发生在20～30岁,血液流入蛛网膜下隙产生相应症状。深部动静脉畸形出血后血液可进入周围的脑组织或脑室内,产生相应的出血症状。

2.脑底异常血管网病

又称烟雾病,是指脑底部双侧颈内动脉闭塞伴有异常增生的毛细血管扩张而呈网状的血管造影表现,形如吸烟时所喷出的烟雾。由于网状毛细血管的管壁缺乏肌层,当血压突然增高时易破裂出血并发蛛网膜下隙出血。

3.血管结构发育缺陷

如脑-面血管瘤病、遗传性毛细血管扩张症、脑桥毛细血管扩张症、海绵状血管瘤、脑静脉畸形、Ehler-Danlos综合征、弹性假黄瘤、多囊肾病以及动脉中层发育不良均可引起蛛网膜下隙出血。

（三）高血压、动脉硬化促使动脉瘤形成和破裂出血

16项临床资料和8项尸检研究共达20767例的结果发现,破裂与未破裂的动脉瘤患者高血压的患病率均很高,分别达43.2%和34.4%,特别当与吸烟和酗酒相伴时,引起动脉瘤及破裂出血的风险就更大。高血压与动脉硬化常同时存在,引起梭形或S状动脉瘤,并可出现多发性动脉瘤。

（四）血液病

白血病,特别是急性白血病常引起颅内出血,出血部位多在大脑白质、蛛网膜下隙和软脑膜,也可见于硬膜外或硬膜下。血友病、血小板减少性紫癜、再生障碍性贫血以及其他如恶性贫血、镰状细胞贫血、溶血性贫血等往往伴有血小板减少或弥散性血管内凝血,而引起蛛网膜下隙出血。红细胞增多症系红细胞和粒细胞系统干细胞增生,可发生脑血循环障碍多为脑血栓形成,少数因高血压可并发蛛网膜下隙出血。肝病及广泛骨转移所致之纤维蛋白原缺乏症等均可合并蛛网膜下隙出血。抗凝剂治疗可引起医源性蛛网膜下隙出血;妊娠、分娩及产后可伴随凝血功能

障碍,偶可发生蛛网膜下隙出血。

(五)其他

颅内肿瘤、各种感染性疾病、颅内静脉和静脉窦血栓形成亦可并发蛛网膜下隙出血。

二、发病机制

脑血管痉挛是指蛛网膜下隙出血后脑底大动脉出现迟发性狭窄,并伴有受累血管远端供血区的灌注量减少。研究证实,蛛网膜下隙出血后 4~12d 做脑动脉造影,可发现 30%~70% 存在脑血管痉挛,始于蛛网膜下隙出血后的 3~5d,高峰在蛛网膜下隙出血后的 5~14d,2~4 周逐渐恢复,但临床上出现有症状脑缺血者仅占 20%~37%。

有临床表现的脑血管痉挛与脑血管造影所显示的脑血管痉挛在发病期上是平行的,CT 所见的脑梗死可见于许多部位,但脑血管造影的血管狭窄程度和脑血管痉挛临床表现之间的关系尚未完全弄清,例如用钙通道阻滞剂治疗临床改善但血管造影无改变,现已知血管内皮细胞等在迟发性脑血管痉挛中起一定作用,它可影响血管的顺应性和自动调节功能。血管壁是具有复杂生化功能并动态变化的活体组织,不仅仅是控制血管壁的张力运动,还有增殖、趋化性、粘连、分泌和代谢等种种功能。通过对平滑肌功能调控机制的了解,有可能对脑血管痉挛进行干预(表 2-3)。

表 2-3 脑血管痉挛的干预及其通路

干预物	通路	效果
内皮素阻滞	有丝分裂因子活性蛋白激酶(MAPK)	平滑肌细胞增殖停止
NO 供体	增加环-磷酸鸟嘌呤鸟苷酸环化酶(cGMP)	维持血管正常舒张状态
凝血酶抑制	MAPK 去磷酸化	使内皮素基因表达下调而引起血管舒张
钙通道阻滞	减少 MAPK 受体变位	使平滑肌细胞内钙浓度降低使血管舒张
MAPK 抗敏	减少 MAPK 蛋白	平滑肌细胞和成纤维细胞生长停止
丝氨酸蛋白抑制剂	减少血小板衍化生长因子	血管舒张

(一)蛛网膜下隙内凝血块的代谢产物

虽然脑部感染、非出血性脑动脉损伤和颅高压均可引起脑血管痉挛,但蛛网膜下隙出血后脑血管痉挛主要是由于动脉周围蛛网膜下隙的血凝块以及其逐渐分解释放出的物质所致,其中研究氧合血红蛋白最多并被认定是血管痉挛的主要原因。氧合血红蛋白启动并有其他因子参与的病理学连锁反应最后导致不可逆的血管收缩(表2-4)。关于形成脑血管痉挛的信号通路及致病机制等细节仍有不同看法。

表 2-4　蛛网膜下隙出血潜在的痉挛原及其作用

痉挛原	可能作用
红细胞及其内容物	
氧合血红蛋白及其分解产物	血管收缩,促进自由基反应
(如氯化血红素、铁、胆红素球蛋白链)	阻滞 NO 扩血管作用,增加内皮素释放,阻滞血管周围神经反应和20-烷释放的改变
由氧合血红蛋白刺激产生之自由基	可能的血管收缩
腺苷核苷酸	血管收缩
胞质液蛋白	不明
红细胞膜	脂质过氧化反应
血小板内容物	
5-HT	可能引起蛛网膜下隙出血早期的血管收缩
腺苷	血管收缩
生长因子	血管收缩
白细胞和炎性介质	
白细胞	血管收缩
20-烷类	由于前列腺素和血栓素引起血管收缩 由于前列环素(PGI$_2$)降低而减少血管扩张能力
细胞因子(干扰素、肿瘤坏死因子、巨噬细胞衍化因子、生长因子、化学促活、单因子)	增加炎症,可能的血管活性作用
血凝连锁反应产物	
纤维蛋白降解产物	与其他痉挛源一起,增强其血管收缩作用
纤维蛋白原	不明
凝血酶	不明
其他血清蛋白	不明

(二)内皮功能失调

自从发现蛛网膜下隙出血死亡患者痉挛血管壁存在内皮细胞凋亡后,血管内皮细胞功能障碍就成为脑血管痉挛机制的研究重点。完整的内皮产生衍化弛缓因子(如 NO、前列环素和内皮衍化超极化因子)及内皮衍化收缩因子(如内皮素、血管紧张素Ⅱ和血栓素)两者呈动态平衡,使正常内皮维持适度的血管扩张、抑制血小板活性、抑制内膜细胞和血管平滑肌细胞的生长。内皮的代谢和调节功能失调是许多血管性疾病的病理表现,内皮功能失常和血管的结构损害更是脑血管痉挛的特征。蛛网膜下隙出血后血管痉挛的扩血管治疗反应不佳与血管壁各层进行性结构改变有关,这和其他疾病或损伤后引起的血管重构非常相似,引起血管重构的机制包括炎症、自由基、氧化应激反应和内皮功能失调,引起细胞内蛋白激酶、NO和其他通道的信号紊乱。然而,脑血管痉挛不仅仅是动脉平滑肌收缩的结果,还包括动脉管壁的组织学改变和脑微血管的功能紊乱,如平滑肌细胞增殖和胶原沉积,使血管壁增厚。

1.NO

NO 是一种血管扩张剂,在维持血管正常舒张状态方面起重要作用,NO 由内皮细胞释放后,进入到邻近的平滑肌细胞内,激活可溶性鸟苷酸环化酶(cGMP),使环-磷酸鸟嘌呤核苷生成,进而激活了蛋白激酶 G;这些不同的磷酸化激酶的细胞内蛋白,包括肌浆蛋白轻链调节亚单位,可促进细胞内泵活性,阻止游离钙进入细胞内储存。由于游离钙浓度降低,引起了血管扩张,蛛网膜下隙出血后可能由于 NO/cGMP 血管扩张的抑制破坏而引起迟发性血管收缩。

蛛网膜下隙出血后 NO 含量减少的原因有:①内皮细胞缺血缺氧。②蛛网膜下隙凝血块释放的氧合血红蛋白和过氧化物使 NO 失活。③血红蛋白代谢产物胆红素氧化后的片段,增加精氨酸代谢产物偏位二甲精氨酸的代谢水平,后者是内皮型一氧化氮合酶的抑制物,使 NO 合成受阻。NO 除了促进血管扩张外,对血管内环境的稳定亦有重要作用,如通过 cGMP/PKG 依赖机制,抑制血小板聚集,还有与 cGMP 无关的炎症作用。

2.内皮素

是由内皮细胞合成和释放的一种生物活性多肽,由 21 个氨基酸组成,为已知的最强的缩血管物质,包括 ET-1、ET-2 和 ET-3,其中 ET-1 作用最强,ET 受体至少有三种:ET_a、Et_{b1} 和 Et_{b2},ET-1 与特异性受体结合后,激活鸟苷酸环化酶,开放钙通道,使平滑肌细胞内钙浓度升高及平滑肌收缩,进而导致脑血管痉挛。在正常情况下,ET 与 NO 保持动态平衡,共同维持血管的舒缩功能,蛛网膜下隙出血后,有脑血管痉挛患者脑脊液中 ET 显著增加,而无脑血管痉挛患者则在正常范围,说明 ET 参与了脑血管痉挛的病理过程,但动物实验表明,ET 参与了早期的脑血管痉挛,对迟发性血管痉挛不起作用。

蛛网膜下隙出血后基底动脉和 CSF 中 ET-1 水平增加,已知内皮素基因表达可被 NO、cGMP 抑制,可被血红蛋白、凝血酶、活性氧、转移生长因子-β 和肿瘤坏死因子-α 所增强。内皮素除缩血管作用外,尚可诱发血管炎性反应,它的有丝分裂功能会使血管平滑肌细胞和成纤维细胞增殖和肥大,调解细胞外间质的合成和血管通透性,因此 ET 亦参与了血管重构。实验性蛛网膜下隙出血用 ET_a 受体阻滞剂(如 BQ_{123})或联合 ET_a/ET_b 受体阻滞剂可显著减轻血管痉挛。ET-1 是由其前体大 ET-1 经内皮素转移酶(ECE)作用而产生,蛛网膜下隙出血后,基底动脉 ECE 增加 3 倍,显然与血管痉挛有关,用 ECE 抑制剂治疗可以减轻蛛网膜下隙出血的脑血管痉挛。

3.自由基

细胞氧化代谢,可以产生参与细胞信号和脑血管张力的介质,特别在内皮依赖性反应中。在正常情况下,氧化物形成的数量与其清除相平衡,如果氧化物过度生成,超过抗氧化能力,就会引起氧化应激。蛛网膜下隙出血后,氧合血红蛋白自动氧化形成正铁血红蛋白的过程中产生过氧化物($\cdot O_2^-$)和羟($\cdot OH$)自由基,血红蛋白中的铁亦催化动脉壁内氢过氧化物而生成($\cdot OH$)自由基,这些自由基启动膜磷脂中不饱和脂肪酸(花生四烯酸等)的脂质过氧化反应,破坏膜稳定性和增加膜通透性,并在一系列酶的作用下,产生多种血管收缩物质。脑脊液抗氧化能力很弱,因此在蛛网膜下隙中的动脉极易受到自由基的损害。过氧化物和其他自由基可以使 NO 生物有效性丧失,加重内皮功能失调。

氧化反应除了与血管张力调节有关,还对一些生长因子、血管紧张素 Ⅱ、IL-1 和肿瘤坏死因子信号的生成和增强起重要作用。也有证据认为氧化还原过程可显著影响各种 MAPK 系统对血管张力的调节以及对增殖和血管损伤的适度反应能力。氧化应激亦可使细胞间质 MMP-9 激活,破坏血-脑屏障的完整性,还可损伤 DNA 和线粒体。

4.钾通道

脑血管平滑肌的细胞膜上存在 4 种类型的钾通道:①ATP 敏感性钾通道(K_{ATP})。②钙激活钾通道(K_{Ca})。③电压依赖性钾通道(K_v)。④向内修正钾通道(K_{IR})。它们在血管自动调节上起重要作用,特别是 K_{ATP}。这 4 种类型的钾通道具有各自的功能特征和激活机制,钾通道激活后引起 K^+ 外流和膜超极化,进而使电压门控钙通道关闭,细胞内钙浓度降低致使血管舒张。

内皮衍生性超极化因子是由内皮调节的重要的血管松弛因子。而肾上腺素、去甲肾上腺素、血管紧张素 Ⅱ、内皮素和血栓素 A_2 可以抑制钾通道,使平滑肌细胞去极化而引起血管收缩。ATP 分解、PO_2 或 pH 降低,均可引起钾通道开放使平滑肌膜超极化;血管收缩剂或血管扩张剂的作用是通过 cAMP 蛋白激酶 A(PKA)和蛋白激酶 C(PKC)而实现的。K_{Ca} 在每个血管平滑肌细胞中高达 10^4,由钙浓度增加激活,使细胞膜去极化,从而在控制脑动脉肌原性张力上起重要作用。正常情况下,钾通道传导向细胞外的过极化电流并维持膜静息电位。蛛网膜下隙出血后,溶血物质使钾通道阻滞,平滑肌细胞膜去极化增强,引起血管痉挛。

5.20-烷类(20-HETE)作用

近代研究关注 20-HETE 在脑血管痉挛上的作用,因为蛛网膜下隙出血后 20-HETE 显著增加。动物实验证实它在急性和迟发性脑血管痉挛上起重要作用。20-HETE 是强血管收缩物质,由脑动脉的花生四烯酸(AA)经 CYP_{4A} 酶代谢产生。20-HETE 激活 PKC、RAS、酪氨酸激酶、MAPK 和 rho/rho 激酶通路,由于脑动脉去极化使钙进入细胞内,阻滞了 K_{Ca} 通道;由于激活了脑血管的 L 型钙通道,钙内流增加。而且,20-HETE 对内皮素、血管紧张素 II、5-HT、血管升压素和去甲肾上腺素的缩血管作用有促进作用。动物实验表明,20-HETE 合成抑制剂或拮抗剂,可以预防蛛网膜下隙出血后急性脑血流减少,并完全逆转迟发性血管痉挛,因此 20-HETE 增高可能是导致脑血管痉挛的最后共同通道。

(三)炎症

蛛网膜下隙出血后立即出现与血液凝固相伴的复杂的生化连锁反应,引起补体激活,炎症、巨噬细胞产生和修复(如合成和释放的生长因子被激活,可有助于血管损伤的治疗),然而大量血液滞留在蛛网膜下隙,使脑动脉极易受损,随之而来的修复反应相比,炎性反应弊多利少。蛛网膜下隙出血后,基底动脉 Toll-like 受体-4 表达增高与脑血管痉挛的时程相平行;经对基底动脉平滑肌 c-Jun 活性的研究,推测 c-Jun 是血管平滑肌增殖的即早基因。作为先天性免疫因子,IL-8 在蛛网膜下隙出血后迟发性血管痉挛上起着重要作用,其基因表达水平与脑血管痉挛程度相一致。蛛网膜下隙出血后脑脊液中乳酸水平亦可能作为脑血管痉挛程度的标志。神经激肽-1 受体阻滞剂可以预防蛛网膜下隙出血后 ET-B 和 5-HT-1B 受体上调以及继而发生的脑血流减少;TGF(转化生长因子)-β 与蛛网膜下隙出血后诱发的脑积水有关;NMDA 受体拮抗剂-非尔氨酯可减轻蛛网膜下隙出血后行为障碍和脑血管屏障的渗透性改变;蛋白酶活性受体-I 拮抗剂可预防蛛网膜下隙出血后凝血酶引起的血管收缩反应;caspase 抑制剂 Z-VAO-FMK 通过抑制炎性反应和细胞凋亡,可使蛛网膜下隙出血后血管痉挛显著减轻;内皮素转化酶抑制剂 CGS26303 能通过降低蛛网膜下隙出血后细胞间黏附分子-1 水平,从而减轻血管痉挛;腺苷 A_{2A} 受体激动剂 CGS21680 可减轻蛛网膜下隙出血后血管痉挛,而无并发症;抗 E-选择素单克隆抗体可减少蛛网膜下隙出血后血管痉挛的发生。

(四)蛛网膜下隙出血后血管重构

动脉重构过去的概念包含了血管壁的任何变化,而近代观点专指血管壁横切面的外弹力层改变,这两种描述均适用于蛛网膜下隙出血后的脑血管痉挛。动脉重构是血管疾病的普遍现象,是动脉结构改变的主动过程,是血管对长期血流动力学改变的反应,亦可以是血管损伤的结果。包括了四个主要的细胞程序:细胞生长、细胞死亡、细胞迁移和细胞外基质的形成和退化。内部重构使血管管径变小。

许多研究认为蛛网膜下隙出血后动脉壁发生严重的结构损害,如内膜下水肿、内皮及内板破裂、血管平滑肌细胞向内膜浸润、内皮细胞空泡化和内皮松懈,随着病情进展,内膜纤维变性和增殖,中层亦出现平滑肌细胞增殖、空泡化和普遍性肌丝缺失,细胞外间质出现细胞坏死和胶原增加,这些结构损害呈进行性,与血管造影的血管痉挛相关。这些动脉形态改变对致病原因和临床上的血管痉挛的重要性尚不清楚,有些研究认为这些结构变化,特别是内膜增殖通常与动脉造影的血管痉挛相伴随,但是亦发现有显微镜下动脉损害的表现,却无早期血管痉挛的病例。

血管增厚是由于血管中层平滑肌细胞的坏死与残余平滑肌细胞有丝分裂和肥大的共同作用、导致平滑肌细胞的更新和增殖。这个过程需数天或数周,最后可使血管内膜变厚,血管反应性和血管口径恢复正常,亦可使血管中膜厚度增加,导致血管腔变小及血管反应性失调。在血管重构过程中,外膜细孔可以再开启或再生成,使与脑脊液中物质交换功能恢复。脑血管痉挛的迟发性缺血的时程与血管重构的时程是相一致的,这与蛛网膜下隙出血分解产物缓慢释放有关。在低血流状态下,内皮和外膜损伤后可产生与血管重构相关的丝分裂原和纤维原生长因子,使血管平滑肌细胞增殖、胶原沉积和交叉连接增加。蛛网膜下隙出血后脑血管平滑肌细胞更新迅速开始,它需要一些强有力的刺激去启动有丝分裂活动,如相关的缺血和血管外壁周围来自血液的各种生长因子(表 2-5)。

表 2-5 与脑血管重构相关的因子

促进细胞生长	抑制细胞生长
血小板衍化生长因子	NO
血管内皮生长因子	肝素
转移生长因子	前列环素(PGI_2)
碱性成纤维细胞生长因子	
内皮素	
炎性细胞因子:CD-18,IL-1B,IL-6,TNFα	
血栓素	

(五)脑血流

脑血管痉挛时脑血流动力学的改变的研究结果不一致,可能与观察对象、治疗方法和无标准化的测量技术有关。许多正电子发射 CT 研究发现蛛网膜下隙出血后脑氧代谢率和脑血流量减少和脑血容量增加。在脑动脉造影出现血管痉挛时,尽管局部氧摄取分数增加但 CBF 减少,通常伴有代偿性的小动脉末端血管扩张及其供血区的局部 CBV 增加,微血管的损害有待更进一步研究。在早期,除非伴发颅内出血,脑血流对脑灌注压改变时的自动调节功能仍是正常的,但以后则出现广泛的血管自动调节障碍,可持续达 3 周之久。因此低血压是个临床危险信号,治疗患者时应避免低血压发生。患者所有血管对低碳酸血症的缩血管反应保留,但受累血管对高碳酸血症不出现扩血管现象。此外蛛网膜下隙出血发生的脑梗死的典型特征是弥散的多血管供应区梗死。

三、诊断与鉴别诊断

自发性蛛网膜下隙出血多为急性起病,典型的临床表现为突然剧烈的头痛、呕吐、脑膜刺激征及血性脑脊液等。常因病变部位、破裂血管口径的大小、发病年龄、原发病及发病次数等不同,其临床症状轻重程度有很大差异,从轻度头痛、迅速恢复至意识丧失、病情迅速恶化在数小时内死亡。动脉瘤性蛛网膜下隙出血只占脑卒中的 3%～10%,但死亡者占脑卒中死亡人数的 25%。

(一)临床表现

1.先兆和诱发因素

动脉瘤或动静脉畸形导致的出血并非突然破裂出血,而是因为血管壁不断磨损变薄发生较多的渗血。在发病前 8%～15%的患者有头痛,尤其是偏头痛。若伴眼肌麻痹更是即将破裂的预兆。有学者通过 312 例蛛网膜下隙出血临床病例分析研究,认为 40%～60%动脉瘤破裂前 6～21d 有预警症状,其症状分为 2 组。一组由动脉瘤扩张引起的局限性头痛、颅神经麻痹、视力障碍;另一组由少量渗血引起的弥散性头痛、颈痛、恶心、呕吐。因少量渗血引起的种种症状称为蛛网膜下隙出血的预警症状,对其应有足够的认识。枕叶的脑动静脉畸形往往有视觉先兆或持续性视野缺损。由于脑动静脉畸形逐渐扩大所形成的血液分流和对脑组织的机械性压迫所引起的脑组织营养障碍或由于动静脉畸形本身发生的血栓所引起的脑血液循环障碍以及畸形血管的反复小量出血等因素常可引起抽搐发作、智力障碍、肢体瘫痪和感觉减退等症状。颈内动脉及大脑中动脉的动脉瘤破裂之前可因血管痉挛、局部梗死、小量出血及刺激压迫而引起对侧轻瘫、感觉异常或失语。大脑前动脉瘤可引起精神障碍,如定向力障碍、欣快、精神错乱、幻觉或妄想。后交通动脉与大脑后动脉交界区的动脉瘤可引起同侧动眼神经麻痹及皮质性一过性黑矇等先兆,除单侧眼眶痛伴动眼神经麻痹以及视觉先兆或持续性视野缺损外,其他许多症状(如头痛、恶心、呕吐)均为非特异性表现。

近 1/3 患者发病有诱发因素,如重体力劳动、举重、用力排便排尿、饮酒、剧烈咳嗽、情绪激动及房事等。大多突然起病,据统计 90％以上发病急骤,10％左右起病缓慢。

2.症状

(1)头痛:80％～95％患者有剧烈头痛,常诉述其严重程度前所未有。半数患者严重头痛突然发生,其余的为经过数分钟后进展为严重头痛,头痛分布于前额、后枕及整个头部,并可延及颈、肩、背、腰及双腿等。初始的局限性头痛是由于病变处血管扭转变形及破裂所致,具有定位意义,出血血管常位于同侧。头痛一般先为劈裂样后演变为钝痛或搏动性,持续 1～2 周以后逐渐减轻或消失。老年人因对头痛反应迟钝、疼痛阈增高及脑沟增宽,故头痛轻或无头痛;少数患者发病时仅有头昏或眩晕而无头痛。头痛严重者多伴有恶心、呕吐,呕吐发生率10％～83％,多为喷射性、反复性,系颅内压增高表现。少数患者呕吐咖啡液体,提示有应激性溃疡出血,预后差。

(2)意识障碍和精神症状:据统计有 33％～81％的患者有不同程度的意识障碍,大多在起病后立即发生,轻者意识模糊,重者昏迷。持续时间为数分钟、数小时至数天。意识障碍的程度和持续时间与出血量和部位、脑损害的程度有关。年龄大者意识障碍多见且较重。有些患者意识清醒数天后再度发生意识障碍,可能系再出血或继发脑血管痉挛所致。部分患者意识始终清醒,但伴有淡漠、嗜睡、畏光、怕惊、拒动、言语减少等或出现谵妄、定向障碍、近事遗忘、虚构、幻觉、妄想、躁动等精神症状。精神症状系由于大脑前动脉或前交通动脉附近的动脉瘤破裂出血所致,亦可能与这些动脉痉挛有关,持续 2～3 周后逐渐恢复。

(3)癫痫发作:其发生率为 6％～26％。可发生在出血时或出血后,个别以癫痫发作为本病的首发症状。可为全身性或部分性癫痫发作,若并发癫痫持续状态者病死率甚高,可达61.5％。出血部位多在幕上,系由于皮质神经元急性缺血引起的阵发性异常放电所致。

(4)体温改变:常在出血的第 2～3 天,有时在第 1 天即出现发热,一般不超过39℃,多在5～14天内恢复正常。在无感染情况下体温明显升高,常提示脑室内出血造成脑室扩大,引起第三脑室壁的自主神经中枢受压或使丘脑下部受损。出血后 2～3d 的体温升高多系出血后血液被分解代谢所致的吸收热。

(5)血压升高:常为一过性,一般在数天至 3 周内恢复正常。可能系出血影响丘脑下部或颅内压增高所致。丘脑下部受累的重症患者,呼吸快而深且不规则,也可因为颅内压增高使呼吸慢而不规则。当丘脑下部视前核受损时可发生神经源性肺水肿,亦可引起各种心律失常。

(6)神经功能障碍:以一侧动眼神经麻痹最常见,占38.6％,常提示该侧颅底动脉环处的大脑后动脉和小脑上动脉的动脉瘤。其次为面神经麻痹占10.2%,视神经与听神经麻痹各占2.5%。由于上述脑神经受累,患者常表现眼睑下垂、眼球活动受限、复视、视物模糊、耳鸣、耳聋、听觉过敏或眩晕等症状。蛛网膜下隙出血时,一部分患者可发生短暂的或持久的肢体偏瘫、单瘫、截瘫、四肢瘫及偏身感觉障碍。这些局限体征发生率为7%～35%,与出血引起脑水肿或出血进入脑实质形成血肿压迫脑组织或由于出血后脑血管痉挛导致脑缺血、脑梗死等有关。

3.体征

出血初血压可升高,脉搏可不齐,体温可轻度升高。但特征性体征为脑膜刺激征和眼底改变。

(1)脑膜刺激征:是本病的基本特征,表现为颈项强直,Kerning 征和Brudzinski 征呈阳性。常在发病后数小时或 1～2d 内即出现,系由于血液在蛛网膜下隙直接刺激脑膜和脊髓蛛网膜所致。其强度取决于出血量的多少、范围、位置及年龄,有时可无脑膜刺激征,可能是出血直接侵入脑室系统,而蛛网膜下隙无血之故。脑膜刺激征以颈项强直最明显,发生率最高,占 66%～100%,Kerning 征阳性者占 60%～80%,Brudzinski 征阳性者占 25%～60%。脑膜刺激征多在起病后3～4 周内消失。脊髓血管畸形破裂出血者 Kerning 征阳性比颈项强直出现得早。70 岁以上老年患者,脑膜刺激征常不明显,但意识障碍却较重,应引起注意。

(2)眼底改变:出血后由于血液堵塞视神经鞘的蛛网膜下隙使视网膜静脉回流受阻,可引起一侧或双侧视神经盘水肿,又可因毛细血管破裂而引起视网膜下出血与玻璃体下出血。视网膜下出血与玻璃体下出血,这一征象具有特征性意义,是诊断蛛网膜下隙出血的主要依据之一。但其发生率可高达 7%～25%,视神经乳头水肿发生率为 7%～35%。

4.非典型表现

极易引起误诊:①少数患者起病有时无头痛,而表现为恶心、呕吐、发热和全身不适或头痛,另一些人表现为胸痛、背痛、腿痛,视力和听觉突然丧失等。②老年(60 岁以上)蛛网膜下隙出血患者,半数无严重头痛。颈项强直多于 Kerning 征,意识障碍多达 70%,常有以精神症状为首发症状及主要表现者。③儿童蛛网膜下隙出血经常与脑动静脉畸形和脑瘤相关,亦常伴系统性病变,如主动脉弓狭窄或多囊肾等。因此头痛较常见,一旦出现头痛应高度重视。④真菌性动脉瘤,常伴有感染性心内膜炎和曲霉病的表现,动脉瘤多位于 MCA 远端,仅 10%在其近端。

5.临床分型与分级

(1)国内常用的临床分型:①轻型:突然出现脑膜刺激征,意识清楚或短暂意识障碍,一般无局灶性神经定位症状或体征,偶有一过性轻偏瘫、失语等。②重型:除突然发生的脑膜刺激征外,常出现不同程度的意识障碍和偏瘫、失语或眼肌麻痹等。③极重型:起病猛烈、迅速进入昏迷、四肢肌张力增高(去脑强直)、瞳孔散大、眼底出血及高热等,患者多在24h内因脑疝而死亡。

(2)Botterell分级:Ⅰ级:意识清醒,有/无脑膜刺激征。Ⅱ级:除嗜睡外,无其他明显神经功能障碍。Ⅲ级:嗜睡及其他轻度神经功能障碍。Ⅳ级:昏迷,有严重神经功能障碍,老年人常伴严重心血管疾病及肾功能障碍。Ⅴ级:昏迷,去脑强直,濒死状态。

(3)Hunt和Kosnik分级:0级:未破裂动脉瘤。Ⅰ级:动脉瘤破裂后症状轻微(头痛、颈项强直)或无症状(Ⅰ$_a$级可有轻微固定的神经功能障碍如轻偏瘫)。Ⅱ级:中到重度头痛,有脑膜征和局灶性神经征。Ⅲ级:嗜睡或错乱,轻度局灶性神经功能障碍。Ⅳ级:昏迷,中-重度偏瘫,去大脑强直。Ⅴ级:深昏迷,去脑强直濒死状态。

(4)世界神经外科联盟分级(WFNS):Ⅰ级:GCS 15分。Ⅱ级:GCS 13~14分,无局灶性神经缺损。Ⅲ级:GCS 13~14分,有局灶性神经缺损。Ⅳ级:GCS 7~12分,有或无局灶性神经功能缺损。Ⅴ级:GCS 3~6分,有或无局灶性神经功能缺损。

(5)动脉瘤性蛛网膜下隙出血GCS分级(GCS SAH):Ⅰ级:GCS 15分。Ⅱ级:GCS 14~12分。Ⅲ级:GCS 11~9分。Ⅳ级:GCS 8~6分。Ⅴ级:GCS 5~3分。

上述5个国内外蛛网膜下隙出血的分型,都是根据发病初的意识状态和神经缺损进行划分的。临床长期实践证明,GCS是动脉瘤性蛛网膜下隙预后评估最重要的因素,1997年出现的GCS SAH分级是参照了1974年Hunt和Kosnik分级以及1988年WFNS分级后制订的,它具有预告价值高、使用方便、观察者个体差异小等优点,是一个值得推荐的量表。

6.并发症

(1)蛛网膜下隙出血合并脑内血肿:如大脑前动脉及前交通动脉瘤破裂引起的脑内血肿多在透明隔、胼胝体嘴及额叶基底部;大脑中动脉所致的脑内血肿以外侧裂为中心,多在额叶前部;颈内动脉所致的血肿多位于颞叶钩回或额后部。动静脉畸形破裂形成的血肿在病变周围,比动脉瘤所致血肿表浅,常位于颞、顶与枕叶,脑内血肿多在1~2个月才能吸收。蛛网膜下隙出血合并脑内血肿常是一种严重的情况,病死率可达60%~70%,即使存活也由于脑组织的损伤而遗留严重的神经症状。

(2)合并脑室出血:动脉瘤破裂后出血可破入脑室,如大脑前动脉与前交通动脉瘤破裂最易破入侧脑室前角与第三脑室。动静脉畸形深部常嵌入到侧脑室附近,一旦破裂出血,进入侧脑室机会较多。脑室内出血吸收较快,一般在1周内吸收;若为蛛网膜下隙出血合并脑室出血,可由于基底池和第四脑室内脑脊液循环通路受阻导致颅内压急骤升高,使神经症状恶化,预后不良,病死率可达40%～55%。

(3)癫痫发作:继发性癫痫是蛛网膜下隙出血的常见并发症。有学者报道蛛网膜下隙出血发生癫痫者高达35%,而Hassan对一组381例动脉瘤破裂所致蛛网膜下隙出血患者进行分析,癫痫发生率为9%,首次发作在出血后4周内者占63%,发生在出血后50～208d者占23%,有14%发生在出血后421～1761d,认为脑池血量积分高和再出血者易发生癫痫。

(4)脑血管痉挛:临床上蛛网膜下隙出血引起的脑血管痉挛可分为2个阶段。急性痉挛,在蛛网膜出血后立即出现,持续时间短,多在24h内缓解;迟发性痉挛,发生在蛛网膜下隙出血后4～14d,是临床上常见的脑血管痉挛。根据发生的部位分为脑血管局限性痉挛和广泛性脑血管痉挛,发生率在16%～66%,以前者多见。首次蛛网膜下隙出血者占29%,复发者可达80%。蛛网膜下隙出血后迟发性脑血管痉挛表现为病情稳定后又出现神经系统定位体征和意识障碍或在原有基础上加重,当其进展到脑缺血、脑梗死时,主要临床表现有:①蛛网膜下隙出血症状经治疗或休息好转后又出现恶化或进行性加重。②意识由清醒至嗜睡或昏迷或由昏迷转清醒再昏迷。③出现偏瘫、偏身感觉障碍、失语等神经系统定位体征。④出现头痛、呕吐等颅内压升高症状。⑤腰穿脑脊液无再出血改变。多数患者病情发展缓慢,经数小时或数天逐渐出现较重的神经系统障碍,伴或不伴意识变化,一般持续1～2周,然后逐渐缓解。少数患者表现病情急起,迅速发展,则预后差。

(5)再出血:再出血发生率18.6%～38.6%,可发生在第1次出血后的任何时间,动脉瘤所致蛛网膜下隙再出血以前次出血后5～11d为高峰,2周内的再出血占45.5%～75%,1个月内的再出血占81%,1个月之后则大大减少。再出血的原因系由于首次出血后7～10d为纤维蛋白溶酶活性的最高峰期,且此时破裂处动脉壁的修复尚未完成,易使首次出血部位封闭破裂处的血块溶解,加之患者焦虑不安、血压波动明显、过早下床活动、咳嗽、打喷嚏、用力排便、情绪激动、血压骤增等因素,均可导致再出血。

在经治疗病情比较稳定好转的情况下,突然发生剧烈头痛、恶心呕吐、烦躁不安或意识障碍加重,原有神经体征如动眼神经麻痹、视觉障碍、肢体抽动等症状加重或再出现或出现新的症状和体征,应考虑再出血的可能。再出血次数越多,预后越严重,病死率极高。

(6)急性脑积水:蛛网膜下隙出血后急性脑积水是指蛛网膜下隙出血发病后数小时至1周内发生的急性或亚急性脑室扩大所致的脑积水,发生率为9%～27%,多数在20%左右,是蛛网膜下隙出血后近期并发症之一。蛛网膜下隙出血后急性脑积水的发病机制主要是脑室内积血,特别是脑室铸型血肿引起的交通性脑积水。

血凝块阻塞第四脑室正中孔和外侧孔可引起非交通性脑积水,所有 4 个脑室均扩大。有学者研究了 246 例蛛网膜下隙出血,得出脑室内积血是脑积水发生的决定因素,脑室内积血量与急性脑积水有显著相关性。

(7)正常颅压脑积水:蛛网膜下隙出血远期并发症为正常颅压脑积水,又称隐匿性脑积水、低压力性脑积水、交通性脑积水或脑积水性痴呆,其发生率为 10%～30%。蛛网膜下隙出血后正常颅压脑积水分为两个时期,急性期(早期)是指出血后 2 周内发生的脑室扩张,伴有病情的迅速恶化,但通常缺乏正常颅压脑积水的临床表现;慢性期(晚期)是指发生在蛛网膜下隙出血后 4～6 周的任何时期,伴有病情的逐渐恶化及正常颅压脑积水的临床表现。

蛛网膜下隙出血后正常颅压脑积水发生的可能原因:①与动脉瘤的部位有关,前交通动脉瘤破裂后发生早期脑室扩张的比例很高。②与脑室积血有关,脑室积血与脑室早期扩张相关。③与抗纤溶剂的应用有关,应用抗纤溶剂治疗后再出血率下降,但缺血及脑积水的发生率增高。④与脑梗死有关,由于缺血(特别是脑室周围结构)所致的细胞变性和弥散性白质疏松可能引起脑室扩张。⑤与蛛网膜下隙出血的复发次数有关,越多则正常颅压脑积水发生率越高,2 次出血的发生率为29.1%,3 次出血的发生率为 38.1%。⑥与出血的程度有关,出血量越大、病情越重则正常颅压脑积水发生率越高。蛛网膜下隙出血后正常颅压脑积水发生机制系由于蛛网膜下隙出血后在脑基底池、大脑凸面、小脑天幕切迹等处形成粘连及蛛网膜颗粒闭塞,从而使脑脊液回吸收障碍所致。

正常颅压脑积水临床表现为三主征,即精神障碍、步态异常和尿失禁。①精神障碍:最初为逐渐加重的健忘、迟钝及言语障碍,渐至计算力、观察力及理解力减退及情绪淡漠,终至严重的精神障碍和痴呆。②步态异常:双腿无力、步态拖拉、频繁跌倒,并逐渐出现宽基步态、肢体僵硬、动作缓慢,最终出现典型的痉挛步态。当病情发展达高峰时,步态失调和运动功能障碍十分严重,以致生活不能自理。③尿失禁:通常发生在精神障碍和步态异常之后,随着病情恶化,症状持久。大便失禁少见,仅发生在病情最严重的病例中。④其他症状:可出现性格改变、水平眼震、锥体外系症状、强握反射、吸吮反射、噘嘴反射等原始反射以及丘脑下部垂体功能低下等,晚期可出现双下肢中枢性瘫痪。⑤实验室检查:脑脊液压力正常或稍低,很少超过 180mmH$_2$O(1.76kPa),细胞数、蛋白和糖含量正常,大多数病例腰穿后症状有改善。CT 扫描显示脑室扩大,其特点是侧脑室额角呈圆球形,伴侧脑室周围(特别是额角)低密度区,提示脑脊液经脑室壁的室管膜代偿性吸收致脑室周围水肿而脑沟不受影响,以此可与脑皮质萎缩区别开。

（二）诊断技术

1.脑脊液检查

发病后腰椎穿刺脑脊液压力绝大多数升高，多在 $200\sim300mmH_2O$（$2\sim2.9kPa$），亦有高达 $300mmH_2O$（$2.9kPa$）以上；也有个别患者脑脊液压力降低，系由于血块阻塞了蛛网膜下隙之故。血性脑脊液为蛛网膜下隙出血的特点，血色深浅因出血多少而不同，小量出血可使脑脊液微混，出血较多则呈粉红色或鲜红色，腰穿最初流出的液体和最后流出的液体颜色一致，可与穿刺误伤椎管内静脉丛相区别。

腰椎穿刺是蛛网膜下隙出血诊断的重要依据，但对意识障碍逐渐加重、存在显著颅内压增高和脑干功能障碍者腰穿应小心慎重，否则有加重病情甚至导致脑疝的危险，有条件的医院先行头颅 CT 扫描或给予降颅压后再小心进行腰穿。腰穿脑脊液镜下可见完整的红细胞，出血后 2h 红细胞破坏伴氧合血红蛋白释出，对联苯胺起反应。起病 24h 后氧合血红蛋白降解为胆红素，脑脊液呈黄红色或黄色，在出血后 $36\sim48h$ 最为显著。因此，蛛网膜下隙出血后 $4\sim8h$，脑脊液离心后上清液即可呈现黄变，$24\sim72h$ 最深，3 周消失。有条件者可用分光光度计检测脑脊液上清液黄变情况，其敏感性比肉眼观察高 1 倍，并可根据光谱特征性吸收带之波长对黄变成分进行定性（氧合血红蛋白、正铁血红蛋白或胆红素）。在发病后 12h 至 2周间进行光谱分析，阳性率为 100%，3 周后为 70%，4 周后为 40%，在出血 17 周末消失。

既往认为皱缩红细胞是陈旧性出血的特点，但近年来的观察并非如此，因为脑脊液所含盐基浓度为 $163mmol/L$，略高于血浆浓度 $155mmol/L$，故当血液与脑脊液混合后，红细胞立即出现皱缩现象，若即刻镜检也至少有 50% 的红细胞呈皱缩。连续观察脑脊液，可发现红细胞数量逐渐减少，$6\sim20d$ 后消失。凡病情重、年龄大、有心血管疾病、高血压及持久性神经体征者，红细胞消除慢。

在出血后不久脑脊液中白细胞计数与红细胞计数相匹配，即每 700 个红细胞有 1 个白细胞，由于脑膜对血液刺激的炎症反应，出血后数小时非炎症性白细胞即出现，$2\sim3d$ 达高峰，可高达 $0.5\times10^9/L$，在炎症反应的早期多为中性粒细胞及淋巴细胞，1 周左右中性粒细胞消失，后期则多为淋巴细胞。发病 $3\sim6d$ 出现含红细胞的吞噬细胞，1 周后红细胞破坏消失，可见含铁血黄素吞噬细胞。由于红细胞溶解释放出血红蛋白与出血后渗出反应，脑脊液中蛋白含量增高，可达 $1.0g/L$。按比例为每立方毫米红细胞 700 个可增加蛋白量 $10mg/L$，出血后 $8\sim10d$ 蛋白量增高最多，以后逐渐下降。脑脊液中糖及氯化物含量大都在正常范围内。蛛网膜下隙出血后脑脊液中乳酸增加，导致 pH 降低（$7.21\sim7.41$），有学者认为 pH 低于 7.3

以下者预后较差。

腰穿的血性脑脊液应与穿刺损害引起之出血相鉴别,后者有迅速凝固的特征,如依次用三个试管收集脑脊液,就会发现首管血色最深,而第三管最淡。

以前脑脊液检查是本病首选的确诊手段,然而 CT 出现以后,本检查只是用于疑有本病但 CT 为阴性的患者。

2.头颅 CT

头颅 CT 是确诊蛛网膜下隙出血的首选检查,发病 1h 就有 90％以上患者使用 CT 确诊,首日阳性率可达 95％,2d 后 90％,5d 后 80％,1 周后 50％,2 周后 30％。Fisher 量表等级越高,预后越差(表 2-6)。

表 2-6 头颅 CT 所见出血的 Fisher 评分

Fisher 等级	CT 所见
1	蛛网膜下隙出血未测到血液
2	弥散性或出血的垂直厚度<1mm
3	局灶性血凝块或垂直厚度≥1mm
4	脑内或脑室内弥散性血凝块或非动脉瘤性蛛网膜下隙出血

蛛网膜下隙出血的 CT 表现主要显示脑沟与脑池密度增高,出血量大者则形成高密度的脑池铸型。大脑前动脉动脉瘤破裂后血液积聚于视交叉、胼周池及侧裂池,而以前纵裂内最多,也可流到环池与脚间池。前交通动脉动脉瘤破裂后血液积聚于前纵裂附近。大脑中动脉动脉瘤破裂后血液积聚于一侧外侧裂附近,亦可流向纵裂池、视交叉池、脚间池与环池。颈内动脉动脉瘤破裂后出血也以大脑外侧裂最多。椎-基底动脉动脉瘤破裂后血液主要积于脚间池与环池附近。上述征象在第 1 周内清晰,1～2 周后则吸收。继发性脑内血肿的位置,大脑前动脉及前交通动脉动脉瘤破裂,脑内血肿多在透明隔、胼胝体嘴及额叶基底部。大脑中动脉动脉瘤所致的脑内血肿以外侧裂为中心,多在额叶前部。颈内动脉动脉瘤所致的血肿多位于颞叶钩回或额后部。动静脉畸形破裂形成的血肿在病变周围,常位于额、顶与枕叶,其形状不规则。脑内血肿多在 1～2 个月内才能吸收。继发性脑室出血,大脑前动脉与前交通动脉动脉瘤破裂最易破入侧脑室前角与第三脑室。急性脑积水 50％发生在出血后 48h,以后可形成正常压力性脑积水或交通性脑积水。CT 显示双侧脑室对称性扩大,第三脑室圆形扩张,侧脑室颞角在蝶鞍层面上亦扩张而可辨,严重者双前角周围髓质呈扁形低密度区。蛛网膜下隙出血后由于颅内压增高及脑血管痉挛可引起脑水肿,弥散性低密度区以髓质为中心,边界不太清楚。局部脑血管痉挛或动脉瘤内血栓脱落,均可因脑缺血引起脑梗死,出现形状不大规则低密度灶。广泛脑内出血可致脑疝,CT 仅能显示大脑镰下疝的 Moller 征,

即病侧侧脑室前角向后内移位,脉络膜球钙化向前内移位,下角及后角受压,对侧侧脑室扩大,整个中线结构向对侧移位。头颅 CT 偶有假阳性,见于蛛网膜下隙静脉充血所致的脑水肿患者以及肥厚性硬脑膜炎患者中。

3.头颅 MRI

对颅后窝、脑室系统少量出血以及动脉瘤内血栓形成、判断多发性动脉瘤中破裂瘤体等,MRI 优于 CT。急性期蛛网膜下隙出血,如果大量出血在蛛网膜下隙或脑室内形成较大的血凝块,在高场强 MR 的 T_1 加权相上呈短 T_1(高信号),在 T_2 加权相呈明显的短 T_2(低信号)。亚急性期蛛网膜下隙出血(发病 1 周后),由于出血后的红细胞溶解,所有加权相上均呈高信号,在 T_1 加权相上比较明显,这种 MR 影像可持续至慢性期(发病后 1~2 个月)。在证实发病超过 1 周的蛛网膜下隙出血方面,MRI 有重要价值,对显示脑血管痉挛引起的局限性脑梗死(在 MR 上呈长 T_1 与长 T_2 信号)较 CT 优越。慢性反复性蛛网膜下隙出血可在大脑组织表面、软脑膜、硬膜下组织、脑神经及脊髓表面形成含铁血黄素沉积,在高场强 MR 的 T_2 加权相上呈边缘清晰的低信号镶边。

4.MRA、CTA 与 DSA

这些检查主要查明蛛网膜下隙出血的病因。MRA 对脑内动脉瘤的检出率可达 81%,但其分辨率和清晰度有待提高,目前只作为脑血管造影前一种无创伤性筛选方法。CTA 应用于 CT 检查蛛网膜下隙出血疑为动脉瘤、未手术的脑动脉瘤随访以及蛛网膜下隙出血后其他血管造影阴性者或急诊患者病情不允许做血管造影和有动脉瘤家族史或既往有动脉瘤病史的患者。CTA 的灵敏度为 95%,特异性 72%,可发现直径≤3mm 的动脉瘤,但是有假阳性和假阴性,因此 CTA 技术还有待进一步改善。DSA 被认作为诊断金标准,可检出动脉瘤、动静脉畸形及脑血管痉挛和提供脑内血肿、血管移位、侧支供应等信息,诊断动脉瘤的阳性率为 86%。动脉瘤破裂出血的特征是动脉瘤边缘毛糙、有小尖样突起,轮廓不规则,周围的其他血管可有变形、移位或狭窄,表明有局部血肿形成。如果在颈内动脉系统未发现动脉瘤,就应再检查椎-基底动脉系统。

对动静脉畸形的诊断,因大量血流通过畸形区可产生特征性图像,即早期动脉充盈后通过畸形吻合短路,迅速地排泄到静脉系统及静脉窦,因此在动脉期片上,动静脉畸形呈块不规则的血管影,其近端静脉异常粗大,远端静脉极度弯曲扩张,动脉、静脉与静脉窦可同时显影。

由于血管造影能加重神经功能损害,如诱发脑缺血或动脉瘤再次破裂出血,故目前多主张脑血管造影宜早或宜迟,避开脑血管痉挛及再出血高峰期,即在出血 3d 内或 3 周后进行。

5.心电图

脑卒中急性期心电图异常者可达 50%～90%,其中以蛛网膜下隙出血患者心电图异常率最高。心电图异常可能与同时存在的缺血性心脏病有关,亦可能与卒中后交感神经和迷走神经的张力改变其相应介质的释放,导致心肌细胞异常去极化或复极化而引起心电图异常。因此必须结合其他临床资料和对心电图的动态观察来区别心电图异常是心源性的还是神经源性的,抑或两者共存,这对临床处理很重要。

脑卒中引起的神经源性心电图改变,在发病后 12～48h 出现,波形异常仅持续1～2 周,少数可达 4 周,而节律异常多在 1 周后消失。持续存在心电图异常多为心源性损害或继发于神经体液机制的心源性异常。神经源性心电图波形异常包括 P波高尖、异常 Q 波(不伴心肌梗死相应的心电图动态变化,无心肌酶异常)、ST 降低或下凹型 ST 段抬高、T 波低平或倒置或阳性巨大 T 波、心室高电压及 Q-T 间期延长等。神经源性心电图节律异常,必须排除心律失常的过去史和水电解质失衡,其中 40% 的节律异常为严重心律失常,包括尖端扭转性室性心动过速。

6.脑电图

可以有一些非特异性变化,如 α 频率变慢,普遍性和弥散性慢波,昏迷患者多呈现慢波型昏迷的脑电表现,即背景活动变慢,α 节律解体而演变为 θ 波或 δ 波背景的电活动。意识障碍越重,脑波周期越长,成为大 δ 波;意识障碍好转时,脑波周期逐渐缩短,最终恢复正常的α 图形。在脑电监护中,当突然出现局灶性或弥散性脑波变慢,应警惕脑血管痉挛、再出血或急性脑水肿的可能,脑波追踪观察对指导治疗有帮助。

7.经颅多普勒超声(TCD)

TCD 可探测颅内血管血流动力学的变化,动态了解蛛网膜下隙出血后是否发生脑血管痉挛以及其严重程度,还可作为蛛网膜下隙出血的病因指标。记录蛛网膜下隙出血患者入院时做常规 TCD 检查(必须包括眼窗及颈部颈内动脉)参数,第4～14d 每天复查 TCD(只需查大脑中动脉、大脑后动脉及椎-基底动脉),如发现流速每天递增 15cm/s 以上,MCA＞120cm/s,PCA＞90cm/s,VBA＞60cm/s(均指平均流速)提示脑血管痉挛的发生。MCA 平均流速＞120cm/s 为轻度脑血管痉挛,140～200cm/s 为中度脑血管痉挛,大于 200cm/s 为重度脑血管痉挛,多数将会发生脑梗死。

根据高流速诊断脑血管痉挛,还必须注意排除低阻高排的 TCD 表现,脑血管痉挛的高流速不伴有搏动指数降低,而且血管痉挛指数(亦称 Lindegard 指数,即MCA 平均流速/颈部颈内动脉流速,正常人为 1.6)在 3 以上,提示 MCA 流速增快但无排血增加。诊断脑血管痉挛还需结合临床除外假阴性,如心力衰竭患者,心脏泵血功能严重降低,循环血量严重降低,即使发生脑血管痉挛也不会出现高流速;同样地,颅内压升高患者由于脑血管灌注压降低,即使血管痉挛也不会显示出高流速。此外,诊断脑血管痉挛的假阳性亦需注意,如伴有甲状腺功能亢进或严重贫血所形成的心脏高输出,亦可使多支脑动脉流速增快。

TCD 发现脑血管痉挛,比临床上出现脑血管痉挛症状要早 1d,因此一旦 TCD 提示有脑血管痉挛应立即做相应的治疗,阻止脑血管痉挛症状出现。TCD 的动态追踪,有助于选择动脉瘤外科手术的时机。有少数蛛网膜下隙出血是因脑动静脉畸形引起,它在 TCD 上表现明显,即脑动脉畸形的供养血管呈现高流速和低搏动指数,因此 TCD 检查有助于蛛网膜下隙出血的病因诊断。脑血管痉挛与动静脉畸形在 TCD 虽然多表现为高流速,但在 TCD 的其他参数上是有区别的。

(三)鉴别诊断

自发性蛛网膜下隙出血,根据其典型的临床表现、CT 和脑脊液检查,本病不难诊断,MRA 和 CTA 以及 DSA 是明确病因的关键技术。有条件应首选 DSA。由血液病引起者,可通过相关的实验检查加以澄清。

1.脑膜炎

各种脑膜炎均有头痛、呕吐、脑膜刺激征,但起病不如蛛网膜下隙出血急骤,且开始即有发热,腰穿脑脊液可资鉴别。蛛网膜下隙出血发病 1～2d 后,脑脊液黄变,白细胞增加,应与结核性脑膜炎鉴别,但后者发病较缓慢,中毒症状重,脑脊液蛋白增高明显。糖、氯化物降低。单纯疱疹病毒性脑炎的脑脊液也可呈血性,但临床表现为额颞广泛性脑实质损害,故易鉴别。

2.偏头痛

有偏头痛过去史。表现为突然剧烈头痛、伴恶心、呕吐,但无脑膜刺激征,脑脊液正常,可以鉴别。

3.高血压脑病

急性剧烈头痛、呕吐及意识障碍,但无脑膜刺激征,无血性脑脊液,但血压极高,眼底呈现视神经乳头水肿、渗血及瘀斑,可以鉴别。

4.脑内出血

蛛网膜下隙出血是由基底动脉环上的动脉瘤破裂引起,出血可破入脑实质内,因而脑内出血破入侧脑室与蛛网膜下隙应做区别,脑内出血多有高血压病史,发病不如蛛网膜下隙出血急骤,意识障碍较重,偏瘫明显,CT 扫描可显示脑内出血灶。

5.脑室出血

虽亦为血性脑脊液,但意识障碍重、体温升高。血压及心率波动及屈肌和伸肌的严重痉挛等可以鉴别,CT 扫描可明确诊断。

6.脑肿瘤

脑肿瘤出血也可导致血性脑脊液,特别是癌性或肉瘤性软脑膜转移可为血性脑脊液,但脑膜刺激征常不明显,脑脊液中常可找到瘤细胞,另外根据病史和详细检查可明确诊断。

7.颅内静脉及静脉窦血栓形成

表现为急性起病,有发热、头痛及脑膜刺激征;上矢状窦血栓形成常有肢体瘫痪,及感染后出现严重脑症状。行脑血管造影检查,静脉期可见受累静脉堵塞,毛细血管期及静脉期能看到血管的异常扭曲或有不同范围的静脉充盈相延迟。本病做 CT 检查时,可因蛛网膜下隙的静脉充血所致的密度增多误诊为蛛网膜下隙出血,应予注意。

8.急性昏迷

应与糖尿病昏迷、尿毒症昏迷、感染中毒性昏迷、安眠药、农药中毒、一氧化碳中毒等鉴别。若昏迷原因不清,应进行腰穿脑脊液检查,脑脊液清亮,则基本可除外蛛网膜下隙出血,此时应进行其他昏迷原因的检查。

四、治疗

(一)蛛网膜下隙出血的治疗总原则

包括一般内科治疗及特殊治疗。

1.护理

连续观察(格拉斯哥昏迷评分 GCS、体温、ECG 监测、瞳孔、局灶性神经功能缺损)。

2.血压

除非血压极高,否则不要处理高血压。极高血压的界定要根据患者的个体情况来界定,考虑患者年龄、蛛网膜下隙出血发生之前的血压水平及心脏情况。

3.液体及电解质

建立静脉通道,输液量从 3L/d 开始(等张生理盐水,0.9%);放置导尿管;发热时适当补充液体,维持正常血容量;每天至少查 1 次电解质、血糖及白细胞计数。

4.充分镇痛

对乙酰氨基酚(扑热息痛)500mg,每 3～4h 1 次;在动脉瘤处理之前避免使用阿司匹林,对于严重疼痛,可使用可待因等药物。

5.预防深静脉血栓形成及肺栓塞

弹性袜或气囊间歇压迫装置或两者联合使用。

（二）一般内科治疗

1.血压的管理

在出血发生的最初几天,血压通常是升高的,这种情况在临床状况较差的患者中尤为常见。目前对此的解释为暂时克服增高的颅内压、保持脑血流量的调节机制。人们依然缺乏针对蛛网膜下隙出血后血压增高最佳治疗方案的证据。过于积极的降低血压可能会造成失去自动调节血流能力脑组织的缺血损伤。但是,如果动脉瘤未得到处理,血压持续增高,又使再出血的风险增高。目前人们采取的治疗策略是避免使用降压药物,增加液体入量以降低缺血性卒中的风险。

因此,除非血压极高,应避免治疗高血压。由于每个患者的个体因素不同(年龄、先前血压及心脏情况),对"极"高血压没有既定的定义。平均动脉压得到适度降低(如降低25％)的做法是比较合理的。在降低血压之前,要看看患者的疼痛是否已得到处理:许多患者的血压可在适度镇痛后出现下降。

2.液体管理

为了避免发生脑缺血,蛛网膜下隙出血后的液体管理应避免血浆容量的减少。虽然目前证据并不充分,但除非有心力衰竭等禁忌证,每天给予等渗生理盐水2.5～3.5L比较合适。若患者通过胃肠获得营养液,通过静脉入液量就该相应减少。发热的患者液体量应适度增加。可留置导尿管通常准确计算液体平衡情况。

3.低钠血症

蛛网膜下隙出血后可出现高钠血症或低钠血症,低钠血症更为常见。大多数情况下低钠血症是由尿钠排出过多或脑耗盐综合征导致的,低钠血症往往会导致血容量减低,从而增加继发性脑缺血的风险。纠正蛛网膜下隙出血后的低钠血症实际上是纠正血容量不足。急性症状性低钠血症很少见,通常是要紧急使用高张盐水(1.8％或甚至3％)。虽然对于慢性低钠及酒精、营养不良、肾衰竭或肝衰竭、器官移植引起的低钠,快速纠正低钠血症可能导致脑桥中央髓鞘溶解症,但是高张盐水治疗蛛网膜下隙出血后低钠血症还是比较安全的。生理盐水(0.9％;钠浓度为150mmol/L)会引起负液平衡或尿钠过多的患者出现低血钠。由于肾上腺皮质激素的作用(作用于远端小管,导致钠重吸收),所以理论上,氟氢化可的松可以防止负钠平衡、低血容量,进而预防缺血并发症,但目前研究尚不支持对蛛网膜下隙出血患者常规使用氟氢化可的松或氢化可的松。

4.血糖的管理

高血糖的定义是血糖浓度＞11.1mmol/L,有1/3的患者会出现高血糖。血糖增高与患者入院时临床情况较差有关。高血糖是预后较差独立的危险因素,但纠正高血糖能否改善患者结局仍不明确。

5.镇痛药

通常可使用对乙酰氨基酚(扑热息痛)之类具有缓解阵痛作用的药物处理头痛;对于出血性疾病引起的头痛尽量避免使用水杨酸类药物,这类患者可能要接受神经外科开颅夹闭术或脑室内引流术。如果疼痛严重,需要加用可待因,甚至还需要使用合成阿片制剂(如曲马朵)缓解疼痛。

6.发热

患者在发病最初的几个小时通常会有轻度发热(不超过38.5℃),这可能是由于蛛网膜下隙内炎症反应所致,患者的心率基本是正常的。入院时临床状况较差的患者及脑室内积血的患者更容易出现发热。发热是情况复杂的危险因素。若体温超过38.5℃或脉搏相应增高,应考虑感染。白细胞数增高不能区分感染或非感染性发热。

7.深静脉血栓的预防

大约4%的动脉瘤性蛛网膜下隙出血的患者会发生深静脉血栓形成(DVT)。皮下注射低分子肝素或肝素类似物可预防DVT。由于低分子肝素类似物可增加颅内出血风险,使用弹力袜是预防蛛网膜下隙出血患者DVT不错的方法,但该方法缺乏随机临床试验支持。然而,加压弹力袜必须根据患者实际情况应用才有效。可以使用气囊对腿部静脉进行间歇加压预防DVT,患者能够较好地耐受该类装置,同时也便于护理人员操作。联合使用气囊间歇加压装置和弹力袜可能对于治疗蛛网膜下隙出血患者也更加有优势。

8.抗癫痫药物

是否预防性应用抗癫痫药物尚存争议。大约有7%的患者在发病初发生痫性发作,但是痫性发作对患者预后的影响还不明确。另有10%的患者在疾病最初的几周发生癫痫,以抽动为主的癫痫发作的发生率为0.2%。有8%的昏迷患者会发生无肢体抽动的癫痫发作,但是选择EEG作为指标本身过高估计了癫痫发生率。是否对所有患者或昏迷患者进行连续EEG监测尚未得出确切结论。连续记录的EEG花费很高,工作量大,也很容易出现误判。开颅术增加了痫性发作的风险,但目前的研究没能证实抗癫痫药能降低癫痫发生率或病死率。由于缺乏预防性抗癫痫药物的证据以及该类药物可能造成的不良反应,目前不支持将抗癫痫药物作为预防治疗。

9.心肺功能不全

即使入院时情况较好,患者还是有可能在出血发生的几个小时内发生肺水肿和心功能不全。心功能不全也可加重肺水肿。患者在急诊室或入院后很短时间内可出现低氧血症及低血压,导致意识水平的迅速下降。若患者在普通病房出现肺水肿及心室功能不全,应立即将其转入重症监护病房,进行机械通气,使用心脏正性肌力药物。是否进行呼气末正压通气尚存争议。

（三）预防再出血

未处理的破裂动脉瘤中，最初24h内至少有3％～4％的再出血风险，这一风险有可能更高，有很高的比例在初次发病后立即发生（2～12h）。此后再出血风险第一个月是每日1％～2％，3个月后的长期风险是每年3％。因此，在怀疑蛛网膜下隙出血时，建议给予紧急评定和治疗预防再出血的根本方法是尽早闭塞责任动脉瘤（神外开颅夹闭术或介入动脉瘤填塞术）。针对中国国情，其他还有一些方法指南也是有推荐的。

1.抗纤溶药物

氨甲环酸及6-氨基乙酸是最常使用的两种抗纤溶药物。研究表明抗纤溶药物的确降低了再出血的风险（$OR=0.59$，95% CI：$0.42～0.81$），但不能影响总体病死率（$OR=0.99$，95% CI：$0.79～1.24$），也不能降低不良结局发生率（死亡、植物状态或严重残疾，$OR=1.12$，95% CI：$0.88～1.43$）。对此的解释是虽然抗纤溶药物可降低再出血率，但缺血事件的风险增加了。尽管较早的研究认为，抗纤溶药的总效应是阴性的，但新近的证据提示，发病后短时间内进行抗纤溶治疗，在早期处理动脉瘤后，停用抗纤溶药，预防低血容量和血管痉挛。但这种方法的正确性需要进一步探讨。此外，在某些特殊情况下也可以考虑用抗纤溶药预防再出血，如患者的血管痉挛的风险低和（或）不得不推迟手术。

2.重组Ⅶa因子

理论上说，激活的凝血因子有防止再出血的作用。但目前的证据不支持使用该药。

（四）预防继发性脑缺血

与颅外或颅内动脉闭塞导致的缺血性卒中不同，蛛网膜下隙出血后的脑缺血或脑梗死往往不局限于单一动脉或其分支的分布区。由于脑血管痉挛的高峰是从发病第5～14天开始，与继发性脑缺血的时间相一致，脑血管痉挛导致弥散性脑缺血，会产生局灶或弥散性临床症状，并且CT及实践也会发现多发性缺血灶，所以目前认为脑血管痉挛是继发性脑缺血的主要原因。

1.钙拮抗药

目前的证据表明钙拮抗药可降低继发性脑缺血的发生率，并且有改善病死率的趋势。临床试验中主要使用的尼莫地平用法（60mg 口服 q4h，连用3周）成为目前动脉瘤性蛛网膜下隙出血患者的标准治疗。若患者不能吞咽，就应将尼莫地平药片碾碎后使用生理盐水通过鼻饲管冲入胃中。药品制造商更加支持使用静脉尼莫地平，但这种方法较贵，且目前没有证据支持这种用法。除此之外，静脉应用尼卡地平不能改善患者预后。在神外开颅夹闭术的同时,可将钙拮抗药注入蛛网膜下隙,但是这种用法的有效性还有待证实。

2.硫酸镁

超过50%的蛛网膜下隙出血患者有低镁血症,这与继发性脑缺血及不良结局有关。镁离子同时是电压依赖性钙通道的非竞争性拮抗药,并且对脑动脉有扩张作用。目前仅有一个试验对静脉使用尼莫地平及硫酸镁进行了比较,没有发现两者在预防继发性脑缺血方面有差异,但是该试验的样本量太小(104名患者),没能得出有意义的结论。

3.阿司匹林及其他抗栓药物

几个研究发现血小板在蛛网膜下隙出血后3d被激活。得出该结论的依据是血栓烷 B_2 水平增高,它是血栓烷 A_2 稳定的代谢产物,而血栓烷 A_2 可促进血小板激活及血管收缩。但目前的数据表明抗栓药物不能显著降低继发出血性卒中的发生率及不良预后,且有增加颅内出血的风险,故不推荐使用抗血小板药物。

4.他汀类药物

HMG-CoA 还原酶抑制药(他汀类药物)目前主要应用于降低 LDL-C 水平,但是它们同时有抗炎、免疫调节、抗血栓作用,并可作用于血管。目前他汀类药物用于蛛网膜下隙出血的证据还非常有限,但一个大样本的随机临床试验正在英国进行。

5.腰穿置管外引流术及纤维溶解药物注射

这些治疗措施验证了脑血管痉挛增加继发性脑缺血以及外渗血液造成血管痉挛的假说。由于目前没有随机临床试验,不推荐将该治疗作为临床推荐。在脑池内注射纤维溶解药物来去除蛛网膜下隙内血液是一种积极的方法。使用微导管通过腰穿口置入,将尿激酶注入小脑延髓池。该方法可显著降低临床血管痉挛(首要结局,临床症状的恶化包括血管造影证实的血管痉挛)。患者的临床结局较好,但病死率没有下降。在这种治疗方法作为临床常规之前,需要样本量更大的研究,将总体临床结局作为首要结局进行衡量。

(五)治疗继发性脑缺血

1.诱导高血压及扩容

三高治疗,即高血容量(增加循环血浆量)、诱导产生动脉高血压、血液稀释。基本原理是通过增加血容量来增加心排血量,这样可以提高动脉血压,从而增加缺血区域的脑血流量(CBF)。增加局部血量流量的方法是提高脑组织血液灌注量或降低血液黏滞度。如果进行积极的输液治疗时出现并发症,就应该使用肺动脉导管进行监测。有时仅通过扩容就可以达到提高血压的目的,但为了达到目标血压,还需要使用血管活性药物(如多巴胺或去氧肾上腺素)。血液稀释是指将血细胞比容控制到 30％～35％。从 35 年以前第一个观察性研究发表以来,有关诱导性高血压的随机临床试验仍然很少,但是根据病例报告及非对照研究的数据,许多内科医师对患者进行诱导性高血压及扩容,并且发现患者的病情出现好转。

对蛛网膜下隙出血患者可早期进行静脉内液体治疗,预防血容量不足及脑耗盐综合征。临床实践中,可联合使用晶体液及胶体液。在动脉瘤夹闭之前,血容量的扩充、血液的稀释以及血压的升高要谨慎,要避免血压过度增高,降低再出血的风险。动脉瘤夹闭后就可以积极进行三高治疗了。一般情况下,最先使用生理盐水(0.9％ NaCl;140mL/h),根据患者的尿量调节滴数。如果患者入院时血细胞比容在 40％以下,就应该使用 5％的白蛋白 500mL,注射时间不少于 4h。

对于目标血压值仍存在争议,其确定必须充分考虑患者的基础血压值。既往没有高血压的患者,收缩压要控制在 110mmHg 以下;对于基础血压就高的患者,收缩压最高值应比基础水平低 20％。这种血压要一直维持到动脉瘤被处理之后。对血压的严格控制可预防再出血。

当然,"三高治疗"有其并发症。①颅内并发症:加重脑水肿、增加颅内压、动脉瘤再次出血。②颅外并发症:肺水肿的发生率为 17％,尤其是使用较多晶体液进行扩容;稀释性低钠血症(C_{Na}＜135mmol/L)发生率为 3％;心肌梗死的发生率为 2％。

2.经皮腔内血管成形术及血管扩张药物

即便是已经闭塞动脉瘤,经皮腔内血管成形术中血管破裂的发生率约为 1％,其他并发症(如高灌注损伤)的发生率约为 4％。综合考虑上述风险、高花费以及缺乏对照组这些问题,目前经皮腔内血管成形术应该作为一种严格控制的试验性治疗措施。对于不设对照组的动脉内超选择动脉内注射药物可以改善患者预后的结果也应采取同样的谨慎态度。罂粟碱的使用已成为一种常用的治疗该病的药物,但不是所有研究结果都支持使用该药。动脉内注射米力农、维拉帕米或尼卡地平也可用于扩张血管,但目前尚不肯定这些药物是否能改善患者的临床预后。

(六)防治脑积水

对于 SAH 后慢性脑积水患者推荐进行临时或永久的 CSF 分流;对于出现意识下降的急性 SAH 患者,脑室底造口可能使患者获益。

第五节　颅内静脉血栓形成

一、概述

颅内静脉系统血栓形成(CVT)是指由多种病因引起的以脑静脉回流受阻,常伴有脑脊液吸收障碍导致颅内高压为特征的特殊类型脑血管病,包括颅内静脉窦和静脉血栓形成。在脑血管病中占 0.5%～1.0%。尽管近年来随着 MRI、MRA 及 MRV 的广泛应用,对 CVT 的认识不断提高,但其潜在危险因素的多样性以及缺乏统一的治疗手段,使得 CVT 的诊断和治疗还很困难。

脑的被膜自外向内依次为硬脑膜、蛛网膜和软脑膜。

(一)硬脑膜

硬脑膜坚韧而有光泽,由两层合成,外层兼具颅骨内骨膜的作用,内层较外层坚厚,两层之间有丰富的血管和神经。硬脑膜与颅盖骨连接疏松,易于分离,当硬脑膜血管损伤时,可在硬脑膜与颅骨之间形成硬膜外血肿。硬脑膜在颅底处则与颅骨结合紧密,故颅底骨折时,易将硬脑膜与脑蛛网膜同时撕裂。使脑脊液外漏。硬脑膜在脑神经出颅处移行为神经外膜,在枕骨大孔的周围与硬脊膜相延续。

硬脑膜不仅包被在脑的表面,而且其内层折叠形成若干板状突起,深入脑各部之间,以更好地保护脑。这些由硬脑膜形成的特殊结构有:

1.大脑镰

呈镰刀形,伸入两侧大脑半球之间,后端连于小脑幕的上面,下缘游离于胼胝体上方。

2.小脑幕

形似幕帐,伸入大脑和小脑之间。后外侧缘附于枕骨横沟和颞骨岩部上缘,前内缘游离形成幕切迹。切迹与鞍背形成一环形孔,内有中脑通过。小脑幕将颅腔不完全地分隔成上下两部。当上部颅脑病变引起颅内压增高时,位于小脑幕切迹上方的海马旁回和钩可能被挤入小脑幕切迹,形成小脑幕切迹而压迫大脑脚和动眼神经。

3.小脑镰

自小脑幕下面正中伸入两小脑半球之间。

4.鞍膈

位于蝶鞍上方,张于鞍背上缘和鞍结节之间,封闭垂体窝,中央有一小孔容垂体柄通过。

硬脑膜在某些部位两层分开,内面衬以内皮细胞,构成硬脑膜窦,内含静脉血,窦壁无平滑肌,不能收缩,故损伤时出血难止,容易形成颅内血肿。主要的硬脑膜窦包括:①上矢状窦:位于大脑镰的上缘,前方起自盲孔,向后流入窦汇。②窦汇:由上矢状窦与直窦在枕内隆凸处汇合而成。③下矢状窦:位于大脑镰下缘,其走向与上矢状窦一致,向后汇入直窦。④直窦:位于大脑镰与小脑幕连接处、由大脑大静脉和下矢状窦汇合而成,向后通窦汇由左右横窦、上矢状窦及直窦共同汇合而成。⑤横窦:成对,位于小脑幕后外侧缘附着处的枕骨横沟内,连于窦汇与乙状窦之间。⑥乙状窦:成对,位于乙状沟内,是横窦的延续,向前内于颈静脉孔处出颅续为颈内静脉。⑦海绵窦位于蝶鞍两侧,为硬脑膜两层间的不规则腔隙,形似海绵,故得名。两侧海绵窦借横支相连。窦内有颈内动脉和展神经通过,在窦的外侧壁内,自上而下有动眼神经、滑车神经、眼神经和上颌神经。

脑凸面静脉引流主要通过上附着于大脑镰向后走行的矢状窦。大脑镰和小脑幕在颅骨上的共同附着处为直窦,它走行于小脑幕在大脑镰上的附着处,引流大脑中央部分的静脉血,然后由横窦和乙状窦将静脉血引流至颈静脉孔处颈内静脉。乙状窦常常不对称,除引流其颈内静脉以外,还有其他途径通过翼静脉丛引流至面颅静脉系统如海绵窦为脑底部成对的硬脑膜褶皱,主要引流颞叶和眶部静脉血,然后通过各种静脉管道将静脉血导出。海绵窦还引流脑底部的静脉血,海绵窦通过岩上窦和岩下窦与乙状窦相通,将静脉血引流至翼静脉丛,并且通过眼上静脉和眼下静脉引流眶部静脉。

(二)蛛网膜

薄而透明,缺乏血管和神经,与软脑膜之间有蛛网膜下隙,内充满脑脊液,此隙向下与脊髓蛛网膜下隙相通。脑蛛网膜除在大脑纵裂和大脑横裂处以外,均跨越脑的沟裂而不伸入沟内,故蛛网膜下隙的大小不一,此隙在某些部位扩大称蛛网膜下池。在小脑与延髓之间有小脑延髓池,临床上可在此进行穿刺,抽取脑脊液进行检查。此外,在视交叉前方有交叉池,两大脑脚之间有脚间池,脑桥腹侧有桥池,胼胝体压部与小脑上面之间有上池,松果体突入此池。

蛛网膜靠近硬脑膜,特别是在上矢状窦处形成许多绒毛状突起,突入上矢状窦内,称为蛛网膜粒;脑脊液经这些蛛网膜粒渗入硬脑膜窦内,回流入静脉。

(三)软脑膜

薄而富有血管,覆盖于脑的表面并深入沟裂内。在脑室的一定部位,软脑膜及其血管与该部位的室管膜上皮共同构成脉络组织,某些脉络组织的血管反复分支成丛,连同其表面的软脑膜和室管膜上皮一起突入脑室,形成脉络丛,是产生脑脊液的主要结构。

二、病因及发病机制

(一)CVT 的病因

静脉血栓形成的危险因素通常与血液瘀滞、血管壁损伤和血液成分有关。

1.先天性因素

包括凝血酶缺乏症、蛋白 S 和蛋白 C 缺乏症、Leiden Ⅴ因子突变、血栓素基因突变等。

2.感染性因素

耳炎、乳突炎、鼻窦炎、脑膜炎、脑脓肿及全身感染等。

3.免疫性疾病

系统性红斑狼疮、Wegener's 肉芽肿,肉状瘤病、溃疡性结肠炎和克罗恩病等。

4.获得性易形成血栓状态

包括肾病综合征、抗磷脂抗体综合征、高同型半胱氨酸血症、妊娠和产褥期。

5.血液疾病

红细胞增多症、白血病、贫血、阵发性夜间血红蛋白尿和先天性或获得性凝血机制障碍等。

6.药物

口服避孕药、停经后激素替代治疗和类固醇治疗等。

7.外伤和机械性操作

头外伤、颈部外伤累及颈静脉、神经外科手术、腰穿、颈静脉导管操作等。

8.其他

硬膜动静脉畸形、脑动静脉畸形、严重脱水、消耗性疾病(恶病质、晚期癌症)、心力衰竭、休克、酮症酸中毒、高热、颅内肿瘤和其他恶性肿瘤等均可引起或促发 CVT。

约 15% 的 CVT 病例病因未明,另外,不同地区 CVT 病因和比例不同:

欧洲:高凝状态(19.41%)、风湿免疫性疾病(17.94%)。

亚洲:感染性疾病(23.26%)仍为主要病因。

北美:高凝状态、风湿病及感染占 19%。

中东地区:Behccet's 病占 33.36%。

(二)发病机制

1.血管管壁的病变

炎症、外伤、过敏反应等均可造成血管管壁的损伤;血压低、心脏疾患、全身衰竭等,均可导致血流缓慢;血液成分改变包括血黏度增加、血小板增多、真性红细胞增多。其中,尤以血管壁损伤是引起脑静脉和静脉窦血栓形成的主要原因。

2.血管内皮细胞损伤

VEC 合成的 PGI_2、NO、ADP 酶可阻止血小板凝集,rt-PA 可降解纤维蛋白。正常情况下,VEC 把血小板与促发凝血的内皮下细胞外基质(ECM)隔开。一旦内皮损伤,其下方的 ECM 暴露,血小板与其接触而激活和黏附。

3.血流状态的改变

出现正常-分层血流时红、白细胞构成轴流,血小板在其外围,周边为流速较慢的血浆,构成边流。即血小板与内膜分开,防止与内膜接触。血流缓慢或涡流时,血小板进入边流,黏附于内膜,凝血因子容易局部堆积和活化而启动凝血过程;血流缓慢和涡流产生的离心力可损伤 VEC。

4.血液高凝状态

遗传性:V 因子突变后编码蛋白可免疫活化的蛋白 C 对它的降解,使蛋白 C 失去抗凝血作用,导致蛋白 C、蛋白 S 和 AT-Ⅲ 缺乏。手术、创伤、分娩前后:血小板增加、黏性增高,肝脏合成凝血因子增加、合成 AT-Ⅲ 降低,抗磷脂抗体综合征直接激活血小板,抑制 VEC 产生 PGI_2,干扰蛋白 C 的合成和活性。

三、病理生理

静脉窦血栓形成→静脉高压→血脑屏障破坏→血管源性水肿;灌注压降低→有效循环血量降低→细胞源性水肿。

四、病理变化

大体:静脉、静脉窦新鲜或陈旧血栓;脑水肿、梗死或出血性梗死。

镜下:缺血或出血性改变。静脉出血性梗死累及皮层和邻近的白质——SAH、硬膜下和颅内血肿。

五、临床表现

CVT 的临床表现与血栓形成、部位、范围、进展速度、静脉侧支循环情况、继发脑实质损害的范围和程度、是否有感染有关。差异很大,没有特异性,可以有多种发病形式和多种多样的临床表现,甚至可以"模仿"许多种疾病的临床表现。由于脑静脉与静脉窦之间、静脉窦与静脉窦之间以及静脉窦与颅外静脉之间在解剖上存在相似之处,当静脉或静脉窦血栓形成时,血栓累及范围、侧支循环的差异因素导致临床表现复杂多样,可从无临床症状到病情严重,甚至死亡;由于凝血与纤溶状态的波动导致患者病情呈缓解与加重交替。本病多数亚急性或慢性迁延起病,除海绵窦血栓形成外,其临床症状缺乏特异性,因而极易漏诊和误诊,其漏诊率可达 73%,40% 的患者诊断时间在 10d 以上。

(一)一般表现

CVT 在各年龄组均可发病,常无高血压、动脉粥样硬化、冠心病等病史。大多为亚急性(48h 至 30d)或慢性(30d 以上)起病,症状体征主要取决于静脉(窦)血栓形成的部位、性质、范围以及继发性脑损害的程度等因素。但共同临床表现包括颅高压症状、卒中症状及脑病症状。头痛是 CVT 的最常见症状,有 75%～95% 的病例可出现头痛,有时是唯一的表现。头痛严重而持续,呕吐多为喷射性,可见视盘水肿。局灶性神经功能缺损是 CVT 的常见表现,可单侧、双侧或左右交替出现,包括中枢性运动和感觉缺失、失语和偏盲,见于 40%～60% 的病例。脑病样症状虽然少见,但最为严重,临床表现为癫痫、精神异常、意识模糊混乱,甚至昏迷等。因此,对急性或反复发作的头痛、视物模糊、视盘水肿、一侧肢体的无力和感觉障碍、失语、偏盲、孤立性颅内压增高综合征、不同程度的意识障碍和精神障碍患者,均应考虑 CVT 的可能。

(二)局灶部位 CVT 的表现

1.上矢状窦血栓形成

上矢状窦是非感染性静脉窦血栓形成的最常见部位。上矢状窦血栓以婴幼儿、产褥期妇女和老年患者居多。常为急性或亚急性起病,早期即可出现颅内压增高的表现,如头痛、呕吐、视盘水肿等。婴幼儿可见喷射状呕吐,颅骨缝分离,囟门隆起,面、颈、枕静脉怒张。血栓部位靠上矢状窦后方者,颅内高压更为明显,可出现不同程度的意识障碍。如累及脑皮质静脉,可出现局限或全身性癫痫、偏瘫、偏身感觉障碍、双下肢瘫伴膀胱功能障碍、失语等表现。

2.海绵窦血栓形成

多为炎性,多见于眶部、鼻窦及上面部化脓性感染或全身感染,非感染性海绵窦血栓罕见。急性起病,临床表现具有一定特异性。多从一侧起病,迅速扩散至对侧海绵窦。由于眶内静脉回流受阻可出现眶内软组织、眼睑、眼结膜、前额部皮肤水肿,眼球突出;由于动眼神经、滑车神经、展神经和三叉神经眼支行于海绵窦内,因此当其受累时可出现相应的症状,表现为患侧眼睑下垂、眼球各向活动受限或固定、瞳孔散大、对光反射消失、三叉神经眼支分布区感觉减退、角膜反射消失等;视神经受累可引起视力障碍,眼底可见瘀血、水肿、出血等改变,炎症由一侧海绵窦波及对侧,则可出现双侧症状。常见并发症有脑膜炎、脑脓肿、颈内动脉病变、垂体和下丘脑功能病变等。CSF 中细胞数增高,如病情进展快,累及脑深静脉,出现昏迷则提示预后不良好。

3.横窦、乙状窦血栓形成

常由化脓性中耳炎和乳突炎引起。血栓向远端延伸,累及上矢状窦或直窦;向对侧延伸,形成双侧横窦、乙状窦血栓;向近端延伸,导致颈静脉血栓形成。除原发疾病特点,如局部皮肤红、肿、疼痛、压痛外,主要表现为头痛、呕吐、视盘水肿等颅内高压症状和体征,也可伴有精神症状;向岩窦扩展,可出现三叉神经和展神经瘫痪;向颈静脉扩展,则可出现颈静脉孔综合征(吞咽困难,饮水呛咳,声音嘶哑,同侧胸锁乳突肌、斜方肌无力萎缩)。少数可累及上矢状窦而出现癫痫、偏瘫、偏身感觉障碍等。主要并发症有脑膜炎、脑脓肿、硬膜下或硬膜外脓肿等。颅内同时或先后多个静脉窦血栓形成,病情往往更加危重。腰穿时压颈试验患侧压力不升,健侧压力迅速升高,CSF 中细胞数和蛋白升高。

4.直窦血栓形成

多为非炎性,多与海绵窦、上矢状窦、横窦和乙状窦血栓同时发生,单独发生者少见。病情进展快,迅速累及大脑大静脉和基底静脉。导致小脑、脑干、丘脑、底节等内部结构受损,临床少见但病情危重。多为急性起病,主要表现为无感染的高热、意识障碍、颅内高压、癫痫发作等,常很快进入深昏迷、去大脑强直、去皮质状态甚至死亡。如累及到大脑大静脉时,会造成明显的脑静脉回流障碍,早期可出现颅内压增高,精神症状,病情严重时出现昏迷、高热、痫性发作、去大脑强直等。存活者多遗留有手足徐动、舞蹈样动作等锥体外系症状。

5.单纯脑静脉血栓形成

单纯大脑皮质静脉血栓形成少见,多表现为皮质局部水肿或出血,导致局灶性神经功能障碍(如癫痫),临床易误诊为肿瘤等占位病变。

推荐意见:临床上对不明原因的头痛、视盘水肿和颅内压增高,应考虑 CVT 的可能。对出现不同程度的意识障碍或精神障碍患者,应考虑排除 CVT 的可能并行相关检查。

六、辅助检查

(一)影像学检查

1.头颅 CT

CT 作为最常用的检查手段,在静脉窦血栓的诊断中同样发挥着重要作用。单纯皮质静脉血栓患者 CT 扫描直接征象为位于脑表面蛛网膜下隙的条索状或三角形密度增高影。CT 平扫间接征象包括弥漫的脑组织肿胀(脑回肿胀、脑沟变浅和脑室受压),静脉性梗死和特征性的脑出血(位于皮质和皮质下脑组织之间,常双侧对称)。增强 CT 呈现典型的 δ 征(中间低密度,周边高密度)。然而,CVT 患者头颅 CT 扫描 20%～30%正常。怀疑后颅窝静脉窦血栓形成时,为了减少扫描伪影,需行以静脉窦为中心的连续薄层扫描,易于发现位于静脉窦(横窦、乙状窦或直窦)走行部位条带状高密度静脉窦血栓影,以免误诊为蛛网膜下隙出血,误导治疗。CT 血管成像(CTV)具有良好的空间分辨力,且无血流相关伪影,具有较高的敏感度和特异度,可同时显示静脉窦闭塞和窦内血栓。CT 结合 CTV 多能对静脉窦血栓做出确定诊断,可作为 CVT 疑似患者的首选影像学方法,其敏感度可达 75%～100%,特异度可达 81%～100%。

(1)直接征象:①三角征(δ征):增强后上矢状窦后角可见一空的三角形影,阳性率为70%。CT平扫,上矢状窦呈高密度。②条索征:指栓塞的静脉增强前所见,CT平扫见于皮层静脉、直窦及Galen静脉等部位高密度。

(2)间接征象:静脉窦血栓伴脑出血。

2.头颅 MRI

可直接显示颅内静脉和静脉窦血栓以及继发于血栓形成的各种脑实质损害,较CT更为敏感和准确,但血栓表现随发病时间不同而变化,见表2-7。

表 2-7　不同时期 CVT 的 MRI 表现

分期	T_1WI	T_2WI
急性期(1～5d)	等信号	低信号
急性期(6～15d)	高信号	高信号
急性期(>16d)	低信号	低信号

在MR上血栓信号因时间不同而异,发病后1～5d:正常血管流空现象消失,T_1等信号、T_2低信号;发病6～15d:T_1、T_2均为高信号;16～180d:T_1、T_2信号减弱,流空信号逐渐增强;持续闭塞表现为发病4个月后些患者仍可见持续的管腔内等信号,无正常流空信号。其中又以亚急性期的血栓高信号对CVT诊断较为可靠。磁敏感加权成像(SWI)或T_2加权梯度回波等序列较MRI常规序列对显示颅内出血更加敏感,对诊断CVT比常规系列成像更具敏感度和特异度。

3.头颅 MRV

可发现相应的静脉窦主干闭塞,皮质静脉显影不良,侧裂静脉等侧支静脉扩张,板障静脉和头皮静脉显像等征象。主要直接征象为脑静脉(窦)内血流高信号缺失,间接征象为病变远端侧支循环形成、深静脉扩张或其他引流静脉显现。在大多数情况下,MRI或MRV已可对CVT进行准确诊断,可在一定程度上替代DSA,被认为是诊断和随访CVT的最佳手段。MRV包括时间飞跃MRV(TOF MRV)、相位对比血管成像(PCA)和对比增强MRV(CE MRV)三种成像方法,CE MRV由于消除了血管内湍流,使颅内静脉和静脉窦显示更为清晰,因此,CE MRV可作为MRV的首选成像方法。

4.DSA

DSA是CVT诊断的"金标准",但不是常规和首选的检查手段。经动脉顺行性造影既可直接显示静脉窦血栓累及的部位、范围、程度和侧支循环代偿状况,还可以通过计算动静脉循环时间,分析脑血流动力学障碍的程度。DSA用于不能做MRI和MRA或诊断不清的患者,特别是孤立的皮层静脉血栓形成的患者。最佳征象静脉或静脉窦部分/完全充盈缺损。优点:动态观察血管内血栓形成的变化,为临床治疗,尤其是介入治疗提供客观依据。典型的征象:①部分或全部脑静脉(窦)充盈缺损。②静脉期见皮层静脉显示差,突然截断或一小的无血管区由扩张的螺旋状侧支包绕,提示脑皮层静脉血栓形成。排空延迟表现为 DSA 显示脑动静脉循环时间(从颈内动脉颅内段显影开始,至静脉侧窦显影消失)均明显延长至 11s以上,最长达 20s 以上。DSA 为有创性的操作、操作不当(应用高压注射器施行窦内造影等)导致的颅内压增高风险限制了其普遍应用。在其他检查不能确定诊断或决定同时施行血管内治疗时可行该项检查。

推荐意见:①对疑似 CVT 患者,CT 或 CTV 以及 MRI 或 MRV 都可作为首选的影像学检查方法,MRI 和 MRV 可显示大多数 CVT,可作为诊断和随访 CVT 的最佳无创性手段。CE MRV 可作为 MRV 的首选成像方法。②DSA 是确诊 CVT的"金标准",但使用时应考虑到其有创性和操作不当导致颅内压增高的风险。

(二)其他辅助检查

1.D-二聚体

D-二聚体是一种纤维蛋白降解产物。最近有人提出 D-二聚体在 CVT 诊断中的价值。一项针对 35 例 CVT 确诊患者 D-二聚体水平的研究中,34 例 D-二聚体增高($>500\mu g/L$),而 308 例对照中,99.6% D-二聚体不升高,据此认为 D-二聚体增高有助于 CVT 的诊断,其水平正常患 CVT 的可能性不大。但近期研究发现:对于孤立性头痛的、亚急性或慢性起病的及血栓负荷较小的 CVT 患者,其 D-二聚体假阴性结果的可能性特别高。

2.脑脊液检查

早期主要是压力增高,细胞数及生化指标常在正常范围,中后期脑脊液蛋白常轻中度增高。伴有出血者,脑脊液可有红细胞,蛋白可以明显升高,化脓性血栓形成中性粒细胞数增高。但对 CVT 诊断并无特异性,但在部分由于炎症或感染而引起 CVT 的患者中,仍必须行脑脊液检查以帮助了解 CVT 的可能病因并指导治疗,压颈试验有助于判断一侧横窦和乙状窦是否受累。

3.其他

如同时发现有血栓形成倾向的易患因素,如 V 因子 Leiden 突变,蛋白 C、蛋白 S 或抗凝血酶Ⅲ缺陷,慢性炎性病变,血液系统疾病,肾病综合征,癌肿或长期口服避孕药物等,有助于 CVT 的诊断,但仍有约 20% 的 CVT 病因不明。

推荐意见:①D-二聚体升高可作为 CVT 辅助诊断的重要指标之一,但其水平正常时并不能排除 CVT。②脑脊液检查和血栓形成倾向的易患因素检查(包括血常规、血生化、凝血酶原时间、部分凝血活酶时间、蛋白 S 和蛋白 C 等)有助于确定CVT 的病因。

七、诊断及鉴别诊断

虽然临床表现复杂多变,临床遇到脑叶出血而且原因不明者或梗死病灶不符合脑动脉供血区分布者,应该行脑静脉系统的影像学检查。临床拟诊原发性颅内压增高的患者,推荐脑静脉系统的影像学检查,以排除 CVT;而对于非典型头痛患者也推荐行脑静脉系统的影像学检查,以排除 CVT。从出现症状到诊断的时间约为 7d。最敏感的是 MRI 及 MRV。T_1、T_2WI 可见血栓呈高信号。信号强度取决于血栓的时间,病程前 5d 及 1 个月后,T_1WI 为等信号。鉴别诊断要与脑炎、感染性心内膜炎、中枢神经系统血管炎、脑脓肿、良性颅内压增高、颅内占位性病变、动脉性脑梗死及引起眼部症状的疾病等鉴别。

八、治疗

目前临床随机对照试验推荐最佳治疗方法为抗凝(AC),可降低病死率及严重致残率,而并不增加出血风险。与安慰剂治疗对照发现,使用肝素组患者全部康复,包括出血患者无新发出血,而安慰剂组出血者均死亡,并且两例治疗中新发出血。昏迷患者可能需要局部溶栓治疗,效果可能优于肝素。至今尚无溶栓标准。患者症状轻微,单一症状,可不治疗而痊愈,但缺乏可靠的预后标准,对于危及生命的时期是否使用有效安全的方案治疗而难以抉择。

(一)抗凝

疾病确诊后应立即使用适当剂量的肝素治疗,每次 3000～5000U。监测 APTT 需要至少达到两倍。持续静脉推注从 1000～1200U/h 开始,每 6～8h 增加 100～200U,直到 APTT 达到两倍。肝素治疗应持续到急性期症状缓解,如意识水平正常,意识混乱好转或头痛、局灶神经症状缺损改善。之后改口服华法林抗凝治疗,第 1 天 3mg,之后连用 2d 2mg,复查 INR 调整为 2.0～3.0。期间仍需使用肝素,直到 INR 达有效范围。如果期间出现症状加重,需临时再次进行肝素治疗,不要停止使用口服 AC。如果临床症状持续加重,需停止使用口服 AC。如果孕期出现 CVT,避免使用口服 AC,因其可能存在潜在的致畸作用和引起胎盘功能不足。此时需使用静脉肝素,但胎盘功能不足导致的胎盘出血仍可能发生。虽然抗凝治疗随访中少部分可复发,但是超过 40% 患者可出现再通。

特发性 CVT 患者推荐口服 AC 3 个月,与妊娠及口服避孕药有关的患者 3～6 个月,具有颅外静脉血栓或者遗传性易栓症如蛋白 S 和 C 缺乏的患者,口服 AC 6～12个月。但是 ATⅢ 缺乏或者纯合性 V 因子 Leiden 突变患者需考虑长期治疗。关于抗凝治疗疗程目前缺乏实验研究,药物应结合症状逐渐减量。

感染性 CVT 的 AC 治疗无系统性研究,提示治疗可降低患病率,但是对病死率无影响,目前没有发现抗凝治疗致感染性 CVT 患者出血。

(二)癫痫治疗

预防性使用抗癫痫药一直都是有争议的。部分学者认为应该使用,因 CVT 患者出现癫痫率很高。急性期所有癫痫均发生在 12 个月内,故 ADE 治疗应延长到一年。遗留癫痫比率低。指南提示 CVT 患者合并癫痫发作并有脑实质损害者,推荐尽早足量抗癫痫药物治疗,以防进一步的癫痫发作;CVT 合并癫痫但无脑实质损害者,也应尽早抗癫痫治疗;而对不合并癫痫的 CVT 患者,不推荐常规使用抗癫痫药物。

(三)颅内压增高的处理

抗水肿治疗仅在 20% 患者中是必需的。使用减少脑脊液生成的药物。不需限制水钠治疗脑水肿,因其可引起血流动力学异常。不推荐均使用激素,因其对脑缺血疗效无可靠证据,却可能对血栓造成有害影响。严重患者出现脑疝时,由于单侧出血性梗死,需进行手术减压来挽救患者生命。出血性梗死组织不需切除,因其有恢复神经功能可能。指南提示 CVT 患者颅内压增高时,密切观测患者视力,若存在视力下降,应紧急处理颅内高压;颅压增高可用乙酰唑胺,若视力进行性下降,其他治疗如腰穿、视神经减压或分流术也是有效的;严重占位效应导致的神经系统恶化者或颅内出血导致的难治性颅内高压者,可以考虑去骨瓣减压术。

(四)感染的治疗

感染性 CVT 患者应积极进行抗感染治疗,而非感染性 CVT 的抗生素预防治疗是无益的。指南提示 CVT 患者怀疑细菌感染时应接受合理的抗生素治疗,必要时对化脓性物质进行手术引流。

(五)其他治疗

CVT 患者应收入卒中单元治疗及预防并发症的发生。严重脱水及长期进食不好者,注意补足入量,维持水电解质平衡,给予全面的营养;CVT 即使 CT/MRI 提示脑实质损害,也不推荐使用类固醇药物,除非存在其他潜在疾病需要类固醇药物治疗。对血液系统疾病应予相应的治疗等。

目前没有关于抗血小板药物的研究,但是较抗凝效果差。而对代血浆以及白蛋白的使用尚无系统的研究。

(六)特殊人群的治疗

1.血栓前状态检验

包括蛋白 C、蛋白 S、抗凝血酶缺乏症、抗磷脂综合征、凝血酶原基因 G20210A

突变、凝血因子 V Leiden 基因,有助于 CVT 患者的治疗。蛋白 C、蛋白 S、抗凝血酶缺乏症检测一般在抗凝治疗结束 2～4 周或以后才有意义,在急性期或使用华法林的患者,这种检验价值有限。

继发性 CVT 患者(与短暂性危险因素有关),维生素 K 拮抗药可持续应用 3～6 个月,INR 目标值为 2.0～3.0;而非继发性 CVT 患者,维生素 K 拮抗药可持续应用 6～12 个月,INR 目标值为 2.0～3.0。

复发性 CVT 患者,CVT 后静脉血栓栓塞者或初发 CVT 患者但伴有严重血栓形成倾向者(如凝血酶原基因 G20210A 纯合子、凝血因子 V Leiden 纯合子、联合血栓形成倾向及抗磷脂综合征等),可以考虑永久抗凝,INR 目标值为 2.0～3.0。

在高凝状态检验及 CVT 患者治疗方面,可请血栓方面的专业人士会诊。

2.妊娠期

妊娠期 CVT 中足量足疗程的低分子肝素治疗至关重要,整个妊娠期间应持续应用足量低分子肝素,产后低分子肝素或维生素 K 拮抗药应继续应用至少 6 周,INR 目标值为 2.0～3.0(总疗程至少 6 个月);既往有 CVT 病史的女性患者非妊娠禁忌,可推荐在怀孕前和产后预防性应用低分子肝素,而且由于存在潜在的病因,怀孕时应行进一步检查,并咨询血液学专家和(或)孕产妇胎儿医学专家;孕妇患有急性 CVT 时,应用全量的低分子肝素,而不应选用普通肝素。

3.儿童 CVT

儿童 CVT 是另外一个特殊人群,在补充液体、控制癫痫及颅内高压的同时,使用足疗程足量低分子肝素,筛查可能的感染灶及其他病因,并对重症患儿实行脑电图监测。

指南具体提出 CVT 儿童患者的治疗应包括补充液体、控制癫痫发作以及对颅内高压的治疗;严重或长期的颅内高压可能会导致视力丧失,应定期评估视力和视野,并有效控制颅内高压;急性 CVT 的婴儿,可以考虑低分子肝素持续应用 6 周到 3 个月。出生 28d 后诊断为急性 CVT 的儿童,即使有颅内出血,也应用足量低分子肝素治疗;持续应用低分子肝素或口服维生素 K 拮抗药 3～6 个月。儿童患者血管内介入的有效性和安全性尚不确定,只有当在充分的抗凝治疗下,神经系统仍进行性恶化的患者,并经过严格筛选,才考虑血管内介入治疗。

所有的 CVT 儿童患者,推荐在确诊 1 周后重复行神经影像学检查,包括静脉成像,以监测初始血栓的扩散情况以及新发脑梗死或出血情况;所有急性 CVT 儿童患者,初始抗凝治疗开始以后,应在治疗后最初 1 周行 CT 或 MRI 扫描,以监测新发颅内出血情况;同时进行易栓倾向检查,明确可能造成栓塞复发的潜在的凝血异常,此检查可能会影响治疗决策;CVT 儿童患者应行血培养及鼻窦 X 线片以确定有无潜在的感染;鉴于 CVT 儿童患者癫痫发作的可能性较大,意识丧失或机械通气患者可以考虑行持续脑电监测。

九、预后

CVT 曾被认为是罕见而且严重的疾病,预后极差,现在认为该病预后良好,病死率为6%~10%。23%患者症状可于诊断后几天内出现加重,表现为意识加深、精神状态紊乱、新出现癫痫、局灶症状加重、头痛频度增加或者视力丧失等。约1/3 加重的患者可以见到新发病灶。3%~15%患者可于急性期(1 个月内)死亡,多见于年轻人,主要死因为大量脑出血导致小脑幕切迹疝。而晚期死亡多和潜在的状态尤其是恶性肿瘤相关,故常见于老年人。长期预后差的主要因素包括中枢神经系统感染、任何恶性肿瘤、深静脉血栓、CT/MRI提示脑出血、Glasgow 评分<9 分、意识状态混乱、年龄>37 岁及男性等。血栓形成的部位也影响预后,一般脑内部和小脑静脉血栓预后较差。完全或者部分再通患者持续神经系统功能障碍出现率无明显区别,无再通患者后遗症明显。虽然患者存活率较高,但多遗留有神经系统后遗症,如局灶神经功能缺损、反复癫痫、视力下降,22%~44%的存活患者伴有认知功能不同程度受损。CVT 复发的风险很低,随访 10 年,仅发现 6%的患者出现复发。既往有 CVT 病史者,若出现新发持续严重性头痛,应考虑评价 CVT是否复发及是否存在颅内高压。复发风险于病程 1 年内最易出现,但复发患者常不遗留神经系统后遗症。

第六节 颅内动脉瘤

颅内动脉瘤是颅内动脉壁上的局限性异常扩大,是引起自发性蛛网膜下腔出血(SAH)最常见的原因。根据综合性统计,在 5431 例自发性 SAH 的患者中,动脉瘤破裂占51%。动脉瘤破裂出血的病死率很高,首次出血的病死率为30%~40%。如首次出血能存活下来,将面临再次破裂的威胁,而再次破裂出血的病死率更高,达 60%以上。几乎所有的先天性动脉瘤都位于或接近脑动脉主干的分叉处,85%~95%位于 Willis 环的前半部,即颈内动脉和它的分支或前交通动脉;其余是在椎-基底动脉系统。多发性动脉瘤约占 20%,其中 40%发生在两侧及对称部位上,大脑中动脉(MCA)是最常见的部位。本病以 30~60 岁中年人比较多见,10 岁以下或 80 岁以上者很少见。

颅内动脉瘤按发病原因可分为以下几种:①先天性动脉瘤(囊状动脉瘤),占90%以上,多发生于动脉分叉处。②动脉硬化性动脉瘤(梭形动脉瘤),约占 7%。因动脉壁粥样硬化和高血压而使动脉壁逐渐向外梭形膨出形成动脉瘤。③感染性动脉瘤,多见于脑动脉的终末支。常因身体各部位的感染栓子经血液播散停留在脑动脉的终末支,少数栓子停留在动脉分叉部,引起动脉壁的局部炎症,从而破坏管壁形成动脉瘤。④创伤性动脉瘤,见于颅脑损伤、手术创伤后,由于异物、骨折片等直接伤及动脉管壁或手术牵拉血管造成管壁薄弱,从而形成动脉瘤。⑤还有一些少见的原因(如肿瘤等)也能引起动脉瘤。

绝大多数的动脉瘤患者在未破裂出血前都无症状,少数病例可因压迫相邻的神经结构出现相应的神经症状。常见的症状分为3类:①出血症状,最常见的是单纯SAH,其次为脑内血肿,严重时可发生脑疝。脑内血肿也可合并有SAH或脑室内出血。创伤性动脉瘤多位于颈内动脉海绵窦段,由于该部颅底骨折引起,可表现为反复发作性鼻腔大出血,并可伴有失明和眼眶周围淤血。②局灶症状,因动脉瘤压迫的部位不同而异。在动脉瘤破裂前所出现的症状为其直接压迫邻近结构的结果。例如,颈内动脉,后交通动脉动脉瘤中,常出现病侧动眼神经麻痹。颈内动脉的巨型动脉瘤(直径大于2.5cm者)可因视功能损害及垂体功能障碍而被误认为垂体腺瘤。动脉瘤破裂后,由于出血破坏或血肿压迫脑组织以及血管痉挛引起脑缺血等情况均可出现相应的局灶症状。如大脑中动脉动脉瘤破裂可引起对侧偏瘫,左侧者还可伴有失语。③脑缺血及脑血管痉挛,血管痉挛为动脉瘤破裂出血后发生脑缺血的重要原因。SAH造成脑损害使脑皮质对缺血的耐受性减弱而产生缺血症状。此外,瘤囊内血栓脱落及蔓延也是造成缺血的原因。

一、病理生理

颅内动脉瘤的发生原因主要有两种:首先是先天因素,颅内动脉瘤的发生部位多数是在动脉的分叉处,这是动脉中层最薄弱而且又是承受血流冲击最大的部位,在长期血流压力和冲击力的作用下,动脉内膜即可通过此缺损向外凸出,形成先天性囊状动脉瘤。其次是后天因素,如动脉粥样硬化及高血压,可广泛破坏血管壁内弹力层和中层,加上高血压的作用,可使动脉壁薄弱的部分外突形成动脉瘤,并常呈梭状扩张。此外,创伤、感染、肿瘤等损伤管壁也能形成动脉瘤。

动脉瘤与载瘤动脉相连接的部分称为瘤颈,与瘤颈相对的部分称为瘤底,其余部分称为瘤体。由于瘤底受到血流冲击和损伤较瘤颈和体部严重,所以瘤底是动脉瘤最薄弱的部分,易发生破裂。通常颅内动脉瘤的体积都较小,不造成明显的占位情况,但临床上常因动脉瘤破裂出血和脑血管痉挛而造成较严重的症状。

(一)动脉瘤破裂出血

这里所谓"破裂"实际上不是动脉瘤真的被胀破,而只是动脉瘤壁的不断磨损变薄,发生渗漏而已。如果动脉瘤真的破裂,出血将十分猛烈,患者常因大出血引起脑内血肿和脑疝而在短时间内迅速死亡。动脉瘤的渗血虽较缓慢,但它的临床表现就是急性 SAH 所见的严重症状。

　　动脉瘤出血以后,由于组织的自体修复,血液的凝集作用及伴随的颅内压增高,可使出血暂停。以后因溶纤维蛋白酶的作用使已经闭合的出血点又开放,出现再次出血。据相关学者对 2256 例破裂动脉瘤病例的调查,发现在初次出血后的 24h 内就有可能再次出血,以后随时间的迁移以 1.5% 的速度逐日递减。在出血后的第 2 周末,再出血率实际上比最初 24h 的再出血率累计减少 19%。这一概念纠正了过去认为再出血率在初次出血后的 10~14d 为最高的错误认识。目前多数认为再出血发生在第一次出血后 7d 内最多,3 周后显著减少。

　　动脉硬化、高血压、外伤及感染等后天因素,均可促使先天性动脉瘤的扩张和破裂,引起 SAH 和脑内血肿。此外,动脉瘤破裂后可发生脑血管痉挛、脑缺血、脑水肿、脑室内出血和脑积水等一系列病理改变,病死率和病残率都很高。

(二)脑血管痉挛

　　动脉瘤性 SAH 后脑血管痉挛(CVS)可使脑血流量减少,造成脑缺血和脑梗死,严重者可导致脑组织广泛缺血缺氧,引起脑水肿以及颅内压增高,继发更为严重的脑损害,是产生昏迷、瘫痪等严重症状的根源,也是动脉瘤破裂患者病死率和病残率增加的主要原因,部分学者认为这是比动脉瘤破裂出血更为重要和复杂的一种发病机制。

　　早期的研究结果认为,CVS 自出血后第 3 天开始,持续 7~21d,第 2 周是痉挛高峰,主要与出血急性期后血凝块中释放出来的多种血管收缩物质有关,如前列环素(PGI_2)、血栓素 A_2(TXA_2)、5-HT、儿茶酚胺、红细胞溶血后氧合血红蛋白等。在此期间血管壁和脑组织容易形成不可逆损害,痉挛的脑血管可能对血管扩张剂丧失扩张能力,至今尚缺乏有效的治疗措施以减轻 SAH 后晚期 CVS 及其所致的脑损害,相当一部分患者的神经功能障碍未能得到改善甚至死亡。近期的研究表明,SAH 出血急性期(3d 内)也有 CVS 发生,现在大多数学者将其与传统意义上的 CVS 共称为 SAH 后 CVS 的"双期现象",即早期(急性期)CVS 和晚期(慢性期)CVS 或迟发性 CVS。据统计,SAH 患者的早期病死率极高,其中 12% 的患者在 CVS 尚未治疗时就已死亡,25% 于 24h 内死亡。研究表明,与迟发性 CVS 的发生机制不同,SAH 可直接启动多条信号转导通路导致早期 CVS,但两种发病机制的最后共同途径都是平滑肌细胞 Ca^{2+} 内流和细胞内钙库中的 Ca^{2+} 释放,导致胞质内游离 Ca^{2+} 数量超载。据研究,SAH 后早期 CVS 及早期脑损伤(EBI)是 SAH 患者死亡的首要原因,早期 CVS 所致损伤效应可以影响和强化晚期 CVS 的发生和发展,但早期 CVS 时血管平滑肌形态结构未出现病理学改变,此时应用血管扩张剂效果较好。因此,如果能在 SAH 后的早期阶段尽早使用解痉药物,则可能减轻

SAH 后早期 CVS,进而减缓甚至阻断晚期 CVS 的发生和发展或减轻其严重程度,改善 SAH 患者预后。目前,SAH 后早期 CVS 及 EBI 正在逐渐成为研究的重点。

临床上一般将 CVS 分为两种类型:血管造影性 CVS 和症状性 CVS。但血管造影性 CVS 和症状性 CVS 并不完全一致,很多血管造影性 CVS 并没有相应的临床症状和体征。所以尽管血管造影性 CVS 的发生率可达 70%,但症状性 CVS 发生率只有 25%～30%。

CVS 在 DSA 全脑血管造影中表现为血管呈条索状,显示不均匀,管腔狭窄。通常将血管管腔狭窄小于 25% 定义为轻度狭窄;狭窄 25%～50% 为中度狭窄;狭窄大于 50% 为重度狭窄。尽管 DSA 全脑血管造影一直被认为是诊断脑血管疾病和 CVS 的"金标准",但因其有创性、危险性及不能重复检查等局限性,从而限制了其对 CVS 的发生、发展及转归情况进行连续监测。

经颅多普勒超声检查(TCD)技术在临床上的成功运用,使 SAH 后 CVS 的无创动态监测成为可能。到目前为止,TCD 仍是临床上检查 CVS 最常用的方法,能测量血液流经大脑动脉的速度,并且可以连续多次监测,动态观察 SAH 后脑血流动力学变化情况,对 CVS 的诊断及预后判断均具有重要价值。大量研究证明,TCD 所反映的血流速度增加与动脉造影所显示的脑血管痉挛有很好的相关性,特别是大脑中动脉(MCA)。有学者根据 TCD 的临床追踪观察,对 SAH 引起的 CVS 进行临床分级:血流速度 120～140cm/s 为轻度血管痉挛,140～200cm/s 为中度血管痉挛;大于 200cm/s 时为重度血管痉挛,小于 120cm/s 时无血管痉挛的表现。TCD 在判断大脑中动脉痉挛时的特异性更高,有 85%～90% 的准确性,同样对于椎基底动脉其可信度亦很高,但对于大脑前动脉和大脑后动脉诊断准确性不如大脑中动脉,所以临床上通常以观察结果最准确和最灵敏的大脑中动脉作为主要观测点来诊断 CVS。

二、诊断

颅内动脉瘤破裂前多无症状,发病前诊断较为困难。其诊断大致分为两个层面:首先是 SAH 的诊断,在 SAH 确诊之后进一步检查以明确有无颅内动脉瘤。

(一)腰椎穿刺

腰椎穿刺是诊断动脉瘤破裂后 SAH 的直接证据。但在出血急性期,颅内压力往往较高,行腰椎穿刺检查有诱发动脉瘤再次破裂出血或导致脑疝的危险。部分学者认为对疑似 SAH 的患者可先行头颅 CT 检查,若 CT 检查已确诊 SAH 则无须腰椎穿刺检查。

(二)头颅 CT 及 CTA

由于 CT 诊断 SAH 的敏感性很高,且检出之出血部位有助于出血动脉瘤的定位,加之成像迅速,普及率高,故对怀疑 SAH 的患者是首选的诊断性检查手段。CTA 血管造影是螺旋 CT 问世以来逐渐发展起来的一种无创性血管检查方法,具有创伤小、并发症及适应证少、费用低、可与首次 CT 同期进行、可充分显示动脉瘤与载瘤动脉、邻近血管以及颅底骨性结构之间的空间解剖关系等特点。大量文献报道,与"金标准"DSA 血管造影比较,其诊断动脉瘤的准确性高达 95% 以上,目前已逐渐成为诊断颅内动脉瘤的基本手段之一。尤其是其成像速度快、部分危急重症患者能够耐受的优势,特别适合意识较差的急性期患者的早期诊断,部分血肿较大、需紧急手术患者可直接以此作为诊断依据指导进一步治疗。因此,CTA 在近年的临床应用中得到较快的发展,在仍不能开展 DSA 全脑血管造影的部分经济欠发达地区迅速普及,并有望在经济发达地区成为筛查未破裂的动脉瘤的检查手段。其缺陷在于,不易区分动脉、静脉、不能判断血流方向、不能动态显示动脉瘤内血流情况、需要的对比剂剂量较大等,有待于进一步研究解决。

(三)头颅 MRI 及 MRA

MRI 对急性期 SAH 显示较差,且检查时间长,部分患者不能耐受,故通常不用以 SAH 急性期的诊断。某学者首创了 MRA,不需要注射任何造影剂即可显示整个脑血管系统,避免了常规脑血管造影的危险性,真正实现了无创性脑血管成像,尤其适用于肾功能受损的患者。文献报道 MRA 检出颅内动脉瘤的敏感度和特异度都很高,但其仍然存在明显的缺陷,如检查时间长、意识较差的患者不能耐受、颅底骨性结构显示较差等。因此,MRA 技术在颅内动脉瘤诊断中的使用至今尚不十分广泛。

(四)DSA 脑血管造影

DSA 脑血管造影可以明确颅内动脉瘤的部位、大小、形状、数目、瘤颈宽窄、瘤颈伸展方向和侧支循环,有无动脉粥样硬化,瘤腔内有无附壁血栓等;可以实时、动态地显示动脉期、毛细血管期、静脉期等不同时相的动脉瘤及其血流动力学情况;旋转血管造影可以从不同角度去观察动脉瘤的形态;三维成像有助于细致地显示动脉瘤的形态及评估动脉瘤与其他血管及颅底骨性结构之间的空间解剖关系。因此,脑血管造影一直是诊断颅内动脉瘤的"金标准",尤其是近年来 3D-DSA 的广泛应用更进一步巩固了其不可替代的"金标准"地位。在有条件的情况下,每一个 SAH 的患者都应行 DSA 全脑血管造影检查。DSA 全脑血管造影的不足之处在于:为有创性检查,检查时间长、部分患者不能耐受,对患者及操作者均有辐射危害,价格昂贵等;尤其是有动脉粥样硬化的老年患者易发生血栓栓塞事件,肾功能受损的患者较易出现肾脏并发症等。

（五）颅内动脉瘤的临床分级

为了评价手术的危险性和患者的预后,将患者的症状与体征分为 5 级(表 2-8)。

表 2-8　颅内动脉瘤的临床分级

级别	评级标准
0 级	未破裂的动脉瘤
Ⅰ级	无症状或轻微头痛及轻度颈强直
Ⅱ级	中度至重度头痛,颈强直,除脑神经麻痹外,无其他神经功能缺失
Ⅲ级	嗜睡等轻度意识障碍或轻微局限性神经功能缺失
Ⅳ级	昏睡等中度意识障碍,中度至重度偏瘫,可能早期去大脑强直及自主神经功能紊乱
Ⅴ级	深昏迷,去大脑强直,濒死状态

若伴有严重的全身疾病如高血压、糖尿病、动脉硬化、慢性肺部疾病和血管造影显示严重血管痉挛者,级别要比该患者临床表现的标准提高一级。

三、治疗

（一）手术治疗

首选手术治疗,由于外科手术技术的不断进步,特别是显微神经外科的发展,及各种动脉瘤夹的不断完善,使其手术效果大为提高,手术的病残率与病死率都降至比其自然病残率及病死率足够低的程度。因此,只要手术能达到,都可较安全的采用不同的手术治疗。

（二）非手术治疗

颅内动脉瘤的非手术治疗适用于急性蛛网膜下隙出血早期,病情的趋向尚未能明确时;病情严重不允许作开颅手术或手术需要延迟进行者;动脉瘤位于手术不能达到的部位;拒绝手术治疗或等待手术治疗的病例。

1.一般治疗

卧床应持续 4 周。

2.脱水药物

主要选择甘露醇、呋塞米等。

3.降压治疗

药物降压须谨慎使用。

4.抗纤溶治疗

可选择 6-氨基己酸(EACA),但对于卧床患者应注意深静脉栓塞的发生。

第三章

神经系统感染性疾病

第一节　单纯疱疹病毒性脑炎

单纯疱疹病毒性脑炎(HSE)是由单纯疱疹病毒(HSV)引起的急性中枢神经系统感染。病变主要侵犯颞叶、额叶和边缘叶脑组织,引起脑组织出血性坏死病变,故 HSE 又称急性坏死性脑炎或出血性脑炎,也称急性包涵体脑炎。在病毒性脑炎中 HSE 是最常见的一种非流行性中枢神经系统感染性疾病。该病可见于任何年龄,且发病无季节性。

一、病因与发病机制

HSE 亦称急性坏死性脑炎、急性包涵体脑炎。其病原 HSV 属疱疹病毒科 α 亚科,病毒体直径为 120～150nm,由一个包含 DNA 的核心和一个 20 面体的核衣壳组成,其外包绕一层无定形的蛋白质,最外面还有一层包膜。HSV 引起神经系统损害是由于病毒在神经组织(复制)增殖或神经组织对潜伏性病毒的反应所致。HSV 分两种类型,即 HSV-1 与 HSV-2。近 90％的人类 HSE 由 HSV-1 型引起,6％～15％为 HSV-2 型所致。约 70％的病例是由于潜伏感染病毒的活化导致了发病,仅 25％的病例为原发感染所致。病毒经呼吸道感染机体后长期潜伏于周围神经节,如三叉神经半月神经节、舌下神经核的运动神经元内。当各种原因如曝晒、发热、恶性肿瘤或使用免疫抑制药使机体免疫功能下降时,之前存在的抗体受到抑制,潜伏的病毒再度活化,复制增殖,经三叉神经或其他神经轴突进入脑内,在脑脊液或脑中传播引起脑炎。最常侵犯的部位是颞叶皮质、额眶部皮质及边缘结构。HSV-2 病毒感染则多见于新生儿,感染源来自母体生殖道的分泌物,经血行传播导致脑炎、脑膜炎或脊髓炎。母体存在原发性感染者,在分娩时胎儿感染的危险性约为 35％。病灶多位于一侧或双侧颞叶,也可侵犯其他脑区,表现为弥散性多发性脑皮质的出血性坏死。

二、病理

HSE 的主要病理改变是脑组织水肿、软化以及出血性坏死。肉眼观察可见大脑皮质出血性坏死,颞叶、额叶、边缘系统病变突出为本病的重要病理学特征。约 50% 的病例坏死仅限于一侧,即使双侧发生病变,也多以一侧占优势。约 1/3 病例的脑坏死只限于颞叶,亦可波及枕叶、下丘脑、脑桥与延髓。常因继发颞叶沟回疝致死。镜下可见的特征性病理改变是神经细胞和胶质细胞核内有嗜酸性 Cowdry A 包涵体,包涵体内含 HSV DNA 颗粒和抗原。脑实质出血性坏死(即在坏死组织中有灶性出血)是本病另一重要病理特征。可见神经细胞广泛变性和坏死,小胶质细胞增生。大脑皮质的坏死以皮质浅层和第 3、第 5 层的血管周围最重。血管壁变性、坏死,软脑膜充血,脑膜和血管周围有大量淋巴细胞浸润呈袖套状。

HSE 的组织病理学改变十分明显,但在脑脊液中却难以发现病毒。在感染 HSV 的实验动物中发现,当病毒浓度下降时,其脑部病理变化最为严重。有学者报道免疫状况受到抑制者在罹患 HSV 后,其病理改变的程度明显轻于免疫状况正常的 HSE 患者,这提示免疫病理学机制与 HSE 的病理改变相关。

三、临床表现

HSE 起病形式的缓急、临床症状的轻重取决于感染病毒的数量、病毒的毒力和宿主的功能状态。当机体以细胞免疫为主的防御机制较强而病毒复制的数量、毒力相对较弱时,往往起病较缓,临床症状较轻;反之则起病急,病情凶险,进展亦快。

HSE 一般为急性起病,少数表现为亚急性、慢性或复发性。可发生于任何年龄,50% 发生于 20 岁以上的成年人,无性别差异。前驱症状有上呼吸道感染、腹痛腹泻、发热、头痛、肌痛、全身不适、乏力、嗜睡等。约 1/4 患者的口唇、面颊及其他皮肤黏膜移行区出现单纯疱疹。症状可持续 1~2 周,继之出现脑部症状。90% 的患者出现提示单侧或双侧颞叶受累的症状和体征,包括严重的幻嗅及幻味、嗅觉丧失,不寻常或奇怪的行为,人格改变,记忆障碍。精神症状突出,发生率可达 69%~85%,表现为注意力涣散、反应迟钝、言语减少、情感淡漠、行动懒散等,也可出现木僵或缄默。也有患者表现为动作增多、行为奇特及冲动行为,记忆力及定向力障碍明显,可有幻觉、妄想或谵妄,部分患者因精神行为异常为首发或唯一症状而就诊于精神科。神经症状表现为失语、偏瘫、多种形式的痫性发作(全身强直痉挛性发作及部分性发作)、凝视障碍、展神经麻痹及其他脑神经体征。少数患者出现锥体外系症状,如肢体震颤。重症患者可出现各种程度的意识障碍,甚至昏迷,常因严重脑水肿产生颅内压增高,甚至脑疝形成,提示脑实质出血性坏死发展迅速且严重。部分患者可有脑膜刺激征和颈项强直,当累及脑干时呈脑干炎样的表现。在疾病早期即可出现去大脑强直或呈去皮质状态。轻型患者可仅表现为头痛、发热,轻度脑膜刺激征或轻微神经功能缺失症状。有学者曾报道 HSV-1 感染后出现"前岛盖综合征",表现为咀嚼肌、面肌、咽肌和舌肌功能障碍,是病毒特征性地侵犯前岛盖区域所致。当临床出现以上症状时,须考虑 HSE 的可能性。本病病程数日至 2 个月。以往报道预后差,病死率高达 40%～70%,现因特异性抗 HSV 药物的应用,多数患者得到早期有效治疗,病死率有所下降。

四、实验室检查

血常规检查白细胞及中性粒细胞增多,血沉加快。

所有怀疑病毒性脑炎的患者均应行脑脊液(CSF)检查,除非有颅内压过高表现的禁忌证。腰椎穿刺常显示脑脊液压力增高,细胞计数轻度或中度增多,甚至多达 $1000×10^6$/L,以淋巴细胞为主,如有血细胞或 CSF 黄变则提示有出血性坏死性脑炎的可能。蛋白质含量轻度增高,糖和氯化物正常。极少数患者最初腰穿检查白细胞正常,但复查时会增多。

由于 HIV 感染、应用糖皮质激素或其他免疫抑制药、化疗或淋巴系统恶性肿瘤的免疫功能严重低下患者,CSF 可能没有炎性反应。仅 10% 脑炎患者 CSF 细胞数超过 $500/\mu L$。

大约 20% 的脑炎患者存在非创伤性 CSF 红细胞增多($>500/\mu L$)。这种病理现象多在出血性脑炎时发生,多为 HSV、科罗拉多蜱热病毒感染,偶尔为加利福尼亚脑炎病毒感染。危重的 HSV 性脑炎患者 CSF 葡萄糖水平减低,应排除细菌性、真菌性、结核性、寄生虫、钩端螺旋体、梅毒、结节病或肿瘤性脑膜炎的可能性。

对 HSV 脑炎的研究提示,CSF 聚合酶链反应(PCR)技术的敏感性(约 98%)和特异性(约 94%)与脑组织活检相当或较其更优越。注意对 CSF 进行 HSVPCR 检查的结果应与以下因素结合起来判别:患者罹患该疾病的可能性、症状发作与进行检查之间的时间间隔以及之前是否应用过抗病毒治疗。如果临床表现及实验室检查均支持 HSV 脑炎,但 CSF HSV PCR 为阴性时,只能判断该患者 HSV 脑炎的可能性较小,但并不能作为排除诊断。病程与疱疹病毒脑炎患者 CSF HSV PCR 阳性率相关,有一项研究表明,开始抗病毒治疗的第 1 周内 CSF PCR 可持续阳性,8～14d 时下降到不足 50%,15d 以后则为 21% 以下。

HSV 脑炎患者 CSF 中可检测到针对 HSV-1 糖蛋白及糖蛋白抗原的抗体,早期 CSF 中 HSV 抗原阴性可作为排除本病的依据之一。可采用 Western 印迹法、间接免疫荧光测定及 ELISA 法检测 HSV 特异性 IgM、IgG 抗体。有报道用双份血清和双份 CSF 进行 HSV-1 抗体的动态测定,发现 CSF 抗体有升高趋势,滴度达

1∶80以上。血与CSF抗体比＜40或CSF抗体有4倍以上升高或降低者有助于HSE的诊断。检查HSV抗体及抗原的最佳时期是在病程的第1周,因此限制了该检查对急性期诊断的作用。但是,CSF HSV抗体检查对有些病程＞1周、CSF PCR阴性的患者仍有作用。

(一)脑电图检查

HSE早期即出现脑电图异常,＞90%的PCR证实,HSV脑炎患者均有EEG异常,表现为弥散性高幅慢波,也可见局灶性异常,常有痫性波。左右不对称,以颞叶为中心的周期性同步放电(2～3Hz)最具诊断价值。这种典型的周期性复合波在第2～15d很典型,经病理证实的HSV脑炎患者2/3均有上述改变。

(二)影像学检查

HSE在发病5～6d后头颅CT显示一侧或双侧颞叶、海马和边缘系统出现局灶性低密度区,严重者有脑室受压、中线结构移位等占位效应。若低密度区中间出现点状高密度区,则提示出血性坏死、更支持HSE诊断。在早期MRI T_2 加权像可见颞叶中、下部,向上延伸至岛叶及额叶底面有周边清晰的高信号区。虽然90%的患者存在颞叶异常,大约10%PCR证实HSV脑炎患者MRI检查正常。CT较MRI敏感性较差,大约33%的患者为正常。常规MRI检查以外的FLAIR像及弥散加权像可以提高其敏感性。

脑组织活检目前只在CSF PCR检查阴性,无法确定诊断,且有MRI异常、临床症状进行性恶化、阿昔洛韦及支持治疗无效的患者中进行。脑组织活检发现神经细胞核内嗜酸性包涵体或电镜下发现HSV病毒颗粒可确诊。在活检获取的脑组织中分离出HSV曾一度认为是诊断HSV脑炎的金标准。如果已行脑活检,应对脑组织进行病毒培养,并行组织学及超微结构的检查。应在临床上及实验室检查提示病变最严重的部位取材。虽然脑活检并非无创性检查,但病死率很低(＜0.2%),出现严重并发症的可能性在0.5%～2.0%。潜在性可能导致死亡的原因还有可能继发于全身麻醉、局部出血、水肿,与手术相关的癫痫、伤口裂开或感染。

五、诊断

由于HSE病情严重、进展迅速,且有效的抗病毒药物已用于临床,所以早期迅速做出诊断非常重要。

临床诊断可参考以下标准:①口唇或生殖道疱疹史。②急性或亚急性起病、发热,明显精神行为异常、抽搐、意识障碍及早期出现的局灶性神经系统损害体征和(或)伴脑膜刺激征。③脑脊液中未检出细菌、真菌,常规及生化检查符合病毒性感染特点,如红细胞增多更支持本病的诊断。④脑电图以额、颞叶为主的脑弥散性异常。⑤头颅 CT 或 MRI 发现颞叶局灶性出血性脑软化灶。⑥双份血清,脑脊液标本特异性抗体(IgG)检测,恢复期标本 HSV-1 抗体有 4 倍或 4 倍以上升高或降低者以及脑脊液标本中 HSV-1 的 IgM 抗体阳性者。⑦特异性抗病毒药物治疗有效也可间接支持诊断。

确诊需如下检查:①脑脊液中发现 HSV 抗原或抗体。②脑组织活检或病理发现组织细胞核内包涵体或经原位杂交法发现 HSV 病毒核酸。③CSFPCR 检测发现该病毒 DNA。④脑组织或 CSF 标本 HSV 分离、培养和鉴定阳性。

六、鉴别诊断

(一)带状疱疹病毒脑炎

带状疱疹病毒脑炎临床少见。带状疱疹病毒主要侵犯和潜伏在脊神经后根、神经节的神经细胞或脑神经的感觉神经节的神经细胞内,极少侵犯中枢神经系统。本病是由带状疱疹病毒感染后引起的变态反应性脑损害,临床表现为意识模糊、共济失调及局灶性脑损害的症状体征。病变程度相对较轻,预后较好。由于患者多有胸腰部带状疱疹病史,头颅 CT 无出血性坏死表现,血清及脑脊液检出该病毒抗原、抗体和病毒核酸阳性,可资鉴别。

(二)肠道病毒性脑炎

肠道病毒性脑炎是 40%～60% 的病毒性脑膜炎、大多数的麻痹性脊髓灰质炎和少数的脑炎是由肠道病毒引起。已知人类肠道病毒有 70 多种,B 组柯萨奇病毒和艾柯病毒最常见的神经系统感染都是脑膜炎。多见于夏秋季,可为流行性或散发性。临床表现为发热、意识障碍、共济失调、反复痫样发作及肢体瘫痪等。肠道病毒性脑炎的诊断除上述临床表现外,脑脊液常规和生化检查并无特异性,病原学诊断需要进行病毒分离和血清学试验。病程初期的胃肠道症状、脑脊液中的病毒分离或 PCR 检查阳性可帮助鉴别。

(三)巨细胞病毒性脑炎

巨细胞病毒性脑炎临床少见,正常人在新生儿期后很少发生巨细胞病毒(CMV)脑炎,多见于免疫缺陷如 AIDS 或长期应用免疫抑制药的患者,常伴发系统性疾病。临床呈亚急性或慢性病程,表现为意识模糊、记忆力减退、情感障碍、头痛、畏光、颈强直、失语、痫样发作和局灶性脑损害的症状体征等。约 25% 的患者颅脑行 MRI 可有弥散性或局灶性白质异常。CMV 脑炎的临床表现、CSF 和影像学改变均无特异性,诊断困难,特别是老年患者。当晚期 HIV 感染患者出现亚急性脑病,CSF 中性粒细胞增多,糖降低,MRI 表现为脑室周围异常信号时,CMV 脑炎诊断可明确。进一步实验室检查包括病毒分离、脑电图检查、影像学检查和 PCR 技术等。因患者有 AIDS 或免疫抑制病史,体液检查找到典型的巨细胞,PCR 检查 CSF 病毒阳性而易于鉴别。

(四)化脓性脑膜炎

化脓性脑膜炎的特点为全身感染症状重、CSF 白细胞显著增多,细菌培养或涂片检查可发现致病菌。可寻找原发性化脓性感染灶,抗生素治疗有效。脑脓肿表现颅内压明显增高,加强 CT 显示环形增强有助于鉴别诊断。

(五)结核性脑膜炎

结核性脑膜炎常合并活动性肺结核或肺外结核或有与开放性肺结核患者的密切接触史。患有免疫缺陷疾病或服用免疫抑制药物。早期表现为结核中毒症状。神经系统症状符合脑膜炎的临床表现,如发热、颅高压和脑膜刺激征。结核菌素试验阳性,CSF 呈非化脓性细菌性炎症改变,如细胞数增多($<1000/mm^3$),糖和氯化物降低、涂片、培养发现结核杆菌。CSF 细胞学检查呈混合细胞反应(MLR),脑脊液单核细胞内结核分枝杆菌早期分泌抗原(ESAT-6)染色阳性;CSF 结核抗体阳性或 PCR 阳性,脑活检证实存在结核性肉芽肿改变。脑 CT 或 MRI 符合结核性脑膜炎的特点(脑积水、弥漫脑水肿、颅底脑膜强化)。抗结核治疗有效。

(六)新型隐球菌性脑膜炎

新型隐球菌性脑膜炎与结核性脑膜炎临床表现及脑脊液常规生化改变极为相似,但新型隐球菌性脑膜炎起病更为缓慢,脑压增高显著、头痛剧烈,可有视觉障碍,而脑神经一般不受侵害,症状可暂行缓解。脑脊液涂片墨汁染色找到隐球菌孢子或沙氏培养生长新型隐球菌即可确诊。

(七)抗 NMDA 受体脑炎

抗 NMDA 受体(N-甲基-M-天冬氨酸受体)脑炎是一种与 NMDA 受体相关且对治疗有良好反应的脑炎,属于副肿瘤性边缘叶脑炎中的一种,临床特点为显著的精神症状、抽搐发作、记忆障碍以及意识水平降低,伴有发热并且常出现低通气现象。血及脑脊液中可以检测到抗 NMDA 受体的抗体。对于年轻女性患者具有特征性的上述临床表现,特别是伴有卵巢畸胎瘤、脑脊液和(或)血清抗 NMDA 受体抗体阳性可明确诊断。

(八)急性播散性脑脊髓炎(ADEM)

ADEM 是急性起病,病前可有上呼吸道感染史。表现为轻至中度发热,常有精神症状,意识障碍及局灶神经功能缺失症,易与 HSE 混淆。因其病变主要在脑白质,痫样发作甚为少见。影像学显示皮质下白质多发低密度灶,多在脑室周围,分布不均,大小不一,新旧并存,脱髓鞘斑块有强化效应。免疫抑制治疗有效,病毒学与相关检查阴性为其特征。

(九)桥本脑病

桥本脑病是一种与桥本甲状腺炎有关的复发或进展性脑病。表现为急性、亚急性反复发作的卒中样短暂性神经功能缺损,隐袭,逐渐进展的痴呆、精神异常和昏迷,与甲状腺功能减退的黏液水肿所出现的精神神经症状不同。该病的发生与甲状腺功能的状态无关,患者的甲状腺功能可以正常、亢进或减退,但血中抗甲状腺抗体滴度升高是必要指标。发病机制不明,尚无确切的诊断标准,需排除多种原因造成的其他脑病,类固醇治疗常可使病情明显好转。

(十)线粒体脑病(MELAS 型)

线粒体脑病患者临床可出现反复发热、头痛、抽搐、逐渐进展的智能低下至痴呆、视听功能障碍及颈项强直,与 HSE 的表现十分相似,但很少出现意识障碍。在脑电图弥散性慢波基础上,尚有普遍或局灶性的暴发放电,应该想到线粒体脑肌病的可能。患者 MRI 平扫的影像学表现为受累部位皮质的层状坏死,并且坏死部位不按照血管分布。乳酸性酸中毒是本病的主要临床表现之一,肌肉活检和基因检测对 MELAS 综合征的诊断具有十分重要的意义。

(十一)脑肿瘤

HSE 有时以局灶症状为突出表现,伴颅内压增高时类似于脑肿瘤。但是脑肿瘤无论原发性或转移性病程相对较长,CSF 蛋白明显增高,脑 CT 增强扫描有强化效应,MRI 可明确肿瘤的部位与大小甚至病变性质。

七、治疗

早期诊断和治疗是降低本病病死率的关键,包括病因治疗、免疫治疗和对症支持治疗。

(1)抗病毒治疗:阿昔洛韦(无环鸟苷):HSV 编码一种酶(胸腺嘧啶脱氧核苷激酶),可以使阿昔洛韦磷酸化生成 $5'$-单磷酸阿昔洛韦。然后宿主细胞的酶使该物质再次磷酸化生成三磷酸衍生物。这种三磷酸化阿昔洛韦可以产生抗病毒作用,其作用方式是移植病毒 DNA 聚合酶,使病毒合成 DNA 链时提前终止。未被感染的细胞不能使阿昔洛韦磷酸化成为 $5'$-单磷酸阿昔洛韦,故阿昔洛韦的抗病毒作用具有特异性。三磷酸化的阿昔洛韦特异性抑制病毒的 DNA 聚合酶而不抑制宿主细胞的酶,也加强了其特异性。病毒脱氧核苷激酶或 DNA 聚合酶的改变可导致阿昔洛韦抵抗。到目前为止,在免疫功能正常的患者中,阿昔洛韦抵抗性病毒株尚未成为严重的临床问题。但是,已有报道在免疫抑制的患者 CNS 以外的部位分离出致病力强、阿昔洛韦抵抗的 HSV 病毒株,包括 AIDS 患者,此时可考虑更换其他抗病毒药物。本病预后与治疗是否及时、充分及疾病的严重程度有关,所以早期诊断和治疗极为重要。

当临床表现强烈提示或不能排除单纯疱疹病毒脑炎时,即应给予阿昔洛韦治疗。该药血-脑脊液屏障穿透率为 50%,对细胞内病毒复制有明显抑制作用。治疗应遵循全程、足量的原则。成年人剂量为 30mg/(kg·d),分 3 次静脉滴注,14～21d 为 1 个疗程,少于 10d 则容易复发。若病情较重,可延长治疗时间或再治疗 1 个疗程。本品毒性很小,不良反应主要有头痛、恶心和呕吐。此外,皮疹、疲乏、发热、脱发和抑郁少见。免疫抑制患者用药后偶有肝功能异常和骨髓抑制。在正规给予阿昔洛韦治疗后若患者 CSF HSV PCR 持续阳性,则应在复查 CSF PCR 后再延长阿昔洛韦治疗 7d。新生儿的 HSV 脑炎应每 8h 给予阿昔洛韦 20mg/kg(每日总剂量 60mg/kg),最少治疗 21d。

(2)免疫治疗:可选用干扰素、转移因子、免疫球蛋白等。肾上腺糖皮质激素对减轻炎症反应和减轻炎症区域的水肿有一定效果,但目前尚存在争议,对症状较重的患者,可早期酌情使用。

(3)全身支持治疗:对重症及昏迷患者至关重要。需维持营养、水电解质和酸碱平衡,保持呼吸道通畅,加强护理,预防压疮及呼吸道感染等并发症。

(4)对症治疗:对高热患者应给予物理降温或药物降温;对出现抽搐者及时使用抗癫痫药物;如患者出现精神症状,可适当使用抗精神病药物。

(5)中药可用牛黄安宫丸、紫雪等。

(6)恢复期予以按摩、针灸、理疗、脑细胞活化剂及神经功能训练有助于肢体功能恢复。对复发性病例应规划开展新疗程的治疗。

由于 HSE 病情严重、病死率高,在性传播疾病中,生殖器疱疹和新生儿疱疹病例也日益增多,因而促进了 HSV 疫苗的研制工作。利用 HSV 糖蛋白制备的病毒亚单位疫苗和核酸疫苗在动物实验中显示有明显抗 HSV 感染的保护作用,但是,对于人类感染 HSV 的确切预防作用还须进一步观察研究。

第二节　细菌性脑膜炎

细菌性脑膜炎是由细菌感染(结核杆菌、布氏杆菌除外)所致的脑膜化脓性炎症。各个年龄段均可发病,以儿童最多见;患者常急性起病,主要表现为发热、头痛、畏光等,多有明显的脑膜刺激征和脑脊液异常改变。

细菌性脑膜炎在欧美国家的发病率为 4.6～10/10 万人,而发展中国家约为 101/10 万人。21 世纪之前,流感嗜血杆菌曾是儿童细菌性脑膜炎最常见致病菌,约占所有病例的50%,但随着流感嗜血杆菌疫苗的应用,其发病率明显降低。目前,社区获得性细菌性脑膜炎主要的病原为肺炎链球菌(约50%)、脑膜炎双球菌(约25%)、B族链球菌(约15%)和单核细胞增多性李斯特菌(约10%),而流感嗜血杆菌仅占细菌性脑膜炎的10%以下。

一、病因及发病机制

任何细菌感染均能引起脑膜炎,其病原菌与患者的年龄存在一定关系。

肺炎链球菌是20岁以上成年人脑膜炎患者最常见的病原体,约占报道病例数的50%。许多因素可以导致患肺炎链球菌性脑膜炎的危险性增加,其中最重要的是肺炎链球菌性肺炎。其他危险因素包括急性或慢性鼻窦炎或中耳炎、酗酒、糖尿病、脾切除、低免疫球蛋白血症、补体缺乏及伴有颅底骨折及脑脊液鼻瘘的脑外伤等。

脑膜炎双球菌感染占全部细菌性脑膜炎病例的25%(每年0.6/100000),但占20岁以下病例数的60%。皮肤出现瘀点或紫癜性损害可以特异性提示脑膜炎双球菌感染。一些患者呈暴发性起病,症状出现后几个小时内加重至死亡。感染可以由鼻咽部菌群引起,并呈无症状的带菌状态,但也可以引起侵害性的脑膜炎症。鼻咽部菌群是否会造成严重的脑膜炎症,取决于细菌的毒力和宿主的免疫状态,包括产生抗脑膜炎双球菌抗体的能力及补体通过经典途径和旁路溶解脑膜炎双球菌的能力。缺失补体任何成分包括裂解素的个体,均对脑膜炎球菌感染高度易感。

对于患有慢性或消耗性疾病,如糖尿病、肝硬化、酗酒及慢性泌尿系统感染等的患者,肠道革兰阴性杆菌正逐渐成为其罹患脑膜炎的主要致病菌之一。革兰阴性脑膜炎也可由神经外科手术引起,尤其是颅骨切除术是常见原因。

曾认为B族链球菌是新生儿脑膜炎的主要因素,但已有报道称B族链球菌可导致50岁以上患者发生脑膜炎。

单核细胞增多性李斯特菌正逐渐成为新生儿、孕妇、60岁以上及存在免疫力低下人群患脑膜炎的主要病因。该种感染系摄入污染李斯特菌属的食物所致。通过污染的凉拌菜、牛奶、软奶酪及各种"即食"食品包括肉类熟食及未加工的热狗所传播的人类李斯特菌感染均见诸报道。

另外,颅脑手术后脑膜炎患者常见病原体亦包括克雷伯菌、葡萄球菌、不动杆菌和铜绿假单胞菌感染。

细菌主要通过血液循环进入脑膜,然后透过血脑屏障而引起脑膜炎。脑膜炎球菌多在鼻咽部繁殖、肺炎链球菌多通过呼吸道或中耳感染、流感嗜血杆菌则先引起呼吸道感染,局部感染的细菌侵入血液循环后先发生菌血症,重症感染者可在皮肤、黏膜上出现斑疹,直径为1~10mm,严重者会因并发肾上腺髓质出血和弥散性血管内凝血(DIC)而死亡。当病原菌透过血-脑屏障时即可引发化脓性脑膜炎。而克雷伯菌、葡萄球菌、铜绿假单胞菌等多通过手术、外伤等直接侵入颅内导致颅内细菌感染。

二、病理变化

细菌性脑膜炎感染初期仅有软脑膜和脑表浅血管充血扩张,随后炎症沿蛛网膜下隙蔓延,使大量脓性渗出物覆盖脑表面,也沉积于脑沟、脑裂、脑池、脑基底部、颅后窝、小脑周围和脑室腔内。随着炎症的加重,浅表软脑膜和室管膜被纤维蛋白渗出物所覆盖,逐渐加厚而呈颗粒状,形成粘连后影响脑脊液吸收及环流受阻,导致脑积水。在炎症晚期,脑膜增厚,易于出血,严重者并发脑炎;有的脑膜炎因脓性渗出物包绕血管,引起血管炎,造成脑梗死,也可造成静脉窦血栓形成、硬膜下积液、脑脓肿等。

镜检可见患者软脑膜充血,软脑膜及蛛网膜下隙内大量中性粒细胞渗出,有时还可见少量淋巴细胞、巨噬细胞和纤维素渗出,炎症细胞沿着皮质小血管周围的Virchow-Robin间隙侵入脑内,并有小胶质细胞反应性增生。在亚急性或慢性脑膜炎患者中可以出现成纤维细胞增生,故而蛛网膜粘连,软脑膜增厚,粘连封闭第四脑室的正中孔、外侧孔或者中脑周围的环池,就会造成脑室系统的扩大,形成脑积水。

三、临床表现

本病多急性起病,早期先出现畏寒、发热等全身症状,并迅速出现头痛、呕吐、畏光等,随后出现颈项强直、意识障碍。其中临床经典的三联征包括发热、头痛、颈项强直,另外意识障碍是成年患者最常见的表现之一;而年幼儿童则常表现为易激惹、淡漠、囟门凸出、进食差、发绀、眼睛瞪视及癫痫发作等。

有学者报道了急性细菌性脑膜炎患者中颈项强直、发热、意识障碍等3项表现的出现率,在696例成年人化脓性脑膜炎患者中,44%的患者同时出现,如3种表现均不存在则可基本排除化脓性脑膜炎的诊断,其敏感性达99%。另外,颈抵抗这一最常见的体征也仅占所有患者的50%～90%,在有意识障碍的患者中更不容易查出。同时,颈抵抗也常见于蛛网膜下隙出血、破伤风或其他合并高热的脑内感染患者。但在普通内科非脑膜炎住院患者中,有13%的成年人、35%的老年人出现颈抵抗。在肯尼亚一项针对儿童的研究中,40%(30%～76%)出现颈抵抗的患者最后诊断为化脓性脑膜炎。即使增加Kernig征或者Brudzinski征检查也不能增加诊断的敏感性,因为前两者的敏感性均不到10%。

所有患者中15%～30%出现神经系统局灶性体征或癫痫发作,但这些表现也可见于结核性或隐球菌性脑膜炎中。10%～15%的细菌性脑膜炎患者可出现皮肤瘀点或者紫癜。大多数皮疹与脑膜炎球菌感染有关，仅有少部分患者见于肺炎球菌、葡萄球菌或流感嗜血杆菌感染时，部分患者特别是脑膜炎球菌感染的患者可出现感染后关节炎。

细菌性脑膜炎可伴多种颅内合并症，如婴幼儿的慢性硬膜下积液、成年人的硬膜下脓肿以及脑脓肿、脑梗死等。

四、辅助检查

（一）常规检查

急性期患者血液中白细胞增多，以中性粒细胞为主，可达80%～90%，血沉加快。病变初期未经治疗时的血涂片可见病原菌，血培养大多可查到阳性结果。

（二）脑脊液检查

细菌性脑膜炎的脑脊液检查具有白细胞增多、葡萄糖降低和蛋白质增高等特点。腰椎穿刺可发现颅内压增高，脑脊液外观浑浊或呈脓性，常规检查白细胞增多，一般在$(250～10000)\times10^6/L$，以中性粒细胞为主；蛋白增高，通常超过$1g/L$，而糖和氯化物降低；脑脊液pH降低，乳酸、LDH、溶菌酶含量以及免疫球蛋白IgG、IgM均明显增高。脑脊液培养是确诊的金标准。

脑脊液培养发现病原菌的概率较高，社区获得性细菌性脑膜炎需做需氧培养，而神经外科术后脑膜炎时厌氧培养显得就尤为重要。一项875例细菌性脑膜炎的研究中，在给予抗生素治疗前脑脊液培养的阳性率达85%，其中流感嗜血杆菌性脑膜炎阳性率96%、肺炎球菌性脑膜炎阳性率87%、脑膜炎球菌性脑膜炎阳性率80%；但腰椎穿刺前已经给予抗生素治疗的患者，脑脊液培养阳性率则降低到62%。另一项来自巴西3973例细菌性脑膜炎的报道则显示，应用抗生素前脑脊液培养的阳性率仅为67%。尽管脑脊液培养阳性率高且意义重大，但培养并鉴定致病菌常需48h，故仍需其他快速的检测方法。

脑脊液革兰染色可以快速鉴定怀疑细菌性脑膜炎患者的致病菌，社区获得性脑膜炎患者检查致病菌的阳性率为60%～90%，特异性大于97%，但针对不同病原菌其阳性率差别很大。肺炎链球菌阳性率为90%、流感嗜血杆菌阳性率为86%、脑膜炎球菌阳性率为75%、革兰阴性杆菌阳性率为50%、单核细胞增多性李斯特菌阳性率约为33%。

（三）病原菌抗原检查

采用特异性病原菌抗原的测定更有利于确诊。对流免疫电泳法检测抗原对流脑A、C族、肺炎链球菌和流感嗜血杆菌脑膜炎脑脊液中多糖抗原阳性检出率达

80％以上。乳胶颗粒凝集试验可用于测定肺炎链球菌型脑膜炎和流脑患者脑脊液中多糖抗原,但检查前给予抗生素治疗会导致阳性率明显降低。

(四)头颅 CT 检查

对于急性细菌性脑膜炎的诊断,CT 提供的特异性信息极少。在病变早期多无阳性发现,病变进展期患者可以出现基底池、脉络膜丛、半球沟裂等部位密度增高。合并脑炎时可见脑实质内局限性或弥散性低密度灶,以额叶常见。增强扫描可见脑膜呈带状或脑回状强化。后期由于蛛网膜粘连,出现继发性脑室扩大和阻塞性脑积水,并发硬膜下积液,于颅骨内板下呈新月形低密度灶。

(五)头颅 MRI 检查

MRI 在发现病变、明确病变范围及受累程度明显优于 CT 检查。正常脑膜MRI 表现为非连续的、薄的短线状低信号结构,MR 平扫对脑膜显示不敏感,增强后硬脑膜因缺乏血-脑屏障可被强化,表现为薄而不连续的线状强化。细菌性脑膜炎所致脑膜强化与脑膜炎感染方式和程度有关。血源性感染主要表现软脑膜——蛛网膜下隙型强化,而外伤或术后导致的脑膜炎则主要表现为硬脑膜——蛛网膜下隙强化,与硬膜外炎症直接累及有关。另外 MRI 可表现为脑实质的长 T_1、长 T_2改变,与炎性渗出刺激血管导致血管痉挛或者血栓形成有关。脑皮质的梗死引起脑膜结构的破坏,加速脑炎和脓肿在软脑膜下皮质和邻近脑白质的形成,表现为局限性脑组织水肿和占位效应。

五、诊断

根据急性起病,出现发热、头痛、颈项强直等临床表现,结合脑脊液中以中性粒细胞为主的化脓性炎症改变,一般不难诊断。但对于老年人或婴幼儿脑膜刺激征不明显的病例,应给予高度重视,必要时需多次腰穿检查。

六、鉴别诊断

急性细菌性脑膜炎需要与结核性、真菌性和病毒性脑膜炎、脑炎、脑脓肿等疾病相鉴别,在诊断为细菌性脑膜炎后则应尽快明确其具体致病菌。

肺炎链球菌、流感嗜血杆菌和脑膜炎球菌是最常见的急性细菌性脑膜炎的病因。然而,另外一些感染也可导致具有类似临床表现的脑膜炎。这些感染常与特殊人群有关,如猪链球菌是东南亚地区最常见的细菌性脑膜炎病因,但在其他地区罕见。HIV 感染是影响急性脑膜炎病因的重要因素。肺炎链球菌是 HIV 感染患者出现急性细菌性脑膜炎的最常见原因,但结核杆菌、新型隐球菌在 HIV 感染患者中也较常见,并且单靠临床表现很难将其鉴别开。该两类疾病所致脑膜炎症状多于发病后数天及数周出现,但也有部分患者会出现暴发性疾病,并出现明显颈抵抗和快速进展到昏迷。

七、治疗

(一)细菌性脑膜炎的治疗原则

1.对疑似细菌性脑膜炎患者的处理

对体格检查疑有急性细菌性脑膜炎者应立即行腰穿、血培养和头颅 CT 检查,紧接着开始经验性的抗菌治疗。

应避免延迟抗菌治疗。对神志不清和有局灶体征者,做血培养后立即开始治疗比进行其他任何诊断程序都重要。之后 CT 扫描和脑脊液检查应尽早做。腰穿的禁忌证是有脑疝临床征象和局灶大片损害(占位效应明显的大的脑脓肿)或者是 CT 扫描有严重的脑水肿者。应请耳鼻喉科医生做临床体检,及时发现脑膜旁的病灶(如耳炎、乳突炎、鼻窦炎)后尽早行外科治疗。

若抗生素应用后临床情况未改善,应了解可能的并发症(重做 CT 或 MRI)和其他感染源(鼻旁窦的持续感染)。重要的是,使用的抗生素对致病病原菌的敏感性必须在体外实验进行确定(包括确定最低抑菌浓度)。抗菌谱必须被调整至完全覆盖这些敏感菌。如果致病微生物没有被分离出来,对那些开始治疗无反应的患者应考虑扩大抗菌谱的范围。

2.抗生素治疗

明确病原微生物后,应选择高效、能透过血脑屏障、能保持脑脊液中足够的浓度、在化脓的和酸性脑脊液中连续的抗菌活性和不良反应低的抗生素。实验和临床研究发现,脑脊液中抗生素的浓度超过了对某种病原体外最低杀菌浓度的 10~20 倍,能够获得最好的治疗反应。如果没有确定病原菌,而不得不开始治疗,则应结合患者的年龄、易患因素、潜在疾病和最可能的病原菌开始治疗。开始抗菌治疗后,每天应做腰穿,直到脑脊液中无菌为止。在开始治疗 24~48h 后,通常脑脊液菌检转阴。

3.辅助治疗

由于抗生素能诱导细菌细胞壁成分松解而引起细菌死亡,但紧接着又启动了炎症级联反应,故应积极开展辅助治疗。

(1)皮质激素:在脑膜炎的动物模型中,皮质激素能减轻脑水肿和脑膜的炎症,从而降低颅内压,改善脑脊液循环障碍并阻止脑血流的改变。最近的荟萃分析表明,地塞米松可作为细菌性脑膜炎的有效辅助治疗。地塞米松可减少脑膜炎儿童的双侧听力丧失和神经后遗症的发生率。地塞米松的 4d 用药法与 2d 用药法对儿童的细菌性脑膜炎是等效的。地塞米松亦可降低成人肺炎球菌性脑膜炎的病死率。

地塞米松对已发生的脑血管并发症并没有有效证明，我们目前还不知道早期地塞米松治疗能否防止脑血管并发症。

对并发感染性心内膜炎或新生儿细菌性脑膜炎者，不推荐使用皮质激素。实验和临床数据没有显示地塞米松在脑膜炎双球菌性脑膜炎中有效。

不可否认，对细菌性脑膜炎早期辅助地塞米松治疗是否有效也有争论。

（2）其他的辅助治疗方法：包括对颅内压增高、败血症性静脉窦血栓形成、癫痫发作和纠正电解质紊乱的治疗。因缺乏前瞻性对照临床调查研究，在细菌性脑膜炎患者中针对败血症性静脉窦血栓形成进行抗凝治疗还在争论。尽管已用抗生素治疗，但上矢状窦的败血症性皮质血栓性静脉炎和血栓形成的发生率仍是 50%～80%。由于单独使用抗生素治疗的结果并不令人满意，在 MRI 或脑血管造影证实有败血症性静脉窦血栓形成的患者，可在静脉内调整肝素的剂量进行抗凝治疗。

（二）细菌性脑膜炎的治疗

1.抗生素治疗

（1）抗生素的经验治疗（抗生素的选择）：根据患者的年龄和临床情况对细菌性脑膜炎患者进行抗生素的经验治疗给出的建议见表 3-1。对新生儿细菌性脑膜炎最普通的病原体是革兰阴性肠杆菌、无乳链球菌和单核细胞增多性利斯特菌。因此，在这个年龄组的经验抗生素治疗经常推荐头孢噻肟加氨苄西林的组合；作为选择，有些学者推荐氨苄西林联合氨基糖苷。尽管实验室的结果可能提示细菌对这些药剂敏感，但是第三代头孢菌素在体内对单核细胞增多性利斯特菌无抗菌活性，故并不推荐头孢菌素单一疗法。在婴儿和儿童（大于 2 个月）最初的经验抗生素治疗通常包括给予第三代头孢菌素（如头孢曲松或头孢噻肟）。健康的具有免疫能力的人群，细菌性脑膜炎的最常见病原体是肺炎链球菌或脑膜炎球菌，起初的抗生素治疗由第三代头孢菌素组成（如头孢曲松或头孢噻肟）。在耐药肺炎球菌菌株高发的地区，建议最初的经验治疗应该包括两种抗生素：利福平或万古霉素；头孢菌素和利福平或万古霉素。脑脊液分离肺炎链球菌和脑膜炎球菌后应该检测对青霉素和氨苄西林的敏感性（表 3-2）。

表 3-1　对新生儿、儿童和成人细菌性脑膜炎最初的经验抗生素治疗

年龄组	推荐的抗生素用法
新生儿	头孢噻肟加氨苄西林
婴儿和儿童	第三代头孢菌素

续表

年龄组	推荐的抗生素用法
成人	
健康的具有免疫能力的后天免疫性群体	第三代头孢菌素加氨苄西林
医院的(如手术后、最近的头外伤)	万古霉素加头孢他啶或美罗培南
免疫妥协者、老年人	头孢噻肟加氨苄西林
分流相关脑膜炎	万古霉素加头孢他啶或美罗培南

表 3-2　病原菌已知的细菌性脑膜炎的抗生素治疗

致病病原体	药物选择	备选方案
脑膜炎双球菌	青霉素	头孢曲松或头孢噻肟,氨苄西林,利福平
肺炎链球菌,青霉素敏感	青霉素	头孢曲松或头孢噻肟
肺炎链球菌,青霉素耐药 (MIC 0.1~1μg/mL)	头孢曲松或头孢噻肟	美罗培南,头孢吡肟
肺炎链球菌,青霉素抵抗 (MIC>1μg/mL)	头孢曲松加万古霉素或头孢曲松加利福平	美罗培南,头孢吡肟
流感(嗜血)杆菌	头孢曲松或头孢噻肟	氨苄西林加氯霉素
B 型链球菌	青霉素(加庆大霉素)	头孢曲松,氨苄西林(加庆大霉素),万古霉素
革兰阴性肠杆菌(克雷伯菌属、大肠杆菌、变形菌)	头孢曲松(或头孢噻肟)加氨基糖苷	美罗培南,头孢吡肟
铜绿假单胞菌	头孢他啶加氨基糖苷	美罗培南,头孢吡肟
葡萄球菌(新青霉素I敏感)	磷霉素或新青霉素Ⅲ	利福平,万古霉素(或氟氯西林)
葡萄球菌(新青霉素Ⅰ抵抗)	万古霉素	甲氧苄啶-磺胺甲基异噁唑(TMP-SMX),利福平
单核细胞增多性利斯特菌	氨苄西林加庆大霉素	TMP-SMX,美罗培南
脆弱类杆菌	甲硝唑	美罗培南,克林霉素

　　对青霉素耐药的脑膜炎球菌或相对的青霉素耐药的肺炎球菌,使用第三代头孢菌素;对于很高耐药性肺炎球菌,常常需要万古霉素治疗。

　　对新近头外伤或神经外科手术后出现的细菌性脑膜炎患者,推荐头孢曲松加头孢噻肟或美罗培南联合治疗。对体外脑室内的引流装置或脑室腹膜分流术感染相关的脑膜炎的经验抗生素治疗应该覆盖表皮葡萄球菌,金黄色葡萄球菌,革兰阴性肠杆菌;因此,通常推荐使用第三代头孢菌素(或美罗培南)加万古霉素联合治疗。当脑室腹膜分流术的感染发展成细菌性脑膜炎,分流装置需要移出。在治疗感染期间应该插入一个暂时的体外脑室内引流装置来控制脑积水。在严重的葡萄球菌性脑膜炎,万古霉素可以通过脑室内给药。如果脑膜炎由对氨基糖苷敏感的革兰阴性肠杆菌引起,那么庆大霉素可以通过脑室内加静脉内给药。免疫妥协的成年人应该用覆盖单核细胞增多性利斯特菌、肺炎链球菌、革兰阴性肠杆菌的第三代头孢菌素加氨苄西林的治疗方案。

(2)抗生素治疗的时间:表 3-3 给出了抗生素治疗细菌性脑膜炎的推荐时间。

表 3-3　无并发症的细菌性脑膜炎患者抗生素治疗的推荐时间

病原菌	抗生素治疗的推荐时间(d)*
脑膜炎双球菌	7～10
肺炎链球菌	10～14
流感(嗜血)杆菌	7～10
单核细胞增多性利斯特菌	14～21
B 型链球菌	14～21
革兰阴性肠杆菌	21

*依赖疾病本身和并发症的严重性确定。

2.患者隔离

临床怀疑脑膜炎双球菌性脑膜炎的患者(如出现瘀点、在脑脊液涂片革兰染色中是革兰阴性双球菌),在抗生素治疗开始后的最初 24h 应该被隔离。由其他细菌微生物引起的细菌性脑膜炎不需要隔离。

3.辅助治疗

在患流感(嗜血)杆菌性脑膜炎的儿童推荐使用地塞米松,0.15mg/kg,每 6h 一次,连续 4d。在脑脊液检查、革兰涂片染色或抗体检测结果的基础上证明或怀疑患有细菌性脑膜炎的婴幼儿,美国儿科学会推荐考虑用地塞米松治疗。成年脑膜炎患者在脑脊液革兰涂片染色显微镜检查中,发现革兰阳性双球菌(提示可疑的肺炎球菌感染)的情况下,如果没有禁忌证,在静脉使用抗生素之前,可以立即给予地塞米松治疗,如 8mg 静脉用,8h 一次,连用 2～4d。地塞米松的益处在化脓性细菌性脑膜炎特别明显(常与肺炎链球菌感染相关)。在这种情况下,抗生素引起的病原菌的溶解可以释放大量的细胞壁成分。最好是在第一剂抗生素使用前几分钟给予地塞米松的首剂,目的是获得炎症级联反应的最大的抑制作用,这种炎症级联反应是起源于抗生素引起的溶菌作用。推荐伴随使用一种静脉内的 H_2 受体拮抗剂,阻止胃肠道的出血。

在耐药肺炎球菌菌株发生率高的地区,建议经验抗生素治疗应该包括两种抗生素,头孢曲松和万古霉素或利福平(见前面经验抗生素治疗)。在使用地塞米松时,头孢曲松联合利福平作为首选,因为在实验性肺炎球菌性脑膜炎,用地塞米松治疗减少了万古霉素进入脑脊液的量,导致了脑脊液杀菌作用的推迟。

其他的辅助治疗:颅内压增高的治疗包括抬高床头 30°,换气过度者保持二氧化碳分压($PaCO_2$)为 $32\sim35mmHg$,给予高渗性药物,如甘露醇(20%甘露醇溶液 $125mL$,每 $4\sim6h$ 1 次)。颅内压升高的测量和监护设备对昏睡或昏迷的患者有好处。如果 CT 检查有脑积水的证据依据患者的意识水平,应该进行脑室引流并行连续的 CT 扫描。在 MTI 或造影检查证明有败血症性静脉窦血栓形成,可以进行静脉内肝素抗凝治疗(部分凝血酶原时间倍增)。抗惊厥药用来治疗癫痫。硬膜下的渗出(无菌的)通常能够自发的溶解消退,不需要外科治疗。对硬膜下积脓的患者,推荐 CT 引导下进行引流。

第三节 隐球菌性脑膜炎

隐球菌性脑膜炎是由新型隐球菌感染脑膜和脑实质所致的中枢神经系统的亚急性或慢性炎症性疾病,是深部真菌病中较常见的一种类型。

一、流行病学

(一)非艾滋病并发的隐球菌感染

在艾滋病流行之前,新型隐球菌感染是系统性真菌感染的一个少见病因,仅侵犯免疫受损的患者,如白血病、器官移植、皮质激素治疗或免疫抑制治疗的患者。一项 306 例非艾滋病感染隐球菌的患者研究,发现 28%使用激素,18%器官移植,18%慢性器官功能衰竭(肝、肺和肾),18%恶性肿瘤,13%风湿性疾病。随着全球各种器官移植数量的增加以及采取免疫抑制治疗肿瘤和其他系统性疾病的发展是非艾滋病患者隐球菌感染增加的主要原因之一。

据统计有 $2.6\%\sim5\%$的移植患者发生隐球菌感染,其中中枢神经系统感染的比率为$25\%\sim72\%$。隐球菌感染的器官移植患者的病死率为 $10\%\sim25\%$,而累及神经系统时的病死率约为 40%。

美国对 4 个地区 1250 万人进行了隐球菌感染的社区流行病学调查,结果显示非艾滋病患者隐球菌感染的年发病率为 $0.2\sim0.9/100000$。

(二)艾滋病并发的隐球菌感染

随着艾滋病患者的不断增多,美国、欧洲和澳大利亚的学者相继发现隐球菌感染是艾滋病患者最主要的机会性感染之一。据统计 $5\%\sim10\%$的艾滋病患者患有隐球菌感染。随着氟康唑广泛用于念珠菌病以及高效抗反转录病毒疗法的出现和应用,发达国家隐球菌感染的年发病率显著下降。

但在非洲和东南亚等发展中国家,艾滋病患者中隐球菌感染比欧美等发达国家更为严重。在南部非洲,新型隐球菌脑膜炎目前已成为社区获得性脑膜炎最常见的病因,占确诊脑膜炎的 20％～45％,高于结核性和细菌性脑膜炎。因此在艾滋病患者中防治隐球菌感染仍是一个长期艰苦的工作。

二、病原学

新型隐球菌是一种广泛存在于土壤中的圆形或卵圆形形状的溶组织酵母型真菌,菌体直径 4～6μm,易在干燥的碱性和富含氮类物质的土壤中繁殖,特别是在含有鸽子、火鸡和其他鸟类粪便的土壤中。含有致病菌的尘土是人类新型隐球菌感染的主要传染源。在健康人群的皮肤和胃肠道也可以分离出新型隐球菌,但其并不致病。新型隐球菌在适宜生长的人体组织内迅速以出芽的方式进行繁殖,体积可以增大到7～20μm,并形成荚膜,致病力和耐药性显著增加,在此繁殖过程中不形成菌丝和孢子。

目前致病性隐球菌有两种类型:C.neoformans 和 C.gattii,5 种血清型(以荚膜多糖为抗原分为 A 型、B 型、C,型、D 型及 AD 型)。其中 C.neoformans 的血清型包括 A 型、D 型以及 AD 型,C.gattii 则包括 B 型、C 型。C.neoformans 广泛分布于世界各地的土壤和鸟粪中,与免疫力低下的患者的发病相关,据统计所有艾滋病患者并发的隐球菌感染都是由该种病原菌引起。其中临床最常见的类型是 C.grubii(血清型 A 型),世界范围内超过 95％的隐球菌感染病例与之有关;C.neoformans(血清型 D 型)所致病例仅出现在一些欧美国家,如丹麦、德国、意大利、法国、瑞士和美国。截至目前,C.gattii(血清型 B 型、C 型)的分布与桉树一致,主要分布在热带和亚热带地区,如澳大利亚、东南亚、非洲中部以及美国的热带、亚热带地区,主要侵犯免疫功能正常的人体。

三、发病机制

细胞免疫是人体抵御新型隐球菌感染的最重要的机制。新型隐球菌脑膜炎通常发生在人体细胞免疫功能降低的情况下,特别是恶性肿瘤、糖尿病、严重烧伤、器官移植、自身免疫性疾病和艾滋病患者,长期使用肾上腺皮质激素、滥用抗生素、大剂量免疫抑制和抗肿瘤制剂治疗是新型隐球菌脑膜炎的高危因素。

新型隐球菌可经呼吸道、消化道进入人体,偶可经外伤后的皮肤组织的伤口直接侵入。其中新型隐球菌随灰尘进入人体呼吸道是最主要的感染途径。

正常人吸入少量隐球菌后,可迅速被清除,大量吸入后则可在人体内形成带有荚膜的致病性隐球菌,可在肺部形成胶冻状的结节性病灶。许多情况下,隐球菌能够在淋巴结或肺部病灶中保持静止数年,当机体细胞免疫功能受到抑制时,新型隐球菌可经血液循环迅速在全身播散,进入中枢神经系统,并在脑膜和脑实质内大量繁殖,出现各种炎症。

致病的新型隐球菌由菌体和荚膜组成。其致病力与荚膜多糖、黑色素、漆酶、磷脂酶等毒性因子有关。毒性因子通过抑制机体吞噬作用、增加新型隐球菌膜通透性、诱导免疫耐受、削弱免疫应答等方式使隐球菌在体内能生长繁殖并达到致病作用,还能够通过细胞毒性效应干扰宿主的防御,并产生神经毒性。此外,新型隐球菌能够在 37℃ 的环境中生长也是其致病的一个重要因素。

新型隐球菌感染的临床表现取决于病菌(致病性、数量)以及机体(免疫功能)。新型隐球菌 C.gattii 型可以直接侵袭宿主组织引发疾病。而宿主免疫功能降低时,新型隐球菌感染出现中枢神经系统并发症的可能性明显增加。

四、病理生理

病理:肉眼观察新型隐球菌脑膜炎尸检脑标本,可见明显的脑肿胀和脑膜充血,蛛网膜下隙可见黄白色胶冻样渗出物。脑内肉芽肿表面为结节状,质坚硬,部分呈囊状。切面呈灰白色、黄白色,纤维交错,其间可见半透明小囊腔。

镜下检查病变主要有两种形式:化脓性病变和炎性肉芽肿。新型隐球菌脑膜炎病变早期,主要表现为化脓性病变,由大量繁殖的隐球菌及其引起的炎性细胞(单核细胞、淋巴细胞)浸润构成渗出物积聚在颅底和蛛网膜下隙。新型隐球菌还可进入颅内血管周围间隙增殖,形成多发性的小囊肿和脓肿。此外,还可导致脑实质内小血管内皮炎症,引发局部脑组织缺血和坏死。新型隐球菌脑膜炎病变晚期,主要表现为炎性肉芽肿,由单核细胞、上皮样细胞及多核巨细胞等构成,中央可形成胶冻状坏死,累及脑膜和脑实质。在受累的大脑、小脑、中脑、延髓、蛛网膜下隙等处,均可有大小不等的局灶性肉芽肿形成。

病理切片中的新型隐球菌及其变种的形态:一般新型隐球菌呈圆形或椭圆形,直径 $2\sim20\mu m$,多数聚集成堆,少数分散在组织内。新型隐球菌可出现在巨噬细胞的内外,在渗出性或坏死性病灶中隐球菌数目很多,菌体大小不等,小的居多,易见到单芽生的无性繁殖方式。而在肉芽肿病灶中,则很少发现,如有则菌体较大,少见芽生状态,可见一侧胞壁塌陷呈碗形或盔形的退变菌体。

五、临床表现

新型隐球菌能够感染人体任何一种器官,但肺脏和中枢神经系统最易感染。肺脏通常是新型隐球菌感染的入侵部位,临床表现多样,可无肺部症状,也可表现为重症肺炎。

脑膜炎是中枢神经系统感染最常见的临床表现。根据其侵犯中枢神经系统的不同部位,临床表现各异。新型隐球菌可感染蛛网膜下隙,临床表现为脑膜炎的症状和体征,如头痛、发热、恶心、呕吐,颈项强直,查体可见视盘水肿,脑膜刺激征阳性等。新型隐球菌感染脑实质,临床表现为癫痫发作、精神障碍、偏瘫以及意识障碍等。因此,新型隐球菌脑膜炎称为新型隐球菌脑膜脑炎更为合适。临床上新型隐球菌脑膜炎最常见的表现是脑膜炎症状,脑炎症状少见。新型隐球菌脑膜炎常见的并发症是颅内压增高,可导致患者视、听神经功能丧失。因梗阻性脑积水所致的认知功能障碍、共济失调步态较为少见。

艾滋病患者并发新型隐球菌脑膜炎与免疫缺陷有关,通常发生在 CD4 计数 <100/μL 的患者。如果在抗反转录病毒治疗见效之前停用抗真菌治疗,新型隐球菌脑膜炎复发的危险明显增加,并可能出现中枢神经系统以外的病灶。与非艾滋病患者相比,其临床发病更为急骤,血清新型隐球菌抗原滴度更高,且脑脊液中炎性反应不明显(WBC <20/μL)。

以下是新型隐球菌脑膜炎的临床特点。

(一)年龄和性别

可见于任何年龄段,30~60 岁成年人发病多见,男女均可患病。

(二)伴随疾病状态

大部分患者有恶性肿瘤、免疫功能低下、慢性消耗性疾病、严重烧伤、器官移植、艾滋病以及抗生素滥用、长期使用大剂量免疫抑制药和抗肿瘤制剂的病史,部分患者有养鸽或与鸽粪密切接触史。

(三)起病方式

通常隐袭起病,表现为亚急性或慢性过程,病情缓慢进展,逐渐加重。免疫力低下患者可急性起病,占 10%。

(四)神经系统症状和体征

主要表现为颅内压逐渐增高所致的持续性加重的头痛、恶心、频繁呕吐、视物模糊,可伴颈部疼痛和活动受限,部分患者可出现精神行为异常、发作性抽搐,病情进展迅速的患者可出现嗜睡、昏睡等意识障碍,如颅内压进一步增高,患者意识障碍加重,甚至进入昏迷状态,大小便失禁。神经系统查体表现为颈项强直,Rerning's 征阳性,视力、听力减退,眼底检查可发现视盘水肿,边界不清,可合并视网膜出血和渗出。长期颅内压增高的患者可出现单侧或双侧动眼神经、展神经麻痹、四肢腱反射低下、双侧病理征阳性等神经系统定位损害体征。病情进一步进展,患者可因颅内压增高引发脑疝死亡。

(五)其他系统症状和体征

新型隐球菌脑膜炎还可伴有其他系统的病变,包括呼吸道、皮肤、前列腺、泌尿道、眼、骨骼以及血液系统。其中呼吸系统表现多样,可无任何症状,也可出现重症肺炎、ARDS。皮肤可出现斑丘疹。

(六)病程迁延

多数患者在确诊之前已经被怀疑为中枢神经系统感染,并按相应的诊断进行过抗病毒、抗菌或抗结核治疗,但病情迁延、反复,不易确诊。

六、辅助检查

(一)常规检查

血液白细胞计数轻度或中度增多,大部分病例在$(1\sim2)\times10^{10}/L$,少数可达$2\times10^{10}/L$以上。部分患者血沉加快。中后期可出现血红蛋白及红细胞计数减少。

(二)病原菌检查

针对新型隐球菌的特异性诊断性检查包括脑脊液涂片、病原体培养及血清学检查。在各种标本中如能找到新型隐球菌,对诊断有决定意义。

1.脑脊液检查新型隐球菌

脑脊液涂片,墨汁染色后进行镜检。一般新型隐球菌在镜下可见圆形或椭圆形的双层厚壁孢子,外有一层宽阔荚膜,边缘清楚完整,菌体内可见单个出芽。如脑脊液涂片、墨汁染色阴性,可离心沉淀(3000r/min,10min)后重复检查。脑脊液墨汁染色阳性,可进行菌体计数,判断预后及疗效;还可进行培养,筛查抗真菌药物的敏感性。70%～90%的艾滋病患者脑脊液墨汁染色呈阳性,而在非艾滋病患者的阳性率仅为50%,需要多次重复试验以提高阳性率。

检测脑脊液抗新型隐球菌抗体有助于诊断或判断病情,抗体滴度升高表明病情好转。检测方法有凝集反应、间接荧光试验、补体结合试验、间接血凝试验以及酶联免疫法。

2.血清学检查

针对新型隐球菌荚膜上的多糖抗原,可通过胶乳凝集试验检测,这是一种简便、快速、有效诊断隐球菌性脑膜炎的实验室方法。它以胶乳颗粒为载体,表面联接有抗新型隐球菌抗体,形成致敏胶乳悬液,当与患者脑脊液标本反应时,如标本中含有一定量的隐球菌荚膜多糖抗原,则可产生肉眼可见的凝集反应颗粒。

(三)脑脊液常规检查

艾滋病相关的新型隐球菌脑膜炎的脑脊液白细胞计数偏少,甚至在正常范围。

非艾滋病的新型隐球菌脑膜炎的脑脊液白细胞计数增多,以淋巴细胞为主。新型隐球菌脑膜炎患者的脑脊液压力增高,一般为 1.96~4.9kPa。外观正常或微混。糖和氯化物早期变化不明显,中后期可明显减少,特别是糖含量可显著降低,甚至为 0。

(四)神经影像学检查

脑 CT 和 MRI 可以显示脑膜周围的感染灶、合并脑实质性疾病的表现或脑水肿。神经影像学检查能够确定患者颅内病变的部位,对病变性质有一定的提示,但对病原体的确定没有特异性。

七、诊断

艾滋病患者诊断新型隐球菌脑膜炎并不困难,原因在于患者免疫功能低下,脑脊液中新型隐球菌数量多,墨汁染色通常为阳性,而且脑脊液和血清中新型隐球菌抗原检查的敏感性和特异性都非常高。而在非艾滋病患者中,如果脑脊液涂片墨汁染色、培养和抗原检查均阴性时,诊断新型隐球菌脑膜炎较为困难,特别是免疫功能正常的患者,这需要重复腰椎穿刺以及多次的脑脊液培养。在准备进行腰椎穿刺之前,应当优先进行头颅影像学检查,如 CT 或 MRI 等,以了解患者当前颅内组织结构状况。

以下为新型隐球菌脑膜炎的诊断要点。

亚急性或慢性起病的头痛患者,伴有低热、恶心、呕吐和脑膜刺激征。

腰椎穿刺检查提示颅内压增高,脑脊液常规和生化检查证实存在脑膜炎症改变,脑脊液墨汁染色发现带有荚膜的新型隐球菌。

神经影像学(CT 或 MRI)发现患者脑实质内散在局限性炎性病灶和(或)广泛的脑膜增强反应。

八、鉴别诊断

新型隐球菌性脑膜炎与患者的免疫状态有关,确诊的艾滋病患者较易诊断,但如果患者免疫正常,临床就需要与具有脑膜和脑实质损害的其他中枢神经系统感染性疾病、脑血管病以及脑膜癌病进行鉴别。

(一)结核性脑膜炎

为结核杆菌感染所致的急性、亚急性或慢性脑膜和脑实质炎症,临床典型表现发热、头痛、呕吐,查体可见脑膜刺激征,脑脊液早期呈现单核细胞增多为主的炎性改变,生化检查葡萄糖和氯化物显著降低。常伴有中枢神经系统外的结核病灶。但对临床表现不典型的结核性脑膜炎患者,应与新型隐球菌性脑膜炎鉴别。如发热及全身中毒症状明显,病情发展迅速,有脑实质损害,脑外结核病灶,CSF 中蛋白质含量明显升高者结核性脑膜炎可能性较大。颅内高压症状显著、头痛剧烈、早期出现视力改变或眼球突出、眼底检查示中、重度视神经盘水肿而发热和全身中毒症状相对较轻,CSF 中蛋白质含量正常或轻度升高者或发病前有机体免疫力低下诱发因素者要考虑隐球菌性脑膜炎。脑脊液结核特异性抗体阳性可协助临床诊断。试验性抗结核治疗 1～2 周,结核性脑膜炎患者的临床症状可获明显改善。

(二)细菌性脑膜炎

为各种化脓性细菌或厌氧菌所致的急性脑膜或脑实质的化脓性炎症。临床表现为发热、头痛、呕吐、癫痫发作、意识障碍等症状,查体可发现脑膜刺激征。病情发展迅速。脑脊液外观浑浊,呈化脓性炎性表现。已经抗生素治疗或已形成脑脓肿的患者,脑脊液化脓性炎症表现不典型,蛋白质明显增高,应与新型隐球菌脑膜炎鉴别。细菌性脑膜炎脑脊液细菌涂片和培养可发现相应的致病菌,使用广谱高效易透过血-脑屏障的抗生素治疗,可显著缓解细菌性脑膜炎患者的病情。

(三)病毒性脑(脑膜)炎

为各种病毒所致的急性脑膜或脑实质炎症。临床表现多样,首发症状常包含发热、头痛、呕吐、癫痫发作、精神行为异常等症状,查体可发现脑膜刺激征,脑脊液外观清亮,呈无菌性炎症表现。如脑脊液压力增高,蛋白质明显增高,应与新型隐球菌脑膜炎鉴别。但病毒性脑膜炎脑脊液检查可有特异性病毒抗体滴度的增高,正规抗病毒治疗有效。

(四)脑寄生虫病

最常见脑囊虫病。为猪绦虫囊尾蚴寄生在脑膜、脑实质和脑室内,导致脑膜炎症、癫痫发作和颅内压增高的神经系统寄生虫感染。主要流行在我国北部地区。脑囊虫病具有特征性的神经影像学改变,脑 CT 平扫新发病者可见颅内单发或多发的低密度病灶,注射造影剂后病灶及脑膜有环形强化。陈旧性病灶患者可见颅内多发性钙化灶。头部 MRI 显示脑实质内多发的囊性病灶,有些病例囊内可见头节。此外,囊虫血清学检查也有助于诊断。

(五)脑静脉窦血栓形成

是少见的脑血管病类型,临床表现以高颅压、局灶性神经系统症状和体征为主。病因可分为感染性和非感染性两大类。临床症状多样,体征多变,诊断较为困难。但感染性静脉窦血栓形成,常有相应初始的颅内感染灶可循,如鼻部、眼眶周围和颜面部的感染,化脓性中耳炎、乳突炎等。非感染性静脉窦血栓形成则以产妇、婴幼儿多见,部分患者伴有严重脱水、恶病质等。对脑脊液检查以及脑 CT、MRI

无法确定的不典型颅内静脉窦血栓形成的患者,脑血管造影检查具有确诊价值。

(六)脑膜癌病

又称癌性脑膜炎,以脑和脊髓的软脑(脊)膜内转移性肿瘤细胞广泛性或局限性浸润为特点,可伴有脑和脊髓实质内转移性的肿瘤结节。部分患者可能以脑膜癌病为恶性肿瘤的首发症状,需要与新型隐球菌脑膜炎鉴别。脑膜癌病患者脑CT、MRI检查注射造影剂后可见脑膜增强的改变,可明确诊断脑脊液肿瘤细胞学检查阳性。

九、治疗

隐球菌性脑膜脑炎不予治疗常常是致死性的,早期诊断和及时救治对于提高生存率至关重要。隐球菌性脑膜炎的治疗包括抗真菌治疗,对症支持治疗和手术治疗。经典抗真菌药物能有效对抗隐球菌,例如多烯类(两性霉素 B)、唑类和氟胞嘧啶等。

(一)抗真菌治疗

目前治疗真菌的特效药物主要是两性霉素 B、5-氟胞嘧啶和氟康唑。

1.两性霉素 B

急性期治疗首选药物,每天 $1\sim2mg$,加入 5% 的葡萄糖溶液 500mL,避光缓慢滴注 $6\sim8h$。根据患者耐受程度逐渐加量,每天增加总剂量 $2\sim5mg$,逐渐达到 $0.7\sim1mg/(kg\cdot d)$ 的治疗量,疗程视病情而定,可长达 $3\sim6$ 个月,总剂量达到 $3\sim4g$。给药前可以肌内注射异丙嗪或者小剂量地塞米松减轻不良反应。

2.5-氟胞嘧啶

急性期多与两性霉素 B 联用提高疗效。$50\sim150mg/(kg\cdot d)$,分 $3\sim4$ 次口服。不良反应较两性霉素少,可出现食欲缺乏,白细胞或血小板减少,肝肾功能损害,精神症状和皮疹。

3.氟康唑

其具有抑菌作用,常用于两性霉素 B 诱导治疗后的序贯治疗(巩固期和慢性期)。静脉滴注:每天 $200\sim400mg$,加用 5% 葡萄糖 $250\sim500mL$ 缓慢静脉滴注;口服:每天 200mg,$6\sim12$ 个月。不良反应较少,主要有恶心、腹痛腹泻、胃肠胀气及皮疹等。

(二)对症支持治疗

(1)控制颅内压、防止脑疝形成:下列药物根据病情选择一种或多种药物联合使用。

①20% 甘露醇 $125\sim250mL$,快速静脉滴注,可间隔 $6\sim8h$ 重复使用。

②呋塞米:20mg,静脉注射,每 12h 一次。

③复方甘油果糖:250mL,静脉滴注,每日一次或每 12h 一次。

④20％人血白蛋白:20mg,静脉滴注,每日一次或每 12h 一次。

(2)镇痛治疗:可选用非甾体消炎药。

(3)注意患者的全身营养状态,保持水电解质平衡。

(4)预防药物毒性反应,防止感染等并发症。

(三)外科手术治疗

(1)颅内压持续升高超过 300mmH$_2$O,脑室明显扩大,多次脱水治疗后头痛症状无明显改善甚至加重者,可考虑腰大池置管引流、脑室外引流、脑室腹腔分流或者腰大池腹腔分流。

(2)真菌性脑脓肿需要在规范用药的基础上行外科手术切除。

(3)超过 3cm 的隐球菌性肉芽肿可考虑手术切除。

第四节　结核性脑膜炎

结核性脑膜炎(TBM)是结核杆菌导致脑膜和脊髓膜非化脓性炎症。各个年龄段均可发病,以青少年居多;患者亚急性或慢性起病,出现发热、头痛、脑膜刺激征及神经功能缺损症状等。

全球结核性脑膜炎的平均发病率为 1.37/10 万人,其中发病率最高的国家依次为印度、中国、印度尼西亚、尼日利亚和南非。我国结核性脑膜炎的发病率为 0.34～3.19/10 万人,19 世纪 80 年代发病率曾逐渐降低。但近年来随着耐药菌的出现以及 HIV 感染患者的增加,目前结核性脑膜炎在包括我国在内的世界范围内重新呈现上升趋势。

一、病因和发病机制

结核菌在分类上属于放线菌目、分枝杆菌科、分枝杆菌属,包括人型、牛型、非洲型和鼠型 4 类,过去的鸟型结核菌现划为非典型分枝菌第 3 组。实际上中枢神经系统的结核感染几乎都是由人型结核菌引起的,牛型结核菌很少见,其他分枝杆菌引起的感染也很少见。

结核菌细长而稍弯,约 0.4μm×0.4μm,两端微钝,不能运动,无荚膜、鞭毛或芽孢,属需氧菌,天然寄生于人类。结核菌不易染色,但经品红加热染色后不能被酸性乙醇脱色,故称抗酸杆菌。电镜下结核菌细胞壁厚约 20nm,其表层粗糙,伴有横式排列的绳索状皱褶物。胞壁上有不同的噬菌体受体,据此人型结核菌可分为 4

型。胞质外紧包一层质膜。胞质内分布大小不等的糖原和多磷酸盐等颗粒,大颗粒常位于两端。颗粒的大小及多少依菌株或培养条件而异。胞质中的间质呈膜样结构,由质腹内陷折叠而成,可能与细胞壁合成、核质分裂、细菌呼吸等功能有关,应用卡那霉素后可见撕裂,甚至缺损。细胞核发为高度盘旋的 DNA 纤维,无核膜和核仁。

结核菌的培养生长缓慢,人型结核菌的体外培养至少需 2～4 周才可见菌落。经抗结核药物作用后,细菌活力显著减弱,需 6～8 周,甚至 20 周才能出现菌落。结核菌培养生长缓慢的原因,长期认为是由结核菌胞壁的疏水性使营养物质不能渗入所致,近年研究认为,主要是由于合成 DNA 所依赖的 RNA 聚合酶在结构上的异常所致。此外,结核菌的生长速度还与氧供有关。

结核菌菌体的化学成分十分复杂。第一,它含有大量的类脂质,占菌体干重的 $20\%～40\%$,主要分布于结核菌的胞壁中,它具疏水性,对环境有较强的免疫能力。类脂的成分有磷脂、脂肪酸和蜡质三种,它们都与蛋白或多糖相结合。磷脂能增强菌体的致敏作用,脂肪酸中的结核菌酸有促进结核结节形成,蜡质中分枝菌酸与抗酸性有关。第二,结核菌中含有多种蛋白,约占菌体干重的 50%,构成菌体和核质。结核蛋白是变态反应的反应原。结核菌素的主要成分为结核蛋白。第三,除类脂蛋白之外,结核菌中尚存在糖原或多糖体,它们多数与脂质一起缩合存在于胞壁中,构成免疫反应的抗原物质。此外,结核菌中也含其他的矿物质和维生素。

自从用抗结核药物治疗结核菌感染以来,很快即发现有耐药结核菌的存在。目前耐药结核菌可分为三型:①原发性耐药,见于从未接受过抗结核药物的结核患者,结核菌株对一种或多种抗结核药物耐药,由耐药结核菌传播引起,耐药菌来自以往未经合适治疗的结核患者。②获得性耐药见于初始对抗结核药物敏感的结核病,在治疗过程中发展为耐药,多数是治疗不足所致。③继发性耐药指以往经过抗结核药物治疗后出现的耐药,包括既有原发又有获得性耐药的患者。多种耐药结核菌指在体外至少耐异烟肼及利福平的结核分枝杆菌菌株。

中枢神经系统的结核菌感染与全身其他部位的感染一样,均由呼吸道传入结核杆菌的微粒后,结核杆菌在 2～4 周内播散到全身各大器官,并激活细胞免疫反应,病原体可以被激活的巨噬细胞消灭,形成结核结节。结核结节由大量巨噬细胞、淋巴细胞聚集而成,中心形成干酪样坏死。结核结节的大小和炎症反应的程度与机体的免疫力和遗传因素有关。当机体免疫能力降低时,结节中心形成干酪样坏死,病原体迅速增殖,并导致结核结节破裂,释放结核杆菌及其毒素。当此过程发生于脑膜时,则产生结核性脑膜炎。多数情况下,颅内的结核感染均由血液播散所致;少数颅内结核系由邻近组织,如内耳、乳突或脊柱的感染所继发。中枢神经内结核感染后的症状,依赖于结核感染的部位,感染于脑膜、蛛网膜下隙者为脑膜炎；位于脑实质深部或脊髓膜则可形成结核球或结核性肉芽肿。

二、病理

结核性脑膜炎病理改变包括脑膜、脑血管、脑实质。最初的病理变化是在蛛网膜下隙产生一层厚的结核性渗出物，有时渗出物靠近破裂的结核结节，在脑底部渗出往往最明显，但并不靠近破裂的结核结节。若渗出物围绕脚间窝，包裹视神经交叉并扩散到脑桥和小脑。渗出物经常进入侧裂，但却很少覆盖大脑半球。在侧脑室中，类似的分泌物经常覆盖脉络丛。渗出物为凝胶状且常呈结节样，显微镜下，可见多形核细胞、红细胞、巨噬细胞和纤维组织，随着病程的发展，淋巴细胞较为突出，病程后期出现成纤维细胞和组织连接成分。渗出物可以形成典型的结核结节或大片的干酪样坏死。渗出物中可找到分枝杆菌，数量不一。

闭塞性血管炎系由结核性脑膜炎的渗出物侵犯和累及血管后所引起，表现为血管内膜增厚，血管闭塞，以中等大小到小动脉最易受累。毛细血管和静脉亦可累及。显微镜下，可见血管外膜有大量的结核渗出物附着类上皮细胞、结核结节、干酪样坏死，有时可见结核杆菌群落。血管内层也可受到类似的影响或发生纤维蛋白样透明变性，反应性内皮下细胞增生可以堵塞管腔。因此，缺血性脑梗死是结核性动脉炎的常见并发症。脑积水是结核性脑膜炎患者非常常见的病理特征，由炎性渗出物沉积于大脑导水管或孟氏孔，引起脑脊液循环的不通畅，继发脑室扩大和阻塞性脑积水。渗出物在颅底引起粘连，除引起脑脊液循环障碍外，还可引起多脑神经的粘连，特别是外展神经、面神经以及后组脑神经的粘连而产生多脑神经麻痹。

渗出物、血管炎和脑积水都会影响脑实质。渗出物附近的组织反应包括脑组织软化、星形细胞、小胶质细胞和弥散的炎症反应。渗出物附近血管血栓形成，脑组织片状出血和梗死。渗出物所引起脑血管的病理改变也可以引起病灶远处的脱髓鞘性改变或血管源性脑白质病变而致脑病。

三、临床表现

各年龄段均可发病。往往起病隐匿，轻度到中度发热，主诉头痛、嗜睡或不同程度的意识障碍。继之出现颈强直、凯尔尼格征（克氏征）阳性等脑膜刺激症状，此时可出现不同程度的脑神经麻痹和肢体运动功能异常。随着疾病进展，可出现抽搐、昏迷以及严重的神经功能障碍。儿童病者，常以恶心、呕吐和行为异常等症状起病。大样本资料分析结果提示：头痛为主诉起病者占35％。3岁以下的儿童则以便秘、食欲缺乏为主。抽搐亦是儿童结核性脑膜炎的首发症状，整个病程中约有50％的儿童可有癫痫发作，但因癫痫而入院者仅为10％～20％。儿童患者的既往结核病史常不明确,约有一半以上的儿童找不到明确结核病接触史。有人认为结核性脑膜炎的起病与儿童麻疹、百日咳、预防接种、头颅外伤等因素有关,但尚无法证实。儿童患者结核性脑膜炎的发展迅速,一旦起病,病程发展迅速,常在3周内发展到严重的临床症状。

成年人结核性脑膜炎的临床表现很不典型,症状可在感染后数天、数周、数个月甚至数年后才发病,但多数在感染后数周开始出现临床症状。20%的患者既往有结核病史。成人结核性脑膜炎的症状较儿童多而重。50%～70%的患者主诉头痛,但轻重不一,一般不伴恶心、呕吐。常有情感淡漠、意识模糊和行为异常。第三期的结核性脑膜炎患者常可出现局灶性神经症状和体征,30%以上的患者可出现单侧或双侧的脑神经麻痹,以第Ⅵ对脑神经(展神经)最多见,其次是第Ⅲ、Ⅳ、Ⅶ对脑神经,偶亦可累及第Ⅱ、Ⅷ、Ⅸ、Ⅺ、Ⅻ对脑神经。由于大脑血管病变的存在,可出现大脑中动脉主干或内侧豆纹动脉、丘脑穿支动脉的闭塞而出现肢体偏瘫、抽搐、偏侧投掷动作、舞动等症状,亦可出现肌阵挛和小脑共济失调等症状。这些症状和脑血管并发症,儿童结核性脑膜炎患者较成年人结核性脑膜炎病者更为多见。第三期脑膜炎患者常可出现颅内压升高,眼底检查可见明显眼底视神经乳头水肿,脉络膜层黄色的结核结节,边缘不清,在粟粒性肺结核患者中多见,其他病例较少见,少于10%。

四、实验室检查

周围血液的常规检查显示,白细胞数正常或有轻度升高。血液生化检查亦无临床意义。若伴严重恶心、呕吐者可能出现低钠、低氯等电解质失衡改变。

(一)脑脊液检查

脑脊液检查是结核性脑膜炎的主要实验室指标。腰椎穿刺可见脑脊液压力升高,50%以上的成年人或70%的儿童结核性脑膜炎病者均有不同程度的压力升高。脑脊液常规检查显示无色,清(晚期病者可黄变),细胞数增多,一般为$(10～20)\times10^7/L$,最高可达$(300～400)\times10^7/L$,在早期急性发作阶段,中性粒细胞数增高,随着病程1～2周的发展后,中性粒细胞数逐步减少,而淋巴细胞逐步成为主要细胞。

1.脑脊液的生化检查

生化检查可见糖的含量降低,平均在2.0mmol/L,严重病者可以降低至0.5～1.0mmol/L以下。脑脊液中糖含量的高低与脑膜炎症的活动程度有关,脑脊液中结核杆菌培养阳性的糖含量远比培养阴性者为低。因此,脑脊液中糖含量的变化亦可用作检测疾病发展过程的重要指标之一。结核性脑膜炎患者脑脊液中的蛋白质含量增高,平均为 1.5～2.0g/L,早期增高可能不明显,随着疾病发展,特别是第三期结核性脑膜炎病者,蛋白可以进一步升高,甚至可达 10.0～20.0g/L,此时极易引起椎管阻塞和脑膜粘连。脑脊液中结核杆菌培养阳性与否与脑脊液中蛋白含量的高低没有关系。脑脊液的氯化物含量降低,但在诊断与鉴别诊断中的意义较低。脑脊液中氯化物的降低可见于严重水盐代谢紊乱和结核性脑膜炎的晚期,因此氯化物含量的过分降低亦可作为本病预后的重要指标之一。

2.免疫学检查

免疫学检查包括皮肤结核菌素试验和脑脊液抗结核免疫学检查。

(1)皮肤结核菌素试验:取结核菌素蛋白 1∶10000 或 1∶5000 的浓度,于前臂内侧皮内注射形成皮丘,观察 48h,若皮丘周边发红形成大约直径 1.0cm 的红色皮丘为阳性。结核菌素皮内试验阳性者提示有结核感染,但不提示结核性脑膜炎的诊断。近年来,由于病者常常应用皮质固醇类激素,因此,结核菌素皮内试验常为阴性结果。

(2)免疫酶联(ELISA)法检测脑脊液中抗结核抗体:应用结核杆菌蛋白或结核菌素为抗原包被,以免疫酶联技术测定血清和脑脊液中的抗结核杆菌的抗体滴度,当脑脊液中的抗体光密度(OD)值大于血清中的光密度值时,具有诊断意义。

(3)免疫酶点(Elispot):系指应用结核菌蛋白或结核菌包膜蛋白为抗原,包被硝酸纤维膜板,取患者脑脊液,分离脑脊液中的淋巴细胞,1000 个/mL 以上,在培养基中加于硝酸纤维膜板上培养 24h,洗去淋巴细胞后按免疫酶联方法操作步骤和显色。若见到棕红色的免疫斑点则为阳性。每个斑点提示一个抗结核的抗体分泌细胞,可为结核性脑膜炎提供特异的诊断依据。其特异性在 90% 以上。值得指出的是所有的免疫学检查均需包括脑脊液检查才有诊断意义。

3.聚合酶链反应(PCR)

检测脑脊液中分枝杆菌的 DNA 片段。该方法是灵敏度最高的检测方法。但是,由于灵敏度高、特异性差、污染率高等缺陷,缺乏特异性而没有诊断价值。国内已被叫停。

4.新检查法

结核病性脑膜炎的新诊断方法很多,包括:①溴化物通过血脑屏障的时间,方法为应用口服或静脉给予溴化胺,1～2d 后,血和脑脊液中浓度相近(7 分析法),以≤1.6 作为结核性脑膜炎的诊断依据,敏感性和特异性约为 90%。假阳性可见于单纯疱疹感染以及其他病毒性脑炎、李司忒菌脑膜脑炎和中枢神经系统淋巴瘤。另外,神经梅毒也可出现溴化物的血/脑脊液比率降低,因此,该试验不能够区别结脑和神经梅毒。②生物化学法,检测脑脊液中腺苷脱氨酶(ADA)评估结脑患者宿主反应的一种新的生物化学方法。这种酶与人的 T 淋巴细胞相关,在全身感染时,可以引起细胞介导的免疫反应,从而使血中 ADA 浓度升高,如果胸水、腹水或滑膜腔液被感染,其中的 ADA 浓度也可升高。

结核病性脑膜炎的实验室检查方法繁多,其中最肯定的方法仍以脑脊液的结核培养最具特征意义。但是由于该方法的阳性率太低,即使较好的实验中阳性率亦仅 25% 左右,而且耗时长,一般需在 3~4 周后方有结果。如此缓慢的实验室检查缺少临床指导意义。结核性脑膜炎的诊所有诊断方法,包括最新的方法都应密切结合临床。

(二)影像学检查

常用的检查有胸部 X 片及头颅 CT 和头颅 MRI 检查。

1.胸片

X 胸片有无异常与患者的年龄有关。有 25%~50% 的成人患者可见近期或陈旧性结核病灶。胸片检查不能用于结核性脑膜炎的诊断。

2.头颅 CT 和 MRI

在病程早期,约 75% 的 CT 扫描有异常发现,可看到脑实质、脑血管和脑膜病变,随着病程的发展,这一比例逐步增高。在不增强状态下,CT 平扫可以发现脑积水造成的脑室扩张和由于室管膜结核渗出物形成的脑室旁软化灶,低密度缺血性脑梗死。CT 增强后可见脑膜炎增强,最常见于蛛网膜下隙基底池、大脑侧裂及脑干周围。钆增强的 MRI 发现结脑患者的异常要比 CT 扫描更敏感。在 MRI 成像中,可出现脑神经增粗,颅底结核渗出物增强,在渗出物覆盖下可出现大范围的脑实质损害。MRI 检查可以发现血管狭窄和受累动脉的血管瘤形成或动脉梗塞所致的脑内软化灶。

五、诊断与鉴别诊断

结核性脑膜炎的诊断主要依赖于:①典型的临床表现,如低热、头痛、呕吐、项强、凯尔尼格征阳性等脑膜刺激症状。②特殊的脑脊液检查结果,表现为中度白细胞增高,生化检查提示糖、氯化物降低,蛋白质增高。典型病例诊断不难,但治疗不完全的化脓性脑膜炎、真菌性脑膜炎、癌性脑膜炎等均需予以鉴别。脑脊液的改变常为鉴别诊断的主要依据。

六、治疗

自从应用链霉素治疗结核性脑膜炎以来,结核性脑膜炎病者的病死率已有明显降低,虽然最佳的治疗方案尚未统一,用药剂量、疗程和给药途径等仍有各家的独立经验,但在抗痨药物选择等方面,仍然大同小异。

（一）药物的选择

1.一线药物

（1）异烟肼（INH）：自 INH 被引入临床后,很快成为治疗各种结核感染的核心药物。它可抑制结核杆菌 DND 合成,破坏菌体内酶活性,干扰分枝菌酸合成,对细胞内外、静止期或生长期的结核菌均有杀菌作用。最低抑菌浓度（MIC）$0.025 \sim 0.05 \mu g/mL$。儿童患者推荐的口服剂量是每日 $10mg/kg$,成人可以 $0.3 \sim 0.4g/d$ 顿服。口服经胃肠道迅速吸收,$1 \sim 2h$ 后,血药浓度可达 $3 \sim 5 \mu g/mL$,广泛分布于组织和体液,易透过血脑屏障,在结核性脑膜炎患者,脑脊液浓度可达血药浓度的 90%。INH 杀菌力与细菌活力成正比,对生长繁殖状态的细菌作用最强。INH 既可口服也可胃肠外给药,半减期限为 $0.5 \sim 1.0h$,大部分的乙酰异烟肼在 24h 内由尿排泄。单独应用易产生耐药性。不良反应以肝脏毒性最常见,可以表现为无症状性转氨酶升高到急性肝坏死;在常用剂量下,偶有周围神经炎、精神症状、诱发癫痫甚至昏迷等不良反应。对易发生周围神经炎的患者,如糖尿病、尿毒症、慢性酒精中毒、营养不良等肺结核患者可并用维生素 B_6 $100 \sim 200mg/d$。对妊娠、癫痫患者也可并用维生素 B_6,剂量酌情选择。INH 与苯妥英钠之间存在互相增加药物血浓度的影响。当两药同服时,需监测苯妥英钠血浓度水平,必要时减少用量。

（2）利福平（RFP）：它与菌体 RNA 聚合酶结合,干扰 DNA 和蛋白质的合成而灭菌。对细胞内外结核菌有同样的杀菌作用,特别对半休眠状态、偶有突发生长的细菌最为有效。利福平口服吸收较好,也可静脉给药,甚至对重症结核性脑膜炎患者可以通过 Ommaya 留置器给药。儿童剂量为 $10 \sim 20mg/(kg \cdot d)$,成人剂量为每日 $10mg/kg$,最大不超过每日 $600mg$,晨起饭前 1h 空腹顿服,$1.5 \sim 3h$ 后血药最大浓度可达$7 \mu g/mL$,但个体差异较大,有效浓度维持$8 \sim 12$小时。对中枢神经系统结核患者不需调整剂量。利福平可以广泛分布于组织和体液,部分透过炎症脑膜,脑脊液中的浓度可以超过 $0.1mg/mL$,但最大浓度很少超过 $1 \mu g/mL$。随着炎症的消退,脑脊液中的浓度越来越低。半减期为 $2.5 \sim 3.0h$,代谢产物 60% 由粪便排出,$18\% \sim 30\%$有尿液排泄,泪液、汗液及其他体液中也可排出,尿可呈橘红色。单药治疗易在短期内产生耐药性。耐 RFP 菌致病力可有不同程度的下降。利福平的不良反应较少见,可有肝肾功能损害和血液系统毒性,间歇性用药的患者可出现流感综合征和超敏反应。消化道反应较常见,一般不影响继续用药。

（3）吡嗪酰胺（PZA）：破坏菌体内酶活性,干扰菌体需氧电子运输系统,在酸性环境下对细胞内结核菌具有杀灭作用,特别对半休眠状态的菌群更有效。口服 $1.0g$ PZA 后,血药浓度可达 $45 \mu g/mL$。目前推荐剂量为每日 $25 \sim 35mg/kg$,分 3 次口服。口服在胃肠道内几乎全部被吸收。2h 后达高峰浓度,迅速分布到各组织与体液中,并可自由透过血脑屏障。半减期9h,主要自尿液排出。单药治疗极易产生耐药性。肝脏毒性较多见,偶尔引起高尿酸血症和关节疼痛。过敏反应较少见。

(4)乙胺丁醇(EMB):乙胺丁醇是一种结核杆菌抑制剂,它可抑制细菌RNA合成,阻碍核酸合成,干扰脂类代谢,与其他抗结核药物合用能防止耐药菌产生。在药物敏感试验中,约有70%的结核分枝杆菌可被1μg/mL的EMB抑制,其余的也可被5μg/mL的EMB抑制。给药25mg/kg,峰药血浓度可达1~8μg/mL,平均为4μg/mL;给药15mg/kg,平均血药浓度为1.8~1.9μg/mL。经胃肠道吸收良好,其口服剂量为每日15~25mg/kg,成人750~1000mg/d顿服或分次服用,4h达峰血浓度,半减期4h。24h内大部分以原形由肾排泄。脑膜炎症时,脑脊液浓度可达同期血药浓度的10%~50%,大多超过1μg/mL;脑膜正常时,EMB难以进入脑脊液。忌与利尿剂配伍,碱性药物能降低药效。单药治疗产生耐药速度缓慢。若剂量偏大,约有5%的患者出现球后视神经炎,表现为视物不清、辨色力差或视野狭窄。常用剂量的球后视神经炎的发生率一般<1%,在肾功能不全者发生率增高,停药后视神经损害可恢复。过敏反应极少见。

(5)链霉素(SM):尽管链霉素在很大程度上已被更有效、毒性更低的药物取代,但它在结核性脑膜炎的治疗中仍占有一定的地位。它可干扰菌体蛋白质合成和需氧电子运输系统而杀灭或抑制结核菌生长,在碱性的条件下为细胞外杀菌药。链霉素经胃肠道不能吸收,必须胃肠外给药。儿童剂量为每日20~40mg/kg,成人每日1.0g,1.5h达高峰血浓度。有效浓度维持12h,主要分布在细胞外液,易渗入胸腹膜腔,也可透过胎盘进入胎儿循环,不易渗入干酪病灶和脑脊液。在脑膜炎患者,脑脊液浓度可达血药浓度的25%。半减期5h,大部分以原形经肾小球滤过排出。主要毒性反应为第Ⅷ对脑神经的不可逆损害,前庭损害比听力下降更明显。总剂量大或血药浓度过高都可引起这些毒性,成人比儿童更常见。肾脏毒性作用在肾功能不全时尤易发生。此外,尚有皮疹、发热、嗜酸细胞增多和关节痛等。在多数抗结核治疗方案中,一般均在治疗的前几周每日给链霉素,以后逐渐减至每周2~3次,鞘内应用链霉素亦曾是大多数抗结核治疗方案的一部分,但目前已不再主张。

2.二线药物

WHO制订抗结核的二线药物为环丝氨酸、乙硫异烟胺、卡那霉素、卷曲霉素、对氨基水杨酸、氨硫脲。二线药物为抑菌药,主要用以防止结核菌耐药性的产生。这些药物对血脑屏障的通透性差异较大。对氨基水杨酸(PAS)曾被广泛用于结核性脑膜炎的治疗,但脑膜没有炎症时不能达到有效的脑脊液浓度;乙硫异烟胺在脑膜正常或有炎症时,其脑脊液浓度都可接近血药浓度;环丝氨酸也有较好的通透性,但由于其严重的神经系统毒性,限制了它在中枢神经系统感染中的应用;卡那霉素(KM)和阿米卡星都具有抗分枝杆菌作用,在脑膜正常时,脑脊液中药物浓度很低,当脑膜有炎症时,脑脊液药物浓度可轻度升高。另外,在喹诺酮类药物中,氧氟沙星最易透过血脑屏障,其脑脊液浓度可达血药浓度的70%,甚至更高。

(二)治疗方案

1.国外经验

结核性脑膜炎的治疗方案是从其他形式结核的治疗方案演化而来。INH 和 RFP 是治疗方案中的主要药物。INH 和 RFP 连用 9 个月已可有效治疗非中枢神经系统结核病,但对中枢神经系统感染,大多数医师主张应加用其他抗结核药物。由于 PZA 的血脑屏障通透性好,所以结核性脑膜炎治疗方案中多含 PZA。对儿童结脑患者,可先给予 INH、RFP 和 PZA 联用 2 个月,再继用 INH 和 RFP 4 个月,疗效较好。目前,WHO 推荐结核性脑膜炎治疗方案为:联合应用 INH、RFP、PZA 和 EMB 2 个月后,对成人患者继用 INH 和 RFP 4 个月,儿童患者则继用 INH 和 RFP 10 个月,在维持治疗的前 2 个月,可每 2～3 周加用 SM 或 EMB。

2.国内方案

我国学者主张联合使用 INH、RFP、PZA 和 SM。①INH:以往应用 INH 0.6g/d,但疗效欠佳。由于中国人有 80%属 INH 快代谢型,而快代谢型的血及脑脊液药物浓度仅为慢代谢型的 20%～50%,因此为提高脑脊液中的药物浓度需增加 INH 量至 1.2g/d[儿童为 20～25mg/(kg·d)],在起始的 1～3 个月内静脉滴注,病情稳定后改口服;3 个月后减为 0.9g/d,6 个月后 0.6g/d,1 年后 0.4g/d,直至治疗满 2 年后停药。由于用量较大,可分为每日 2 次给药,并密切随访肝功能。②RFP:0.45g/d 晨起饭前 1h 空腹顿服,应用 9～18 个月,密切随访肝脏功能。③PZA:1.5g/d,分 3 次口服,若有关节酸痛等症状时减量或暂停,疗程 3～4 个月。④SM:0.75g/d,肌内注射,1 个月后改为隔日肌内注射,疗程长短依个体差异而定,凡发现眩晕、头晕、快速转动后出现恶心、呕吐时应立即停药。若无以上明显的不良反应,应连续应用,总量达到 60～90g 为止。

3.耐药性结核性脑膜炎的治疗

由于抗结核治疗的不规范和数十年结核杆菌的变异,结核性脑膜炎的耐药患者日趋常见。广大临床医师数十年来的经验已经有了一个比较一致的共识。目前,对耐药菌所致的结核性脑膜炎的治疗方案是:联合 4 种一线的抗结核杀菌药物,包括 INH、RFP、PZA 和 SM。当药物敏感度报告后,可加用 EMB。至少应用两种敏感药物持续治疗 18～24 个月。在治疗结核性脑膜炎的病程中,常常可发现在刚开始应用抗结核药物时,脑脊液中的生化指标反见恶化,而原来结核杆菌阴性的反而可见阳性,脑脊液蛋白质含量亦可见增高。反之,经积极抗结核治疗,而脑脊液的生化指标没有改变者,往往结核性脑膜炎的诊断值得怀疑。颅内结核瘤的治疗也可见类似的反应,在抗结核治疗过程中,在结核瘤消失之前可有暂时增大的现象。在抗结核治疗过程中,临床症状改善较慢,患者体重增加和一般状况改善常为病情恢复的早期表现,体温降低往往见于持续治疗一个月或更长的时间之后。INH 治疗的结核性脑膜炎患者,脑脊液中糖含量的升高、淋巴细胞数的降低常为最早的治疗反应,蛋白质的降低随其之后。整个治疗过程和恢复,大约需要 6 个月,甚至更长的时间。

(三)辅助治疗

1.肾上腺皮质激素

尽管皮质固醇类激素的应用与抗结核治疗的基础理论不匹配,但长期以来仍然主张应用,但它在抗结核性脑膜炎治疗中的作用仍不清楚,结论亦有有效、无效和更坏的说法,但是多数学者仍主张结核性脑膜炎患者应用皮质固醇类激素。目前主张口服泼尼松 $1mg/(kg \cdot d)$,一个月内逐步减量并停药,不主张鞘内注射。推荐指征如下:①病期:结核性脑膜炎第 2、第 3 期,有或部分椎管阻塞的患者。②剂量:成人,泼尼松 $1mg/(kg \cdot d)$ 或地塞米松 $10 \sim 20mg/d$ 分次给予;儿童,地塞米松 $0.3 \sim 0.6mg/(kg \cdot d)$。③用药时间:持续 $3 \sim 6$ 周,此后在 $2 \sim 4$ 周内逐步停用。

2.脱水剂

由于颅内压的增高,常需降压治疗。常用的药物有:①20%甘露醇 $125 \sim 250mL$ 静脉滴注,每日 $2 \sim 3$ 次,应注意肾功能改变。②10%甘油果糖 $250mL$ 静脉滴注,每日 $2 \sim 3$ 次。③七叶皂苷钠静脉滴注。

3.抗癫痫药物

结核性脑膜炎患者常可继发癫痫发作。由于抗结核药物的 INH 的大量应用,抽搐发作颇为多见。服用 INH 者应加用大剂量维生素 B_6,并可选用卡马西平 $0.1g$,每日 $2 \sim 3$ 次或丙戊酸钠 $0.2g$,每日 $3 \sim 4$ 次。

(四)手术治疗

结核性脑膜炎第 3 期病者,常继发颅底粘连和阻塞性或交通性脑积水,此时应作手术治疗。常用的方法有:①脑室引流:适用于急性颅内压增高,而颅内结核病灶没有很好控制之时,可作脑室引流。②脑室-颈静脉或脑室-心房引流:适用于脑内病灶稳定,没有活动性病灶,以 Omaya 手术,作脑脊液分流。

(五)后遗症的治疗

结核性脑膜炎的后遗症主要有两大方面,即广泛性脑功能损害而致的精神、认知功能障碍和继发性神经功能损伤。儿童结核性脑膜炎,特别是 2 岁之前发生的结核性脑膜炎患者残留后遗症较重,常表现为认知障碍和精神症状。神经损伤主要表现有:①脑神经麻痹,第Ⅵ对脑神经损伤最为多见,治愈以后残留内斜视。②偏瘫,常由结核性脑膜炎累及脑血管后产生的脑梗死所致。③脊蛛网膜炎,由结核性脑膜炎累及脊蛛网膜炎,粘连而引起椎管阻塞,脊髓压迫而产生痉挛性截瘫和排尿功能障碍。④癫痫,50%的结核性脑膜炎患者可以出现癫痫发作。所有结核性脑膜炎的后遗症状均应进行相应的症状治疗。

第五节 脑寄生虫感染

神经系统寄生虫感染是指寄生虫病原体引起脑、脊髓和周围神经的损害。

一、脑囊虫病

脑囊虫病系猪肉绦虫的幼虫(囊虫或囊尾蚴)寄生于脑内引起的一种疾病,是我国中枢神经系统最常见的寄生虫病。

(一)流行病学

据估计,全球感染猪囊尾蚴的患者不少于 2000 万,每年因此病而死亡的人数不少于 5 万人。从世界分布看,脑囊虫病常见于热带和不发达地区,如墨西哥、中南美洲、东南亚、中国和印度。在我国以东北、华北、山东等地区多见,西北地区及云南省次之,长江以南少见。

(二)病因及发病机制

人既是猪肉绦虫的终宿主(猪肉绦虫病),也是中间宿主(囊虫病)。囊虫病是因食入猪肉绦虫卵所致。吞食猪肉绦虫卵为主要传播途径,其方式有:①异体感染,因摄入污染绦虫卵的食物而感染。②自身感染,包括两种方式,即内源性自身感染和外源性自身感染。前者是指猪肉绦虫病患者因恶心、呕吐使绦虫孕节反流入胃,虫卵在胃、十二指肠被消化液作用,六钩蚴逸出而致感染;后者是指因患者的手被自己粪便中的绦虫卵污染而食入胃中所致的感染。经由多种途径进入胃的绦虫卵,在十二指肠中孵化成囊尾蚴,钻入肠壁经肠膜静脉进入体循环和脉络膜而进入脑实质、蛛网膜下隙和脑室系统以及骨骼肌和视网膜、玻璃体等部位,引起各种脑、肌肉和眼部损害。

囊尾蚴引起脑病变的发病机制主要有:①囊尾蚴对周围脑组织的压迫和破坏。②作为异种蛋白引起的脑组织变态反应与炎症。③囊尾蚴阻塞脑脊液循环通路引起颅内压增高。

（三）病理

囊尾蚴的囊内含有清亮的囊液,并有偏心存在的头节,囊的直径为4～5mm,囊壁厚0.05～0.1mm,头节为2～3mm,囊虫数目不一,可累及脑实质、脑室、脑膜或同时受累,多呈圆形。脑实质内的囊虫多位于大脑灰白质交界区。脑室内的囊虫可单发或多发,吸附于脑室壁,造成室管膜炎和相邻部位胶质增生。囊虫多位于第四脑室,直径可达3～4cm,易堵塞脑室通路,并释放毒素刺激脉络丛增加脑脊液的分泌,造成脑积水和颅内压增高。累及脑膜时多散在于软脑膜和蛛网膜下隙,常位于脑底池和外侧裂池,形状较大,直径最大可达5cm,并引起脑膜炎症造成粘连,影响脑脊液循环。蛛网膜炎性改变亦可累及血管,导致脑梗死。

（四）临床表现

中枢神经系统囊虫病多见于青壮年。男性多于女性,男女比例为(2～5)∶1。脑囊虫病约占囊虫病的80％以上,临床表现复杂多样,主要取决于虫体寄生的部位、数量、囊尾蚴生存状态、周围组织反应情况以及脑脊液循环障碍的程度。通常有3大症状:痫样发作、颅内压增高及精神障碍。可以同时合并眼囊虫病和或皮肌型囊虫病。

中枢神经系统囊虫病据其临床表现可分为以下几种类型。

1.脑囊虫病

(1)癫痫型:最多见,脑囊虫病患者常因癫痫发作而就诊。发作类型主要有全身性强直阵挛发作(大发作)及其连续状态,部分性运动发作和复合性部分性发作(精神运动性发作)等。一名患者可有两种以上发作形式。癫痫发作多在出现皮下囊虫结节半年之后,亦可于多年后始有发作。

(2)颅内压增高型:主要表现为头痛、呕吐、视力减退、视盘水肿及脑脊液压力增高等,可伴有癫痫发作、意识障碍甚至昏迷。如出现偏瘫、偏盲、失语等局限性神经体征可称为类脑瘤型。少数患者在当头位改变时突然出现剧烈眩晕、呕吐、意识改变甚至呼吸循环功能障碍,称Brun综合征。囊虫寄生于脑室内的征象,称为脑室型。

(3)脑膜脑炎型:系囊虫刺激脑膜和脑弥散性水肿所致。急性或亚急性起病,主要表现为头痛、呕吐,发热,常伴有精神障碍、颈项强直,脑脊液呈炎性改变。

(4)精神障碍型:以精神错乱、幻听、幻视、语言障碍等为突出症状,严重者可出现痴呆。

(5)混合型:具有两种以上类型的表现。

2.脊髓囊虫病

脊髓囊虫病临床上较少见,囊虫在椎管内压迫脊髓而引起类似前角灰质炎或侧索硬化的症状。

（五）实验室及辅助检查

1.血常规

白细胞总数多正常,嗜酸性粒细胞增多,可达 15％～50％。

2.脑脊液

腰椎穿刺脑脊液压力常升高,白细胞数可正常或轻度增多,且嗜酸性粒细胞占多数,蛋白定量正常或轻度升高,糖、氯化物正常。

3.免疫学检查

酶联免疫吸附试验(ELISA)、间接血凝试验及补体结合试验检测血清和(或)脑脊液囊虫 IgG 抗体对诊断本病有定性意义,以 ELISA 法敏感性和特异性最高。

4.脑电图

主要在额、中央、顶、颞区出现较多量的不规则混杂慢波,有癫痫发作者可出现尖波、棘波、棘慢综合波等。癫痫型患者阳性率较高,另外脑电图监测对观察治疗效果及判定预后有一定的价值。

5.头颅 CT

典型影像显示脑内单发或多发圆形低密度灶,为 0.5～1.5cm,病灶内可见囊虫头节,增强后呈结节状或点环状强化。囊虫死亡钙化后呈高密度灶。脑表面或脑池内可见葡萄状囊肿,脑室内为囊性病灶。

6.头颅 MRI

对本病诊断有非常重要意义,可清晰反映囊虫所在部位、病程和数目。可分为脑实质型、脑室型、脑膜型和混合型四种。

(1)脑实质型:根据脑囊虫发育的不同阶段的病理变化,可分为活动期、蜕变死亡期、非活动期和混杂期。①活动期 MRI 表现为脑实质内多个散在分布的小圆形或卵圆形长 T_1、长 T_2 囊状信号,囊壁较薄,囊壁内偏于一侧可见一点状头节,FLAIR 像头节显示清晰,Gd-DTPA 增强扫描见囊壁及头节轻度增强。②蜕变死亡期表现为稍长 T_1 和稍长 T_2 异常信号,增强后明显环状强化,病灶周边的水肿区无增强,此期头节消失,囊壁变厚,周围水肿明显。③非活动期指囊虫钙化,表现为 T_1、T_2 加权像均为低信号,增强后病灶不强化或轻度环状强化。④混杂期为上述 3 期病灶合并存在。

(2)脑室型:虫体较大,囊壁较薄,呈长 T_1、长 T_2 异常信号,FLAIR 像囊壁及头节显示清晰,常伴有梗阻性脑积水。

(3)脑膜型:表现为脑表面或脑池内葡萄串囊状信号影。增强后可见软脑膜或纤维分隔轻度强化或不强化。

(4)混合型:以上各型混合存在。

(六)诊断

2000年8月,在秘鲁举行的专家研讨会上对脑囊虫病提出了严密的修订标准,包括绝对标准、主要标准、辅助标准和流行性标准等。绝对标准是脑囊虫病的确诊标准;主要标准为高度提示诊断,但不能证实诊断;辅助标准是该病常见的但并非特异性表现;流行病学标准是支持诊断的间接证据。根据以上标准可做出确定诊断或可能诊断。但是该标准复杂,笔者认为不适合神经内科临床应用。

我国学者一直非常重视脑囊虫病的临床与科研,分别于1985年、1993年、1995年、2001年召开全国脑囊虫病会议,每次会议均对临床诊断标准进行修订与完善。与上述国际标准相比,我国的脑囊虫病的诊断标准临床操作性强,也更适应我国的国情,故在此推荐我国2001年全国脑囊虫病会议制订的诊断标准:①有相应的临床症状和体征,如癫痫发作、颅内压增高、精神障碍等脑部症状和体征,基本上排除了需与之鉴别的其他疾病。②免疫学检查阳性[血清和(或)脑脊液囊虫IgG抗体或循环抗原阳性];脑脊液常规生化正常或有炎性改变,白细胞增多,特别是嗜酸性粒细胞增多。③头颅CT或MRI显示囊虫影像改变。④皮下、肌肉或眼内囊虫结节,经活检病理检查证实为囊虫者。⑤患者来自绦囊虫病流行区,粪便有排绦虫节片或食"米猪肉"史,可作为诊断的参考依据。

凡具备4条以上者即可确诊或者具备①、②、③或①、②、⑤或①、③、⑤条者亦可确诊。

(七)鉴别诊断

中枢神经系统囊虫病临床表现复杂多样,病程长,鉴别诊断范围较广。主要与以下疾病鉴别。

(1)原发性癫痫及其他原因所致的继发性癫痫。

(2)多发囊虫病变应与多发性脑转移瘤、多发性腔隙性脑梗死及中枢神经系统结核鉴别。

(3)脑膜脑炎型脑囊虫病应与结核性、病毒性及真菌性脑膜脑炎鉴别。

(4)脑室系统肿瘤及其他原因所致的梗阻性脑积水鉴别。

(5)孤立脑囊虫应与巨大单发蛛网膜囊肿或脑脓肿鉴别。

(6)脊髓型囊虫病应与其他原因所致的脊髓病变鉴别。

总之,根据临床特征、血清及脑脊液囊虫免疫学检查、头颅CT及MRI平扫及增强检查、皮肤肌肉及眼部有无囊虫等检查可以进行有效的鉴别。

（八）治疗

1.治疗方法

（1）病因治疗。常用的药物如下。

①阿苯达唑：广谱抗蠕虫药物。作用机制可能与其抑制虫体对糖原的吸收和抑制丁烯二酸还原酶有关。疗效确切,显效率达 85％以上,不良反应轻,为目前治疗脑囊虫病的首选药物。现常采用多疗程治疗,常用剂量为 15～20mg/(kg·d),连服 10d。脑型患者 3～5 个疗程,疗程间隔 2～3 个月。常见的毒性作用及不良反应有皮肤瘙痒、荨麻疹、头晕、发热、癫痫发作和颅内压增高。

②吡喹酮：广谱抗蠕虫药物,对囊虫亦有良好的治疗作用。常用的剂量为 180mg/kg,3d 分服。服药后囊虫可出现肿胀、变性及坏死,导致囊虫周围脑组织的炎症反应及过敏反应,严重者甚至发生颅内压增高危象。

③甲苯达唑：常用的剂量为 100mg,tid,连续 3d,常见的毒性作用及不良反应有腹痛、腹泻、皮肤瘙痒和头痛等。

④治疗中应注意的几个问题：a.脑囊虫病患者必须住院治疗；b.囊虫病合并猪肉绦虫病者,通常先驱绦治疗,以免发生严重反应而影响囊虫病的治疗；c.杀虫治疗前务必检查有无眼囊虫病,如有眼囊虫病,须先行眼科手术治疗摘除囊虫,因杀虫治疗过程中囊虫死亡所引起的过敏、免疫反应可致失明；d.为了减免杀虫治疗过程中囊虫在体内大量死亡所引起的过敏反应,应酌情应用肾上腺皮质激素等；e.根据病情脱水降低颅内压治疗,如发生严重颅内压增高,除及时停用抗囊虫药物及脱水、抗过敏处理外,还可进行颞肌下去骨片减压术,以防止颅内压增高所导致的脑疝形成。

（2）对症治疗：癫痫型脑囊虫病根据癫痫发作类型选择抗癫痫药物。不能简单地以癫痫症状存在而作为持续应用抗囊虫治疗的依据,若临床和影像学检查显示病原学治愈时,应停用抗囊虫药物,仅采用抗癫痫治疗。

（3）手术治疗：确诊为脑室型者应手术治疗摘除脑囊虫。其次,对神经系统体征及影像证实病灶十分局限的患者亦可考虑手术治疗。

（4）驱绦虫治疗：对肠道仍有绦虫寄生者,为防止自身再次感染,应行驱绦虫治疗。常用的药物为南瓜子、槟榔,服药后应予泻药一次以排出节片及虫卵,应注意检查头节是否排出。

2.脑囊虫病疗效判定标准

（1）近期疗效(1～2 年)

①痊愈：神经系统症状、体征消失,血及脑脊液中囊虫循环抗原转阴,脑脊液压力、常规、生化检查均正常；头颅 CT 或 MRI 检查原囊虫病灶全部消失；皮肤、肌肉

囊虫结节全部消失;患者能从事正常工作。

②显著好转:癫痫发作显著减少,程度减轻,其他脑部症状显著好转;血及脑脊液中囊虫循环抗原转阴或滴度明显下降;脑脊液压力、常规及生化检查较治疗前显著好转;脑 CT 或 MRI 显示原囊虫病灶大部分消失或 CT 显示转为高密度影;皮肤肌肉囊虫结节消失 90％以上;患者基本能够恢复正常工作。

③好转:癫痫发作减少,程度减轻,其他脑部症状和体征有所好转;血及脑脊液囊虫循环抗原滴度下降;脑脊液压力、常规及生化检查较治疗前好转;颅脑 CT 或 MRI 检查原囊虫病灶减少或 CT 显示部分转化为高密度影;皮肤肌肉囊虫结节消失 50％以上;患者生活能自理或能从事一般工作。

④无效:癫痫发作不减少或加重,其他脑部症状未见好转;血及脑脊液囊虫循环抗原无改变;脑脊液压力、常规及生化检查未见好转;头颅 CT 或 MRI 检查原囊虫病灶基本同治疗前;皮肤肌肉囊虫结节消失 50％以下;患者失去工作能力。

(2)远期疗效(3 年以上):脑囊虫病的远期疗效评定应以 3 年以上为限,其他指标同近期疗效。并需排除脑囊虫再感染的可能性。

(九)预防

脑囊虫病的传染源是猪肉绦虫,故预防囊虫病的首要措施是根治患者猪肉绦虫,以预防他人和自身感染囊虫病。

二、脑型血吸虫病

(一)流行病学

血吸虫病是最重要的全球性寄生虫病之一。我国脑型血吸虫病大多数由日本血吸虫引起。1.74％～4.29％的日本血吸虫患者有中枢神经系统受累。长江中下游流域及南方十三省市广大农村、山区是本病的流行区。

(二)病因及发病机制

本病病原体为日本血吸虫。血吸虫卵由粪便污染水源,虫卵在适宜温度下孵出毛蚴,后者在中间宿主钉螺内孵育成母胞蚴,子胞蚴脱离母体成为尾蚴,人接触疫水后尾蚴经皮肤或黏膜侵入人体,在门静脉系统发育为成虫,在数月内可产生血吸虫病的症状,但亦有迁延至 1～2 年后才出现临床表现者,原发感染之后数年还可复发。日本血吸虫寄居于肠系膜小静脉,异位于脑的小静脉可引起大脑损害,亦可经血液循环直接进入脑内。大量的虫卵在脑组织中沉积导致脑型血吸虫病。

(三)病理变化

日本血吸虫易侵犯大脑,虫卵寄生后引起脑实质细胞坏死和钙沉积,表现为虫卵肉芽肿,假结核结节和瘢痕结节形成,病灶中丰富的浆细胞浸润,病灶周围毛细血管网增生,胶质细胞增生,脑软化和脑水肿。

(四)临床表现

临床可分急性和慢性两型。

1.急性型

较少见,常暴发起病,以脑膜脑炎为主要表现,如发热、头痛、意识模糊、嗜睡、昏迷、偏瘫、部分性及全身性痫性发作等。

2.慢性型

一般发生于感染后 3～6 个月,长者可达 1～2 年,以慢性血吸虫脑病为主要表现,与虫卵所致肉芽肿形成有关,故临床表现常与肿瘤相似,出现颅内压升高症状如头痛、呕吐以及局灶性神经系统损害体征,部分性及全身性痫性发作也很常见;脊髓肉芽肿形成可引起急性不完全性横贯性脊髓损害的症状和体征。

(五)辅助检查

1.血常规

急性型脑血吸虫病患者的外周血嗜酸性粒细胞、淋巴细胞均显著增多。

2.脑脊液

脑脊液可有轻至中度淋巴细胞增多和蛋白质增高,如脑内肉芽肿病灶较大或由脊髓损害引起部分性蛛网膜下隙阻塞,可引起脑脊液压力升高,有时在脑脊液中可找到虫卵。

3.大便检查

可找到虫卵或孵化出毛蚴。

4.影像学检查

CT 和 MRI 可见脑和脊髓占位性病灶。癫痫患者中常有脑萎缩。

(六)诊断

(1)诊断可根据患者来自血吸虫病疫区,并有疫水接触史,有发热、咳嗽、荨麻疹、腹泻等不适史及肝、脾大,有神经系统症状,血中嗜酸性粒细胞增多,粪便中检出血吸虫卵,结合 CT 和 MRI 检查见占位性病变,应考虑此病。

(2)应与原发性癫痫、脑肿瘤、各种脑炎、脑脓肿、脑血栓性静脉炎等鉴别。

(七)治疗

1.药物治疗

药物治疗首选吡喹酮,常用二日疗法,每次剂量为 10mg/kg,每日 3 次口服。急性病例需连服 4d。不良反应一般有轻微、短暂,为头晕、头痛、肌肉酸痛、乏力等。口服皮质类固醇药物可减轻脑水肿。癫痫可给予抗癫痫药物。

2.手术治疗

巨大肉芽肿病灶,颅内压增高明显者,可行外科手术切除;若有蛛网膜下隙阻塞,内科脱水减压无效时可行手术减压。

三、脑棘球蚴病

(一)流行病学

脑棘球蚴病(脑包虫病)是人感染细粒棘球绦虫的幼虫(棘球蚴)引起的颅内感染性疾病。本病为自然疫源性疾病,主要见于畜牧地区,见于阿根廷、澳大利亚、新西兰、南非、加拿大、印度等地区,在我国的新疆、宁夏、青海、内蒙古、西藏、四川西部、陕西、河北等地均有散发。约占棘球蚴病的2%,任何年龄都可罹患,但以农村的儿童最多见。

(二)病因及发病机制

病原体:细粒棘球绦虫的幼虫(棘球蚴)。

细粒棘球绦虫寄生于狗科动物的小肠内,人、羊、牛、马和猪等为中间宿主。狗粪中排出的虫卵污染饮水和蔬菜后,人类误食被污染的食物而被感染。虫卵在人的十二指肠孵化成六钩蚴并附着于肠壁,穿入门静脉,随血至肝、肺、脑等处,数月后发育成包虫囊肿。

(三)病理变化

脑内包虫囊肿常为单发,最常见于两侧大脑半球,多位于大脑中动脉供血区,其中额、颞叶多见,也可见于小脑、脑室和颅底部。多数包虫可于数年后死亡,囊壁钙化,少数包虫囊肿继续生长,形成巨大囊肿。囊肿为微白色半透明包膜,其中充满无色透明的囊液,容积达到百余至数百毫升,囊分内外两层,内囊即为包虫囊,包虫囊由角皮层和生发层组成。外层为宿主组织形成的一层纤维包膜,两者之间仅有轻度粘连,其中富含血管。

(四)临床表现

临床主要表现常与脑肿瘤相似,如癫痫发作,头痛、呕吐、视盘水肿等高颅压症状,可出现局灶性神经系统体征,病情缓慢进展,并随着脑内囊肿的增大而病情逐渐加重。常误诊为肿瘤。

(五)辅助检查

1.血常规

多数患者血中嗜酸性粒细胞计数增高。部分患者囊肿未破裂时嗜酸性粒细胞可正常。

2.脑脊液检查

可有脑脊液压力升高,嗜酸性粒细胞计数增高。

3.血清学检查

血清学试验在60%～90%的感染者为阳性。

4.影像学检查

头颅 CT 和 MRI 通常可发现单一的、非增强的、与脑脊液密度相当的类圆形囊肿,边缘清晰,周边无水肿。

(六)诊断

根据临床类似脑肿瘤表现,头颅 CT 和 MRI 发现单一的、非增强的、与脑脊液密度相当的类圆形囊肿以及血清学试验阳性可确诊。

(七)治疗

应采取外科手术完全摘除囊肿,但不宜穿破囊肿,以免引起过敏性休克和头节移植复发。阿苯达唑可使囊肿缩小、阻止过敏性反应和外科手术后的继发性棘球蚴病,剂量为每次 400mg,每日 2 次,连用 30d。也可用吡喹酮治疗。

四、脑型肺吸虫病

(一)流行病学

肺吸虫病分布甚广,亚洲、非洲、美洲均有本病发生,我国华北、华东、西南、华南的 22 个省、区均有流行。10%～15%肺吸虫病患者可累及中枢神经系统。

(二)病因及发病机制

脑型肺吸虫病是由卫氏并殖吸虫和斯氏并殖吸虫寄生人体所引起的疾病。通常在食用生的或未煮熟的水生贝壳类如淡水蟹或蜊蛄(均为肺吸虫的第二中间宿主)后而被感染,幼虫在小肠脱囊而出,穿透肠壁进入腹腔中移行,再穿过膈肌而达肺内发育为成虫。成虫可从纵隔沿颈内动脉周围软组织上行入颅,侵犯脑部。

(三)病理变化

本病主要累及颞、枕、顶叶,极少累及小脑。早期病理表现为病灶内组织坏死和出血,坏死区可见多数虫体或虫卵。囊肿期可见脑实质内互相沟通的多房性小囊肿,呈隧道式破坏,邻近的脑膜呈炎性粘连和增厚;晚期若虫体离去已久,病变被机化而形成瘢痕。

(四)临床表现

脑部症状表现为发热、头痛、呕吐、部分性及全身性痫性发作、偏瘫、失语、共济失调、视觉障碍、视盘水肿、精神症状和痴呆等。肺部症状:咳嗽、咳铁锈色痰、胸痛、呼吸困难等。腹部症状:腹痛、腹泻等。

(五)辅助检查

1.外周血检查

可有周围性贫血、嗜酸性粒细胞增多、淋巴细胞增生、红细胞沉降率加快和血球蛋白升高。

2.脑脊液检查

急性期检查可见多形核细胞增多,慢性期以淋巴细胞增多为主;蛋白质增高,糖降低。

3.血清学和皮肤试验

阳性有助于诊断,脑脊液抗体阳性虽有助于诊断,但敏感性不高。

4.病原学检查

常可在痰液和粪便中查到虫卵。

5.X线

卫氏并殖吸虫患者多有肺部和(或)胸膜病变,斯氏并殖吸虫胸部病变极少。

6.脑CT

可见脑室扩大和有钙化的肿块。

(六)诊断

根据患者来自肺吸虫病疫区,并有食用生的或未煮熟的水生贝壳类如淡水蟹或蝲蛄史,有发热、头痛、呕吐、部分性及全身性痫性发作、偏瘫、失语、共济失调、视觉障碍、视盘水肿、精神症状和痴呆等表现,血中嗜酸性粒细胞增多,粪便和痰中检出血吸虫卵可确诊。

(七)治疗

1.药物治疗

对表现为急性和亚急性脑膜脑炎患者可用吡喹酮或硫双二氯酚治疗。每次口服吡喹酮10mg/kg,每日3次,总剂量为120～150mg/kg体重,疗效很好,不良反应少;硫双二氯酚的成人剂量为3g/d,儿童50mg/(kg·d),分3次口服,10～15d为1个疗程,通常需重复治疗2～3个疗程,疗程间隔为1个月。

2.手术治疗

适应证为:①病变呈扩张型或患者有明显颅内压增高表现或脊髓压迫明显者。②病变局限,定位明确的,容易切除者。③病情恶化,提示病灶内有活的成虫在活动者体内。慢性肿瘤型需要外科手术治疗。

第六节 神经系统螺旋体感染

一、神经梅毒

神经梅毒是由梅毒螺旋体(苍白密螺旋体)感染引起的中枢神经系统实质性损害的一组临床综合征,是晚期(Ⅲ期)梅毒全身性损害的重要表现,但有些无菌性脑膜炎也可发生于梅毒早期。近年来,随着性传播疾病发生率的上升,神经梅毒在临床上也越来越多见。

(一)病因和发病机制

1.病因

神经梅毒的病因为苍白密螺旋体感染。感染途径有两种:先天梅毒则是通过胎盘由患病母亲传染给胎儿;后天感染主要传播方式是不洁的性行为,男同性恋者是神经梅毒的高发人群。约10%未经治疗的早期梅毒患者最终发展为神经梅毒。

2.发病机制

病原体通过擦伤的皮肤或子宫内膜而进入人体的淋巴或血液系统,1~6周后在病原体入侵部位形成硬下疳,伴局部淋巴结肿大(Ⅰ期),在硬下疳6~12周后发生系统性播散,表现为全身皮疹和淋巴结肿大(Ⅱ期),此后为潜伏期,大约2年后开始出现三期梅毒,主要累及神经系统和心脏,其临床表现主要由闭塞性血管炎或直接损害实质引起。一般梅毒螺旋体感染后的脑膜炎改变可导致蛛网膜粘连从而引起脑神经受累或脑脊液循环受阻发生阻塞性脑积水。增生性动脉内膜炎可导致血管腔闭塞,脑组织的缺血、软化、神经细胞的变性、坏死和神经纤维的脱髓鞘。

(二)诊断与鉴别诊断

1.临床表现

本病常见梅毒性脑膜炎、无症状型神经梅毒、麻痹性痴呆、血管型梅毒和脊髓痨五种类型。

(1)梅毒性脑膜炎:常发生于原发性梅毒感染后1年内,主要为青年男性,发热、头痛和颈强等类似急性病毒性脑膜炎的症状。亚急性或慢性起病者以颅底脑膜炎多见,颅神经受损多见,偶见双侧面瘫或听力丧失;若影响脑脊液通路可导致高颅压、阻塞性或交通性脑积水。

(2)无症状型神经梅毒:瞳孔异常是唯一提示本病的体征,根据血清学试验和脑脊液检查白细胞数超过$5×10^6$/L可诊断,MRI可发现脑膜有增强信号。

(3)麻痹性神经梅毒:也称麻痹性痴呆或梅毒性脑膜脑炎。多见于初期感染后的 10～30 年,发病年龄通常在 40～50 岁,以进行性痴呆合并神经损害为主,常见记忆力丧失、精神行为改变,后期出现严重痴呆、四肢瘫,可出现癫痫发作。

(4)血管型梅毒:多见于脑脊膜与血管的联合病变,出现于原发感染后 5～30 年,神经症状缓慢出现或突然发生,体征取决于闭塞的血管。脑内囊基底节区动脉、豆纹动脉等最常受累,出现偏瘫、偏身感觉障碍、偏盲和失语等,颇似脑梗死的症状体征,发病前可有持续数周的头痛、人格改变等前驱症状。脊髓膜血管梅毒可表现横贯性(脊膜)脊髓炎,运动、感觉及排尿异常,需与脊髓痨鉴别。

(5)脊髓痨:见于梅毒感染后 15～20 年,起病隐匿,表现脊髓症状,如下肢针刺样或闪电样疼痛、进行性感觉性共济失调、括约肌及性功能障碍等。阿-罗瞳孔是重要体征,其他体征可见膝反射和踝反射消失,小腿震动觉、位置觉缺失和Romberg 征阳性。患者可出现内脏危象,胃危象表现为突然胃痛,伴呕吐,持续数天,钡餐透视可见幽门痉挛,疼痛可迅速消失;肠危象表现肠绞痛、腹泻和里急后重;咽喉危象表现为吞咽和呼吸困难;排尿危象表现为排便痛和排尿困难。病情进展缓慢,可自发或经治疗后缓解,针刺样疼痛和共济失调常持续存在。

(6)先天性神经梅毒、梅毒螺旋体在妊娠期 4～7 个月时由母体传播给胎儿,可为除脊髓痨以外的其他所有临床类型,多表现为脑积水及哈钦森三联征(间质性角膜炎、畸形齿、听力丧失)。

2.辅助检查

脑脊液淋巴细胞数显著增多($100～300$)$\times 10^6$/L,蛋白含量增高达 0.4～2g/L,糖含量减低或正常。临床上常检查非特异性螺旋体检测实验包括性病检查实验(VDRL)、快速血浆抗体实验(RRR)、梅毒螺旋体凝集实验(TPPA),如脑脊液实验阳性,则提示可能为神经梅毒。特异性螺旋体血清学实验包括螺旋体固定术实验(TPI)和荧光密螺旋体抗体吸附试验(FTA-ABS),可作为神经梅毒的确诊实验,但不能用作疗效评价。胎传梅毒产前诊断可采用羊膜穿刺抽取羊水,用单克隆抗体检测梅毒螺旋体。

3.诊断要点

(1)患者有性行为紊乱、艾滋病病史或先天性梅毒感染史。

(2)神经系统受损的临床表现:如脑膜和脑血管损害症状和体征,特别是阿-罗瞳孔。

(3)血清和脑脊液梅毒试验阳性。

4.鉴别诊断

本病需与其他各种原因引起的脑膜炎、脑炎、脑血管病、痴呆、脊髓病和周围性神经病等鉴别,血液密螺旋体抗体效价增高及脑脊液密螺旋体抗体阳性具有重要价值。

（三）治疗

1.驱梅治疗

（1）青霉素 G：为首选药物，安全有效，可预防晚期梅毒的发生，剂量为每天 1200 万～2400 万 U，每 4h 一次，静脉滴注，10～14d 为 1 个疗程。

（2）头孢曲松钠：头孢曲松钠 2g＋生理盐水 250mL 静脉滴注，每日 2 次，连用 14d。

（3）对 β-内酰胺类抗生素过敏者可选多西环素 200mg，每日 2 次，连用 30d。

2.对症治疗

闪电样疼痛者给予卡马西平片 100mg，口服，每日 2 次，可逐渐加量至疼痛缓解，每日最大剂量不超过 1200mg。

二、钩端螺旋体病

钩端螺旋体病是由各种不同类型的致病性钩端螺旋体（简称钩体）引起的急性传染病。主要在热带和亚热带流行，洪水灾害和多雨季节是容易感染的时期。接触带菌的野生动物、家畜以及被污染的土壤或水源，钩体通过暴露部位的皮肤、消化道、呼吸道等途径进入人体而获得感染。属于人畜共患病，疫水、鼠类和猪为主要的传染源。

因个体免疫水平的差别以及受染菌株的不同，临床表现轻重不一。典型者起病急骤，早期（1～3d）出现高热、倦怠无力、全身酸痛、结膜充血、腓肌压痛和表浅淋巴结肿大等；出现症状后 3～5d 的免疫反应期可伴有肺弥散性出血以及明显的肝、肾、中枢神经系统损害。

在无菌性脑膜炎病例中，钩体病脑膜炎型占 5％～13％。临床上以脑炎或脑膜炎症状为特征，剧烈头痛、全身酸痛、呕吐、腓肠肌痛、腹泻、烦躁不安、神志不清、颈项强直、克氏征阳性等。1/3 的患者脑脊液中细胞计数增多，蛋白反应呈弱阳性；糖和氯化物往往正常；钩体免疫试验阳性。

多数患者最后恢复，少数可出现后发热、眼葡萄膜炎以及脑动脉闭塞性炎症等。闭塞性脑动脉炎，又称烟雾病（MMD），是钩体病神经系统中最常见和最严重并发症之一。烟雾病是一组以双侧颈内动脉末端及其大分支血管进行性狭窄或闭塞，且在颅底伴有异常新生血管网形成为特征的闭塞性疾病，除钩体感染以外，还有其他不明原因也可导致的上述表现，因此也称为 Moyamoya 综合征，"烟雾"名称的来源是在脑血管造影时显示脑底部由于毛细血管异常增生而呈现一片模糊的网状阴影，有如吸烟所喷出的一股烟雾。本病的实质是脑底部动脉主干闭塞伴代偿性血管增生。

我国自 1958 年以来在湖北、广东、浙江等流行地区的农村儿童和青壮年中散发流行了一种原因不明的脑动脉炎,1973 年明确由钩体感染引起。MMD 的发病率占钩体病的 0.57%～6.45%。15 岁以下儿童占 90%,余为青壮年。男女发病率无差别。发病高峰较当地钩体病流行推迟 1 个季度,即 10～12 月份起病。最长为病后 9 个月出现神经系统症状。表现为偏瘫、失语、多次反复短暂性肢体瘫痪。脑血管造影证实颈内动脉床突上段和大脑前中动脉近端有狭窄,多数在基底节区有一特异的血管网。尸检脑组织中偶可找到钩体,预后较差。除上述神经系统后发症外,尚有周围神经受损、脊髓损害的报道。肺弥散性出血、肝衰竭、肾衰竭常为致死原因。

诊断主要依据流行病学、临床表现、病原学检测等辅助检查。本病临床表现非常复杂,因而早期诊断较困难,容易漏诊、误诊。此外,尚需与细菌性败血症、流行性乙型脑炎、病毒性肝炎、流行性出血热等鉴别。

治疗主要是对症治疗和支持疗法。强调早期应用有效的抗生素。如治疗过晚,脏器功能受到损害,治疗作用就会减低。青霉素应早期使用,重症病例合用肾上腺皮质激素。其他抗生素如四环素、庆大霉素、链霉素、红霉素、氯霉素、多西环素(强力霉素)、氨苄西林等亦有一定疗效。

预防主要是管理传染源,切断传染途径,保护易感人群。本病因临床类型不同,病情轻重不一,因而预后有很大的不同。轻型病例或亚临床型病例,预后良好,病死率低;而重症病例如肺大出血、休克、肝肾功能障碍、微循环障碍、中枢神经严重损害等其病死率高。

三、莱姆病

莱姆病是由伯氏疏螺旋体感染所致的一种传染性疾病,其传播媒介为蜱,鹿和鼠是蜱的宿主。有学者首先在美国康涅狄格州莱姆镇儿童中发现的蜱传螺旋体感染性人畜共患病。1977 年美国研究人员从莱姆病患者的血液、皮肤病灶和脑脊髓液中分离出了莱姆病病原螺旋体,并报道了该病的临床表现。1980 年,将该病命名为莱姆病。1982 年,有学者从蜱体内分离出螺旋体,莱姆病的病原从而被确定。有学者根据分离的莱姆病病原螺旋体的基因和表型特征,认为该螺旋体是疏螺旋体属内的一个新种,正式将其命名为伯氏疏螺旋体。目前,世界上的莱姆病螺旋体分离株可分为 10 个基因型,在流行病学方面,螺旋体基因型与地理位置、传播媒介及宿主动物种类密切相关。世界上已有 70 多个国家报道发现该病,且发病率呈上升趋势,新的疫源地不断被发现。现已证实我国 29 个省(市、区)的人群中存在莱姆病的感染,并从病原学上证实其中至少有 19 个省(市、区)存在该病的自然疫源地。

（一）病因与发病机制

莱姆病的病因为人感染了由蜱传播的伯氏包柔螺旋体。伯氏包柔螺旋体为革兰阴性病原体，对潮湿和低温条件抵抗力强，一般的灭菌处理即可杀灭。

当人接触成虫蜱时可感染伯氏包柔螺旋体，但由蜱的若虫传播给人最常见。人在被带菌蜱叮咬后，伯氏包柔螺旋体随唾液进入人的皮肤，经 3～30d 潜伏期后进入血液，此时机体产生针对伯氏包柔螺旋体鞭毛蛋白的抗体 IgG 和 IgM，进而诱发机体的特异性免疫反应，从而造成多系统损害。

（二）临床表现

本病从临床表现和时间上可分为 3 期。

1.第 1 期

通常为蜱叮咬后 3～32d 发病，以游走性环形红斑为主要表现，红斑中心为蜱叮咬处。随后可出现小一些的第 2 批环形红斑中心硬结。本期可出现头痛、肌痛、颈僵、甚至脑神经麻痹（几乎总是面神经麻痹），但通常脑脊液检查正常。环形红斑通常 3～4 周后消退。

2.第 2 期

在环形红斑出现后数周转入第 2 期，本期神经系统表现和心脏症状突出。心脏情况通常为传导阻滞，也可出现心肌炎、心包炎伴左心室功能不全；神经系统主要为脑膜炎表现，如头痛、颈僵、发热等，多神经炎或多发单神经炎也可出现。表现为严重的根痛症状和局灶性力弱；脑神经（通常为面神经）受累常见。神经系统表现出现之前也可无游走性环形红斑或明确的蜱叮咬史。

3.第 3 期

本期的特征性表现是慢性关节炎，伴人类白细胞抗原（HLA）基因 HLA-DR2 抗原阳性。通常在初次感染后数月出现，也可与神经系统症状同时出现。关节炎可能与自身免疫性因素有关，虽然没能从关节腔积液中分离出螺旋体，但使用抗生素治疗也有效。

（三）实验室检查

血常规正常，血沉快，脑电图改变一般无特异性，脑脊液检查初期正常，数周后细胞计数增多，淋巴为主，蛋白升高，寡克隆区带阳性，而髓鞘碱性蛋白（MBP）通常阴性。血和脑脊液中偶尔可分离到病原体，早期的方法包括间接免疫荧光抗体试验（IFA）和变异的荧光抗体试验（FIAX）。现大部分已经被酶联免疫吸附试验（ELISA）、酶联荧光试验（ElFA）、蛋白印迹法（WB）、免疫层析法及斑点实验、蛋白质芯片技术等所代替。血和脑脊液中螺旋体特异性抗体 IgG 和 IgM 滴度升高对诊断有重要意义。IgG 和 IgM 滴度以 1：64 以上为阳性，90％以上患者在 1：128

以上。当血和脑脊液中抗体滴度升高时,脑 CT 和 MRI 检查可发现白质内异常信号。

(四)诊断

诊断依据典型的流行病学资料、临床表现和血清学检查综合判断。血或脑脊液中分离到伯氏包柔螺旋体或特异性抗体阳性均有助于确诊。

(五)鉴别诊断

本病累及范围广泛,包括皮肤、关节、心脏等,应注意与风湿、类风湿、结缔组织病、回归热等鉴别;神经系统表现应与其他类型脑膜炎、多发性或单发性神经根神经炎、周围神经病、面神经炎、多发性硬化等鉴别。血清或 CSF 中特异性抗体检测有助于鉴别。

(六)治疗

1.病因治疗

(1)抗生素:多西环素、阿莫西林、克拉霉素常用于莱姆病早期出现游走性环形红斑时的治疗,四环素和阿奇霉素也可使用,对于有神经系统受累表现者,通常给予第三代头孢菌素静脉滴注,如头孢曲松钠、头孢呋辛酯等,从大部分临床观察看,疗程 2～3 周足够。抗生素的使用将神经症状的持续时间由平均 30 周缩短到 7～8 周。

(2)疫苗:美国 FDA 已批准一个针对伯氏包柔螺旋体的疫苗,该疫苗针对抗螺旋体外表面蛋白 A(OspA),第 2 个针对相同抗原的疫苗也在审批中。这两个疫苗都需要进行 3 次接种,有 80% 保护作用。单次接种后的保护时期不能明确,接种对象主要为在蜱流行区从事户外工作的人群,对 12 岁以下儿童不推荐使用。

2.对症治疗

对有心脏和神经系统损害的患者,可以短期使用激素治疗。

第四章

神经系统脱髓鞘疾病

第一节 多发性硬化

多发性硬化(MS)是以中枢神经系统(CNS)白质脱髓鞘病变为特点,遗传易感个体与环境因素相互作用发生的自身免疫性疾病,是 CNS 脱髓鞘疾病中最常见的类型,临床上以时间多发性和空间多发性为主要特征。呈世界性分布,主要累及中青年,复发率和病残率均较高。

一、病因和发病机制

MS 病因与发病机制尚未明确,目前认为 MS 是在复杂的遗传易感背景下,由于环境因素如地域、气候及感染等的参与,引发的免疫异常,导致中枢神经系统炎性脱髓鞘改变。

(一)遗传因素

流行病学调查发现家族性 MS 发生率为 3%～23%,具有遗传倾向,而且是多基因遗传,其具体机制尚不明确,目前认为人类白细胞抗原(HLA)-DRB1 和 DQB1 是与 MS 关联最肯定的基因。

(二)环境因素

全世界 MS 分布的区域不同,调查表明 MS 好发于高纬度寒冷的地区,如北纬 65°与 45°之间的北欧国家,赤道附近、日光充足地区患病率低。同时生活环境、食物等对 MS 发病与复发也起作用,生活中接触有机溶剂可能与 MS 相关。同时 MS 以女性多发,提示女性激素与 MS 的发病有一定的关系。

(三)病毒感染

越来越多的证据表明 MS 与病毒感染有关,如 EB 病毒、人类疱疹病毒 6 型、乙肝病毒感染等,目前认为病毒等感染因子是通过分子模拟或超抗原而触发自身免疫反应,引起 MS 发病。

(四)自身免疫机制

大量的研究表明,MS 是以 T 细胞免疫介导为主的自身免疫性疾病,CD4、CD8T 细胞在其中发挥重要作用,体液免疫中 B 细胞通过呈递髓鞘抗原激活 T 细胞促进其增殖。

二、诊断与鉴别诊断

(一)临床表现

MS 通常急性起病,随之症状缓解,后再复发,临床症状及体征复杂多变。MS 病变的空间多发性(散在分布于 CNS 的多数病灶)及时间多发性(病程中的复发-缓解)是其症状、体征及临床经过的主要特点。

1.临床分型

(1)国际 MS 专家组根据病程将 MS 分为四种类型

①复发缓解型 MS(RRMS):MS 最常见临床类型,表现为明显的复发和缓解过程,每次发作均基本恢复,不留或仅留下轻微后遗症。随着病程的进展约 50% 转变为继发进展型。

②原发进展型 MS(PPMS):MS 的少见病程类型,疾病呈缓慢进行性加重,无缓解,呈渐进性恶化病程,预后差。

③继发进展型 MS(SPMS):RRMS 患者经过一段时间后可转为此型,疾病随着复发不能完全缓解并留下部分后遗症,病情进行性恶化。

④进展复发型 MS(PRMS):MS 的少见病程类型,隐袭起病,病情逐渐进展性,随后加重或复发。

(2)MS 的其他类型

①良性型 MS:少部分 MS 患者在发病 15 年内几乎不留任何神经系统残留症状及体征,对日常生活和工作无明显影响。

②恶性型 MS:又名爆发型 MS 或 Mar-burg 变异型 MS,疾病呈暴发起病,短时间内迅速达到高峰,神经功能严重受损甚至死亡。

2.临床表现

MS 患者多在 20～40 岁起病,男女患病比例约为 1∶2。以亚急性起病多见,绝大多数患者表现为空间和时间的多发性。少数病例在整个病程中呈现单病灶征象。MS 患者大脑、脑干、小脑、脊髓可同时或相继受累,故其临床症状和体征多种多样。体征常常多于症状,是 MS 最显著的临床特征。

(1)视力障碍:是 MS 常见的症状之一,也常为主要症状,表现为急性视神经炎或球后视神经炎,多从一侧开始或隔段时间累及对侧或短时间内双眼先后受累。约30％的病例有眼肌麻痹及复视,累及内侧纵束可出现核间性眼肌麻痹,是 MS 的重要体征之一。部分患者出现眼球震颤,多为水平性或水平加旋转性,旋转性眼震高度提示本病。

（2）运动症状:MS 可出现一个或者单个肢体无力,我国 MS 患者常以轻截瘫为首发症状,常开始为下肢无力、疲劳及行走沉重、笨拙感,可进展至痉挛性截瘫、偏瘫、单瘫或者四肢瘫,伴有腱反射亢进、腹壁反射消失及病理征阳性,其中腹壁反射消失或者减弱可为 MS 最早的体征。

（3）感觉症状:见于半数以上的 MS 患者,晚期几乎累及所有患者,包括疼痛、感觉异常,可有麻木、瘙痒、感觉过敏、痛温觉减退、束带感;甚至部分患者出现深感觉障碍,感觉性共济失调,大脑顶叶受累出现体像障碍。此外屈颈时会诱导出刺痛感或闪电样感觉,从颈部放射至背部,称为 Lhermitte 征,是 MS 的常见症状。

（4）小脑症状:症状多急性出现,表现为辨距困难,走路摇晃、宽基底步态和意向性震颤,以肢体和躯干平衡障碍等。典型的 Charcot 三主征,如意向性震颤、眼球震颤和吟诗样或断续样语言见于晚期 MS。

（5）自主神经症状:尿频及尿失禁较多见,直肠功能障碍常表现为便秘,常同时伴有感觉异常及运动障碍。MS 患者可出现性功能减退,下丘脑受累还可出现消瘦、体温波动及抗利尿激素分泌异常等奇特症状。

（6）精神障碍和认知功能损害:精神症状在 MS 患者中较常见,多表现为抑郁、易怒和脾气暴躁,部分患者出现欣快、兴奋,也可表现为淡漠、嗜睡、强哭强笑、重复语言、猜疑和被害妄想等。认知障碍发生率为45％～65％,由于 MS 主要为白质病变,临床表现为典型的皮质下型,可出现记忆力减退、反应迟钝、判断力下降和抽象思维能力减退。

（7）发作性症状:是 MS 较少见的特征性表现,在疾病复发或缓解时均可出现。特点是症状突发、持续时间短,每次发作症状相似,在一段时间内频繁发作,过度换气、焦虑或维持肢体某种姿势可诱发。强直痉挛、感觉异常、构音障碍、共济失调、癫痫和疼痛不适是较常见的多发性硬化发作性症状。其中,局限于肢体或面部的强直性痉挛,常伴放射性异常疼痛,亦称痛性痉挛,发作时一般无意识丧失和脑电图异常。

（8）其他症状:多发性硬化可伴有周围神经损害和多种其他自身免疫性疾病,如风湿病、类风湿综合征、干燥综合征、重症肌无力、甲状腺功能减退等。

（二）辅助检查

1.脑脊液检查

（1）常规检查:MS 患者 CSF 外观无色透明,压力一般均在正常范围。CSF 单核细胞数(MNC)可正常或轻度升高,但通常不超过 $50 \times 10^6/L$,超过需考虑其他疾病,可鉴别视神经脊髓炎。大多数患者 CSF 蛋白水平正常,约 40% 患者轻度升高,但通常<1g/L,蛋白含量升高常被认为是血-脑屏障破坏的标志,多见于 MS 复发期。

(2)IgG 鞘内合成检测:MS 患者脑脊液中免疫球蛋白增高,主要以 IgG 增高为主。鞘内 IgG 合成是 MS 重要的免疫学检查。①CSF-IgG 指数:是 IgG 鞘内合成的定量指标,约 2/3 患者 CSF-IgG 与总蛋白比值增高,大于 12%,70% 患者 CSF-IgG 指数增高,IgG 指数 = [CSF-IgG/S(血清)-IgG]/[CSF-IgG/Alb(白蛋白)-IgG],IgG 指数>0.7 提示鞘内合成。②CSF-IgG 寡克隆带(OB):是 IgG 鞘内合成的定性指标,OB 阳性率可达 95% 以上,但应同时检测 CSF 和血清,只有 CSF 中存在 OB 而血清缺如才支持 MS 诊断,ADEM 和 NMO 较少出现 OB 阳性。

2.电生理检查

主要用于发现亚临床 MS 病灶或 MRI 不易于显示的异常区域如视神经、脊髓后索等病灶,主要包括视觉诱发电位(VEP)、脑干听觉诱发电位(BAEP)和体感诱发电位(SEP),可以检测出 MS 患者各波幅潜伏期延长、波幅降低等,VEP 异常率较 BAEP、SEP 高。

3.影像学检查

(1)CT:MS 患者常规 CT 检查多正常,急性期可出现白质内低密度区,较对称散在地分布在脑室周围。CT 难以发现视神经、脑干和脊髓病灶。

(2)头颅 MR:MS 患者颅内病灶主要分布在脑室周围、胼胝体、半卵圆中心及底节区深部白质,多呈椭圆形,长轴垂直于侧脑室或胼胝体(Dawson 手指征),病灶在质子加权成像及 T_2WI 呈高信号,在 T_1WI 呈正常或者低信号,急性期活动性病灶 T_1WI 的 Gd 增强扫描可出现环状强化效应。

(3)脊髓 MR:MS 患者脊髓病灶常见于颈髓和胸髓,典型表现为非横贯性病灶,偏心分布,长轴>3mm,长度不超过 2 个椎体节段,脊髓肿胀不明显,病灶在质子加权成像及 T_2WI 呈高信号,在 T_1WI 呈正常或者低信号,T_1WI 的 Gd 增强有强化效应提示病灶呈活动性。

(三)诊断要点

1.MS 临床诊断原则

MS 主要临床特点是病灶的时间及空间多发性,复发-缓解病史及症状体征提示 CNS 多个病灶是指导 MS 诊断的基本依据,同时通过磁共振、电生理、免疫学等检查辅助诊断,并排除其他疾病。

2.诊断标准

(1)成人 MS:推荐使用 McDonald MS 诊断标准(表 4-1)。适用于典型发作

MS 的诊断,对可能存在视神经脊髓炎、NMO 谱系疾病或合并多项自身免疫疾病或相关抗体阳性的患者在疾病急性复发期及免疫治疗前应进行血清水通道蛋白 4(AQP4)抗体的检测,阳性则提示非 MS 可能。

表 4-1　McDonald MS 诊断标准

临床表现	诊断 MS 需要的附加证据
≥2 次临床发作[a];≥2 个病灶的客观临床证据或 1 个病灶的客观临床证据并有 1 次先前发作的合理证据[b]	无
≥2 次临床发作[a];1 个病灶的客观临床证据	空间的多发性需具备下列 2 项中的任何一项: MS 4 个 CNS 典型病灶区域(脑室旁、近皮质、幕下和脊髓)[d] 中至少 2 个区域有 ≥1 个 T_2 病灶 等待累及 CNS 不同部位的再次临床发作[a]
1 次临床发作[a];≥2 个病灶的客观临床证据	时间的多发性需具备下列 3 项中的任何一项: 任何时间 MRI 检查同时存在无症状的钆增强和非增强病灶 随访 MRI 检查有新发 T_2 病灶和(或)钆增强病灶,不管与基线 MRI 扫描的间隔时间长短 等待再次临床发作[a]
1 次临床发作[a];1 个病灶的客观临床证据(临床孤立综合征)	空间的多发性需具备下列 2 项中的任何一项: MS 4 个 CNS 典型病灶区域(脑室旁、近皮质、幕下和脊髓)[d] 中至少 2 个区域有 ≥1 个 T_2 病灶 等待累及 CNS 不同部位的再次临床发作[a] 时间的多发性需具备以下 3 项中的任何一项: 任何时间 MRI 检查同时存在无症状的钆增强和非增强病灶 随访 MRI 检查有新发 T_2 病灶和(或)钆增强病灶,不管与基线 MRI 扫描的间隔时间长短 等待再次临床发作[a]
提示 MS 的隐袭进展性神经功能障碍(PPMS)	回顾或前瞻研究证明疾病进展 1 年并具备下列 3 项中的 2 项[d]: MS 典型病灶区域(脑室旁、近皮质或幕下)有 ≥1 个 T_2 病灶以证明脑内病灶的空间多发性 脊髓内有 ≥2 个 T_2 病灶以证明脊髓病灶的空间多发性 CSF 阳性结果[等电聚焦电泳证据有寡克隆区带和(或)IgG 指数增高]

MS.完全符合标准的多发性硬化,其他疾病不能更好地解释临床表现;可能 MS.不完全符合标准,临床表现怀疑 MS;非 MS.在随访和评估过程中发现其他能更好解释临床表现的疾病诊断。①发作(复发、恶化):指在排除发热或感染的前提下,由患者描述或客观观察到的当时或既往的至少持续 24h 的典型的 CNS 急性炎性脱髓鞘事件,发作要同时具有客观神经系统检查的医学记录,应该除外那些缺乏合理的、客观的神经系统检查和医学记录的事件。一些符合 MS 临床症状以及发展演变特点的既往事件,能够为前期脱髓鞘事件提供合理的证据支持。然而,有关阵发性症状(既往或当时)的报告,应该由持续至少 24h 的多段发作事件组成。在做出 MS 确诊前,至少要有 1 次发作是由以下证据来证实的(客观神经系统检查证据;可早于患者视觉功能障碍描述的视觉诱发电位证据或 MRI 检查发现 CNS 内存在能够解释既往神经系统症状的脱髓鞘责任病变的证据)。②基于 2 次具有客观神经系统检查阳性的发作做出的临床诊断是最可靠的。在缺乏客观的神经系统检查阳性的情况下,既往 1 次发作中的合理历史证据、可以包括支持既往的炎性脱髓鞘事件以及相关临床症状及其演变特征等证据;然而,至少有 1 次发作是必须由客观发现证据支持。③不需要额外的检查;但是,最好任何 MS 的诊断都能在影像的协助下基于这些标准而做出。如果影像或其他检测(例如脑脊液)已实施并呈阴性结果,做出 MS 诊断前需要极为谨慎,并必须考虑是否需要做出其他诊断。客观证据必须存在并支持 MS 诊断,同时找不到更合理的疾病解释临床表现。④钆增强病变并不是必需的;脑干或脊髓病变引起的相关症候应该被排除在典型症状性病变之外(除外视神经脊髓炎可能)

(2)儿童 MS:多数儿童 MS 与成人 MS 特点相似,其 MRI 相关空间多发、时间多发标准同样适用;但部分儿童 MS,尤其是小于 11 岁的儿童 MS,疾病首次发作类似于急性脑病、急性播散性脑脊髓炎或者长节段脊髓炎,应对患儿进行动态 MRI 随访,当观察到新增病变或观察到 2 次临床非 ADEM 样发作方可诊断 MS。

(3)临床孤立综合征(CIS):CIS 是指首次发生的单时相、单一或者多个病灶的脱髓鞘疾病综合征。临床上多表现为孤立的视神经炎、脑干脑炎、脊髓炎,病变表现为时间上的孤立,并且临床症状持续 24h 以上,一半以上的 CIS 患者最终发展为 MS,根据患者临床症状、体征及 MRI 确认,排除其他疾病后可诊断 CIS。

(四)鉴别诊断

1.急性播散性脑脊髓炎(ADEM)

多发于感染、出疹及疫苗接种后,儿童和青壮年多见,呈急性单相自限病程,少数病例可能再发。临床表现为脑病、癫痫发作、锥体系、锥体外系及脊髓受累等症状,脊髓受累多为长节段,多与脑病同时出现,MRI 可见双侧脑白质弥散性多灶性大片状或斑片状 T_1WI 信号、T_2WI 高信号病变。ADEM 起病较 MS 更急,症状更重。

2.横贯性脊髓炎

与早期脊髓型相比 MS 有时不易鉴别,发病前多有病毒感染史,急性起病,开始时双下肢感觉异常,常伴有背痛及腿痛,病情在 24~48h 达高峰,双下肢瘫痪,尿潴留或失禁,有感觉平面。脑脊液淋巴细胞$(50\sim100)\times10^6$/L,蛋白 1~1.2g/L 升高,无复发-缓解病程,可有较重的后遗症。而 MS 起病相对缓慢,病程缓解-复发多见,脊髓病灶偏心分布、散在,脑脊液白细胞多正常。

3.进行性多灶白质脑病(PML)

发病年龄一般较大,早期常有全脑症状,如精神意识障碍和动作异常等,病程呈进行性发展,多无脊髓损害,常存在淋巴增生性原发病,如慢性淋巴性白血病、霍奇金病、骨髓瘤病、真性红细胞增多症和癌肿等,预后差,无缓解复发,血清学检查乳头多瘤空泡病毒 SV-40 抗体测定阳性,脑组织活检可发现上述病毒。

4.皮质下动脉硬化性脑病

常见于老年人,有脑动脉硬化、血管危险因素,主要表现为侧脑室周围白质变性,常伴有多发腔隙性脑梗死和脑萎缩。而 MS 只有反复发作才有脑萎缩,了解病史也助于鉴别。

5.神经白塞病

表现为多灶性脑病症状,虹膜睫状体及脑膜炎等,口腔及生殖器黏膜溃疡可反复发作以及出现关节、肾和肺的症状等。单纯以神经症状为表现应与 MS 鉴别。

6.系统性红斑狼疮、硬皮病及混合性结缔组织病

可以出现 CNS 白质多发病灶,其他系统受累体征及相关免疫抗体检测有助于鉴别 MS。

三、治疗

目前尚无一种特效的药物或手段根治本病,治疗的主要目的是抑制炎性脱髓鞘病变进展,阻止病情进展,缓解临床症状,减少复发或延长复发间歇期;晚期采取对症和支持疗法,预防各种并发症,尽量保存神经功能。减轻神经功能障碍带来的痛苦。

(一)激素治疗

促皮质素及皮质类固醇是治疗 MS 急性发作和复发的主要药物,具有抗炎及免疫调节作用,缩短急性期和复发期病程。多主张大剂量短程疗法,临床常用药物是:

1.甲泼尼龙

显效较快,作用持久,不良反应较小,近年来有取代其他类固醇制剂的趋势;成年人中至重症复发者可用 1000mg/d 加于 5%葡萄糖 500mL 静脉滴注,3~4h 滴完,连用 3~5d 为 1 个疗程;继之以泼尼松 60mg/d 口服,12d 后逐渐减量至停药。

2.ACTH

以 80U/d 开始,静脉注射或肌内注射 1 周;依次减为 40U/d,4d;20U/d,4d;

10U/d,3d。

3.泼尼松

80mg/d 口服 1 周。依次减为 60mg/d,5d;40mg/d,5d。然后每 5d 减 10mg,4～6 周为 1 个疗程。

4.地塞米松

30～40mg 加入生理盐水 50mL 静脉缓慢推注,5min 内注完,短时间内使血药浓度达峰,1～2 次可望控制急性发作;但应注意该药不良反应较大,半衰期较长,对水、电解质代谢影响较大,为避免复发可在第 1d、3d、5d、8d 和 15d 注射 5 次;也可用地塞米松 20mg 加甲氨蝶呤 10mg 鞘内注射,对急性发作及重症者效果尤佳,可于 1 周后再行第 2 次注射。

(二)免疫抑制药

对于伴有严重溃疡病、高血压和糖尿病,不能应用肾上腺皮质激素的患者以及经正规激素治疗 1 个月症状仍无改善的患者,均应改用或加用免疫抑制药。通常环磷酰胺(CTX)200mg/d,口服或静脉注射;硫唑嘌呤(AZP)100mg/d,口服。环孢素是强力免疫抑制药.剂量应在2.5mg/(kg·d)内,5mg/(kg·d)以上易发生肾中毒,需监测血清肌酐水平,为减少毒性可分2～3 次口服,因该药价格昂贵,临床上尚未能普遍应用。

(三)抗菌药物的应用

在应用大剂量肾上腺糖皮质激素或环磷酰胺等免疫抑制的同时,应使用足量、有效的抗菌药物,以防治各种感染性疾病。一般主张每日静脉滴注青霉素 400 万～800 万 U 或头孢唑啉钠 4.0～6.0g。

(四)大剂量丙种球蛋白

大剂量静脉注射丙种球蛋白可起到免疫抑制作用。免疫球蛋白 G 0.1～0.4g/kg,连用5～7 天。可根据病情需要每月加强治疗 1 次,用量为 0.4g/(kg·d),可连续服用 3～6 个月。

(五)干扰素疗法

干扰素具有较强的抗病毒作用,可增强 MS 患者免疫细胞的抑制功能。

(六)对症治疗

对伴有痛性痉挛的患者可给予卡马西平 0.2g,每日 2 次口服;对精神抑郁者可给予三环类抗抑郁药(如阿米替林、丙咪嗪、氯米帕明等)或选择性 5-羟色胺再摄取抑制剂(SSRIs,如百忧解、赛乐特等);对痉挛性瘫痪者可口服巴氯芬 10mg,3 次/d;对尿频、尿急者可给予普鲁本辛口服。严重姿势性震颤可用异烟肼每日

300mg 口服,每周增加 300mg,直至每日量 1200mg;每日并用吡哆醇 100mg,可获改善,但机制不清;少数病例用卡马西平或氯硝西泮也有效。

(七)其他治疗方法

血浆交换疗法、紫外线照射充氧自血回输疗法、胸腺和脾脏放射线照射疗法、胸导管引流术亦可用于治疗多发性硬化。此外,应保持患者的运动功能,避免劳累、感染、创伤等诱因,以减少多发性硬化的复发也十分重要。

第二节　视神经脊髓炎

视神经脊髓炎(NMO,又称 Devic 病或 Devic 综合征)是视神经和脊髓同时或相继受累的急性或亚急性脱髓鞘病变。早期认为 NMO 是一种严重的单相病程疾病,但后来发现有许多 NMO 病例呈复发病程。此病在我国远比多发性硬化多见。全年均有发病,以 6～10 月多见,累及两性,以女性偏多,21～41 岁多见,但无绝对限制。

一、病因

NMO 病因及发病机制还不清楚,目前许多学者将其视为多发性硬化的一种特殊亚型,可能与病毒感染诱发导致自身免疫功能紊乱,造成视神经和脊髓脱髓鞘病变的发生有关。

二、病理变化

脱髓鞘、硬化斑和坏死,伴血管周围炎性细胞浸润。主要累及视神经和视交叉,脊髓病损好发于胸段和颈段,脊髓、视神经和视交叉都可能合并蛛网膜炎。与经典的 MS 不同,病损局限于视神经和脊髓,破坏性病变较明显,星形胶质细胞反应较差;有时脊髓是坏死性而不是脱髓鞘病变,最终有空洞形成,胶质细胞增生不明显;坏死可能反映其炎症过程的严重性,而并非疾病的本质。

三、临床表现

(一)发病年龄

患者发病年龄为 5～60 岁,以 21～41 岁最多见,也有许多儿童患者,男女均可发病。

(二)前驱症状

部分患者出现神经症状前的数周或数月,多有疲劳、体重减轻、肌肉和关节隐痛、腹痛、腹泻、咽部疼痛、低热等。

(三)临床特征

急性严重的横贯性脊髓炎和双侧同时或相继出现的球后视神经炎是本病特征性的临床表现,可在短时间内连续出现,导致截瘫和失明,病情进展迅速,可有缓解-复发过程。多数 NMO 患者为单相病程,70%病例常在数日内出现截瘫,约半数受累眼全盲;复发型发生截瘫约 1/3,视力受累约 1/4,临床事件间隔时间为数月至半年,以后 3 年内可有多次孤立的球后视神经炎和脊髓炎复发。

(四)眼部症状

急性起病可数小时或数日内单眼视力部分或全部丧失;一些患者在视力丧失前 1～2d 感觉眶内疼痛,眼球运动或按压时明显,眼底改变为视神经乳头炎或球后视神经炎;亚急性起病者 1～2 个月症状达到高峰;少数呈慢性起病,视力丧失在数月内稳步进展,进行性加重。

(五)脊髓症状

急性横贯性脊髓炎是脊髓的急性进展性炎症性脱髓鞘病变,呈单相型或慢性多相复发型。临床常见的脊髓体征是不对称和不完全性的、播散性、不完全横贯性、上升性,其特征是快速进展的(数小时或数天)下肢轻瘫、双侧 Babinski 征、躯干部感觉平面和括约肌功能障碍等。可伴有 Lhermitte 征、阵发性强直性痉挛和神经根痛。

四、辅助检查

(一)血液

急性发作周围血象可能升高,以多形核白细胞为主,红细胞沉降率增快或见血清总补体升高。

(二)脑脊液

脑脊液细胞数增多,以淋巴细胞为主,通常不超过 $100/mm^3$,脑脊液蛋白正常或轻度增高,糖含量正常或偏低。脊髓肿胀明显时可有椎管不完全阻塞表现。

(三)脊髓 MRI 检查

发现脊髓纵向融合病变超过 3 个脊柱节段的发生率为 88%,通常为 6～10 个节段,脊髓肿胀及钆强化也较常见。少数脑白质病损。可见视神经增强信号。

五、诊断依据

（一）前驱症状

部分患者在发病前数日至数周可有低热、头痛、咽痛、眩晕、全身不适、恶心、腹泻等症状。

（二）起病形式

大多为急性或亚急性起病，少数为慢性进行性起病。部分患者先出现视神经损害的症状，后出现脊髓损害的症状，另一部分患者则同时出现视神经和脊髓损害的表现。部分患者双侧视神经先后受累，另一部分患者则双侧视神经同时受累。与多发性硬化一样，视神经脊髓炎亦具有缓解复发交替的病程特征，两次发病间歇期短则 2 个月，长则可达 10 年以上。

（三）眼部症状及体征

多数患者起病初有眼眶或眼球疼痛，继之单眼或双眼视力进行下降，严重者可完全失明。检查可见不同程度的视力下降、生理盲点扩大、视盘炎、继发性视盘萎缩、球后视神经炎、原发性视盘萎缩等表现。

（四）脊髓症状及体征

脊髓损害的常见部位为胸髓，其次为颈髓，腰段脊髓较少见。临床上可表现为播散性、半横贯性、不全横贯性或上升性脊髓炎的症状和体征。除感觉、运动和括约肌功能障碍外，常有痛性痉挛发作。颈髓病变可见霍纳综合征。

（五）视觉诱发电位和体感诱发电位

对诊断和鉴别有重要的指导意义。脊髓磁共振成像对确定病变的部位和范围价值较大。腰穿脑脊液检查和脊髓 CT 对诊断意义不大，不作为常规检查项目。

六、鉴别诊断

（一）弥散性轴周脑炎

多发生于儿童，病情进展很少缓解，脊髓症状少见。

（二）单纯性球后视神经炎

早期眼症状易与单纯性球后视神经炎混淆，后者多损害单眼，Devic 病常为两眼先后受累，并有脊髓病损，有明显缓解复发趋势。

（三）急性播散性脑脊髓炎

急性播散性脑脊髓炎是一种广泛累及脑和脊髓白质的急性炎症性脱髓鞘疾

病,多发生在某些感染或疫苗接种后,病势严重,常有发热、头痛、呕吐、脑膜刺激征、昏迷、抽搐、共济失调等广泛脑、脊髓损害表现。

(四)多发性硬化(MS)

MS 可表现为 NMO 的临床模式,脑脊液及 MRI 检查可鉴别。CSF-MNC 计数>50/mm³ 或中性粒细胞增多在 NMO 很常见,但 MS 罕见,90％以上 MS 的患者脑脊液存在寡克隆带,但 NMO 不常见;MRI 所见也有助于 NMO 与 MS 的鉴别。NMO 发病初期头部 MRI 多正常,复发-缓解型 MS 多有典型病灶;NMO 患者脊髓纵向融合病变超过 3 个脊柱节段,通常 6～10 个节段,而 MS 的脊髓病变极少超过 1 个脊椎节段;NMO 脊髓肿胀和钆强化也较常见。

(五)亚急性脊髓-视神经-神经病

多见于小儿,先有腹痛、腹泻等腹部症状及氯碘喹啉类药物服用史,多无瘫痪,以感觉异常为主,常呈对称性,无复发,脑脊液也无明显改变。病变在视神经、脊髓薄束、皮质脊髓束以及周围神经,上颈髓感觉传导束几乎不受累。

七、治疗

根据临床研究及专家共识推荐,视神经脊髓炎的治疗分为急性期治疗、序贯治疗(免疫抑制治疗)、对症治疗和康复治疗。

(一)急性期治疗

目的:减轻急性期症状、缩短病程、改善残疾程度和防治并发症。

1.糖皮质激素

大剂量甲泼尼龙冲击是 NMO 急性期首选的治疗方案,原则是:大剂量冲击,缓慢阶梯减量,小剂量长期维持。方法:甲泼尼龙 1g 静脉滴注,每天 1 次,共 3d;500mg 静脉滴注,每天 1 次,共 3d;240mg 静脉滴注;每天 1 次,共 3d;120mg 静脉滴注,每天 1 次,共 3d;泼尼松 60mg 口服,每天 1 次,共 3d;50mg 口服,每天 1 次,共 3d;顺序递减至中等剂量每天 30～40mg 时,依据序贯治疗免疫抑制药作用时效快慢与之相衔接,逐步放缓减量速度,如每 2 周递减 5mg 至 10～15mg 口服,每天 1 次,长期维持。部分患者对激素有一定依赖性,在减量过程中病情再次加重,对激素依赖性患者,激素减量过程要慢,可每 1～2 周减 5～10mg,至维持量(每天 5～15mg)与免疫抑制药长期联合使用。长期大量应用糖皮质激素主要的不良反应有电解质紊乱、消化性溃疡、股骨头坏死、感染、库欣综合征等,应用过程中注意护胃、补钾、补钙等,同时应用活血药物改善微循环以避免股骨头坏死。甲泼尼龙浓度过高或静脉滴注过快容易诱发心律失常,应用大剂量甲泼尼龙冲击治疗时应加以注意,使用时稀释于 500mL 的葡萄糖或氯化钠溶液中,缓慢静脉滴注至少

3~4h。

2.血浆置换

部分重症 NMO 患者尤其是 ON 或老年患者对大剂量甲基泼尼松龙冲击疗法反应差,用血浆置换治疗可能有效,对 AQP4 抗体阳性或阴性的患者均有一定疗效,特别是早期应用。建议置换 5~7 次,每次用血浆 1~2L。

3.免疫球蛋白静脉滴注

因 NMO 主要为体液免疫疾病,免疫球蛋白治疗可能有效,对于大剂量甲基泼尼松龙冲击疗法反应差的患者,可选用免疫球蛋白治疗。免疫球蛋白用量为 0.4g/(kg·d),静脉滴注,连续 5d 为 1 个疗程。

(二)缓解期治疗

目的:为预防复发,减少神经功能障碍累积,一线药物包括硫唑嘌呤、吗替麦考酚酯、甲氨蝶呤、利妥昔单抗等。二线药物包括环磷酰胺、米托蒽醌。

1.硫唑嘌呤

通过干扰嘌呤代谢抑制 DNA、RNA 的合成,抑制 T 细胞的激活,使抗体产生减少并使循环的单核细胞及有核细胞减少,目前常用的方法是硫唑嘌呤联合小剂量泼尼松治疗。用法:按体重 2~3mg/(kg·d)单用或联合口服泼尼松,按体重 0.75mg/(kg·d),通常在硫唑嘌呤起效以后 4~5 个月将泼尼松渐减量至小剂量长期维持。有以下不良反应:白细胞降低、肝功能损害、恶心呕吐等胃肠道反应,应定期监测血常规和肝功能。使用硫唑嘌呤前建议患者测定硫代嘌呤甲基转移酶(TMTP)活性或相关基因检测,避免发生严重不良反应。

2.吗替麦考酚酯

次黄嘌呤 5 单磷酸脱氢酶的非竞争性抑制药,可以阻断鸟嘌呤核苷酸和脱氧核苷酸代谢。用法:每天 1~1.5g 口服,其不良反应主要为胃肠道症状和增加感染机会。

3.利妥昔单抗

利妥昔单抗是一种针对 B 细胞表面 CD20 的单克隆抗体,B 细胞消减治疗能减少 NMO 的复发和减缓神经功能障碍进展。用法:按体表面积 375mg/m² 静脉滴注,每周 1 次,连用 4 周或 1000mg 静脉滴注,共用 2 次(间隔 2 周)。国内治疗经验表明,中等或小剂量应用对预防 NMOS 仍有效,且不良反应小,花费相对较少。用法:单次 500mg 静脉滴注,6~12 个月后重复应用或 100mg 静脉滴注,每周 1 次,连用 4 周,6~12 个月后重复应用。为预防静脉滴注的不良反应,治疗前可用对乙酰氨基酚、泼尼松龙。利妥昔单抗静脉滴注速度要慢,并进行监测,大部分患者治疗后可维持 B 淋巴细胞消减 6 个月,可根据 CD19/CD20 阳性细胞或 CD27 阳性记忆细胞监测 B 淋巴细胞,若 B 淋巴细胞再募集可进行第 2 疗程治疗。

4.米托蒽醌

米托蒽醌是一种抗肿瘤药。通过嵌入 DNA,抑制核酸合成而导致细胞死亡,能抑制淋巴细胞迁移和减少促炎性细胞因子产生,抑制 B 细胞功能。用法:按体表面积(10～12)mg/m^2 静脉滴注,每个月 1 次,共 3 个月,后每 3 个月 1 次,再用 3 次,总量不超过 100mg/m^2。主要不良反应为心脏毒性和治疗相关的白血病,使用时应注意监测心电图和心脏彩超,每次注射前应监测左室射血分数(LVEF),若 LVEF<50 或较前明显下降,应停用米托蒽醌。此外,因米托蒽醌的心脏毒性有迟发效应,整个疗程结束后,也应定期监测 LVEF。

5.甲氨蝶呤

一种叶酸还原酶抑制药,主要抑制二氢叶酸还原酶,导致 DNA 的生物合成受到抑制,甲氨蝶呤单用或与泼尼松合用能减少 NMO 复发和功能障碍进展,其耐受性和依从性较好,价格较低,适用于不能耐受硫唑嘌呤的不良反应及经济条件不能负担其他免疫抑制药的患者。用法:每周 15mg,单用或与小剂量泼尼松合用。

6.环磷酰胺

环磷酰胺是双功能烷化剂及细胞周期非特异性药物,环磷酰胺对减少 NMO 复发和减缓神经功能障碍进展有一定疗效,为二线药物,用于其他治疗无效。用法:600mg 静脉滴注,每 2 周 1 次,连续 5 个月或 600mg 静脉滴注,每个月 1 次,共 12 个月。年总负荷剂量不超过10～15g。主要不良反应有恶心、呕吐、感染、脱发、性腺抑制、月经不调、停经和出血性膀胱炎。使用时监测血常规、尿常规,白细胞减少应及时减量或停用,治疗前后嘱患者多饮水。

(三)对症治疗

NMO 的对症治疗大多数治疗经验均来自对 MS 的治疗,痛性痉挛可选用卡马西平、加巴喷丁、普瑞巴林、巴氯芬等药物,慢性疼痛、感觉异常等可应用阿米替林、普瑞巴林、选择性 5-羟色胺再摄取抑制药(SSRI)、去甲肾上腺素再摄取抑制药(SNRI)及去甲肾上腺素能与特异性 5-羟色胺抗抑郁药物(NaSSA)。顽固性呃逆可用巴氯芬。抑郁焦虑可应用 SSRI、SNRI、NaSSA 类药物以及心理治疗。伴有呼吸循环障碍,必要时行辅助通气循环支持,对于长期卧床患者需要预防血栓形成和呼吸道、泌尿系感染等。

(四)康复治疗

对于有吞咽、肢体、语言等功能障碍应尽早进行康复训练,在专业康复医师和护士指导下制定合理的个体治疗方案,改善日常生活能力,对严重焦虑、抑郁甚至有自杀倾向患者应给予心理治疗,同时对患者及亲属进行疾病宣教、生活指导,提高治疗的依从性。

第三节 急性播散性脑脊髓炎

急性播散性脑脊髓炎（ADEM）是一种急性起病，临床表现多样的中枢神经系统炎性脱髓鞘疾病，好发于儿童和青年，感染及疫苗接种是最重要的诱因，以发热、精神异常、意识障碍、癫痫发作及局灶性神经系统症状与体征为主要临床特点，人群中发病率相对较低。严重者往往起病急骤，病情凶险，没有及时治疗者病死率较高。

一、病因和发病机制

（一）病因

ADEM 的病因尚不完全清楚，最新的研究认为，ADEM 是发疹性疾病和接种疫苗后的病理反应。

1.感染

ADEM 常继发于各种病原微生物感染后，常见病原为麻疹、水痘、风疹、腮腺炎、单纯疱疹、EB 病毒、乙肝病毒、HIV、支原体、A 组 β 溶血性链球菌等。

2.疫苗接种

ADEM 最早见于接种水痘或狂犬病疫苗后，后来发现亦可见于接种卡介苗、麻疹减毒活疫苗、乙脑疫苗、百白破疫苗、流感疫苗、人乳头瘤病毒疫苗等。有研究认为，由 CNS 组织制成的疫苗最容易引起 ADEM。

3.病因不明

部分患者起病前找不到明确的诱因。

（二）发病机制

ADEM 发病机制尚不明确，目前的研究认为是激活 T 细胞导致针对髓鞘或其他自身抗原的免疫反应。

1.病毒机制

病毒、病毒代谢产物、疫苗相关成分直接破坏髓鞘，病毒或被感染的髓鞘成分诱发宿主细胞的细胞或体液免疫反应。

2.分子模拟机制

病毒或疫苗中的某些成分结构与髓鞘抗原结构相似，导致错误的免疫识别、应答而引发自身免疫反应。

3.抗原抗体反应

ADEM 患者血清中可检测到抗髓鞘碱性蛋白（MBP）和抗髓鞘少突胶质细胞

糖蛋白(MOG)抗体,经治疗后抗体可消失,也可能持续存在并演变为多发性硬化。

二、临床特点

(一)临床表现

ADEM 最常见于儿童及年轻成人,虽可发生于任何年龄。在儿童病例有季节性,以冬及春为发病高峰,在儿童人群,男性发病较多,而成人则相反。约 2/3 儿童病例有前驱感染的临床证据,而成人约占 1/2。首发症状的时间因触发感染而不同;典型的在非神经疫苗接种后的 1~14d,出疹性疾病中皮疹出现后 1 周或不到 1周,接种狂犬病疫苗后则为 1~3 周(或更长),呈现广泛性的不同神经表现,可以是局限性及非局限性,起病迅速,数小时到数天进展,急性脑膜脑病常见于儿童(及几乎均伴发于麻疹),意识水平可内抑制进展到昏迷。青春期及年轻成人偶可呈现精神病。儿童较常伴有虚性脑膜炎、头痛及发热、全身违和及肌痛,但偶见于成人病例。局限及全身性痫性发作较常见于感染后 ADEM,比接种疫苗的多。可发生呼吸衰竭(继发于意识抑制或脊髓炎),而脑病、发热、痫性发作及虚性脑膜炎症在MS 是罕见的。

ADEM 的局限性表现可有不同,取决于 CNS 内炎症性脱髓鞘性过程的部位及严重程度。多灶性神经缺损包括锥体束、大脑(偏瘫)、脑干(脑神经麻痹)、脊髓(截瘫)及小脑征等的不同组合,极常见。脑神经病包括两侧视神经炎,发生于ADEM 较 MS 多见(表 4-2)。孤立的横贯性脊髓炎常考虑为独立的病名引起截瘫及排尿功能障碍,但可以是 ADEM 的一部分,约占1/4 病例。

ADEM 可累及周围神经系统,特别是在疫苗接种后的类型,好发于神经根。疫苗接种或感染后,可引起 CBS,而感染后 CBS 与 ADEM 合并发生已有报道。MS 时未见周围神经受损,为鉴别 ADEM、MS 的主要发现之一。

表 4-2　ADEM 及 MS 的表现比较

	ADEM 较可能	MS 较可能
年龄	儿童<10 岁	成人、儿童免损
性别	儿童男性稍多,成人则相反	女性较男性多见,约 2 倍
症状	前驱感染	常不严重
	前驱疫苗接种	
	双侧视神经炎	单侧视神经炎
	常较严重	症状缓慢进展性
	发热	

续表

	ADEM 较可能	MS 较可能
	头痛	
	失语	急动性语言
	虚性脑膜炎	
	昏迷	正常意识
	脑干症状	
	痫性发作	震颤
	认知受损	阵发性症状(三叉神经痛)
	多灶性神经缺损	
CSF	淋巴细胞增多,寡克隆带阴性,起病时可阳性,但 6 个月后消失,蛋白质上升	淋巴细胞增多,寡克隆带持久阳性,但起病时可阴性,以后再出现蛋白质上升(但较 ADEM 低)
	IgG 指数正常	IgG 指数增加
MRI	较大的病变	脑室周围病损
	占位效应及水肿	钆增强不均匀
	灰质受累	T_1 低强度("黑洞")
	一致性钆增强	随访扫描可显示新病损
	随访扫描正常或病变消散无新病损	

急性出血性白质脑脊髓炎或 Weston-Hurst 病是罕见的,病情较 ADEM 重(常致命),可能系同一疾病的重型,其病程较迅速,伴明显的系统性表现;痫性发作常见及常陷入昏迷。CSF 常显示压力增高及多形性细胞反应(淋巴细胞、中性粒细胞)及红细胞数明显增多,反映微出血性过程。

多症状性表现常见于 ADEM,如脑病及对称性四肢锥体束征,儿童在激发感染后呈暴发性脑炎样疾病。某些患者病情发展较缓慢,呈行为改变,技能发育的丧失,头痛及慢性疲乏。

(二)检查

ADEM(及 MDEM)的诊断常依据典型临床表现,尚无一种试验具有特征性,以下检查有助于诊断。

1.脑脊液

ADEM 的 CSF 可能完全正常,但可显示 CSF 淋巴细胞增多(<100/dL)、蛋白

增高,均较 MS 明显。CSF 寡克隆带较 MS 的少,儿童 ADEMCSF 寡克隆带发生率为 3%～20%,成人 ADEMCSF 寡克隆带阳性率为 58%,ADEM 患者 CSF 出现一过寡克隆带并非不常见,恢复期 CSF 寡克隆带几均阴性,但在 MS 则罕见一过性寡克隆带,检出 ADEM 患者 CSF 特异性病毒蛋白成为其病因,但其诊断价值未确定。NMO-IgG 阴性,ADIM 无 MRI 增强反映为血清阳性 NMO 的患儿表现。

2.影像学检查

ADEM 的脑 CT 可以正常,但常显示皮质下白质非特异性低密度病损,可有或不增强。急性出血性脑脊髓炎病例的 CT 扫描可显示炎症伴出血及水肿。MRI 的诊断价值较 CT 大,MRI 为帮助 ADEM 诊断、鉴别 ADEM 与 MS 的辅助标准。标准 T_1、T_2 及 FLAIR 及 T_1 对比剂序列为肯定疾病活动的初始步骤,系列 MRI 检查极为重要。ADEM 时典型的 MRI 发现为:不对称、两侧性、多斑点头区均匀或轻度不均匀,T_2WI、质子密度加权成像及 FLAIR 信号强度增高,病变 >4cm。ADEM 相关病变可以是大的连接占位,可达几乎白质的全部,但较小病变似 MS。可观察到大部分局灶性周围水肿,胼胝体在 ADEM 常不受累,虽白质受累突出,灰质亦可受累,特别是基底核、丘脑及脑干、深部灰质受累可能为 ADEM 与 MS 鉴别的可靠标准。

所有 ADEM 病损显示对比后增强,可为斑点状、结节、弥漫结节、无定形脑回或不完全或完全的环形增强,系列 MRI 检查已证明见于大部分 ADEM 病例。脑病损可部分或完全消散,随访时新病变形成极罕见,而 MS 则否。某些 ADEM 病例 MRI 异常显现,在症状起病与一般 MRI 扫描间延迟数天、数周,甚或超过 1 个月。

区别 ADEM 及 MS:无弥散性两侧病变型,黑洞的存在,有存在 2 个或 2 个以上的脑室周围病变。用这个标准,MS 首次发作与单相 ADEM 患者鉴别,敏感性为 81%,特异性为 95%。

DWI 及 MRS 对急性脱髓鞘高度敏感,对诊断可能有帮助。单一复发 DEM 患者的 MRI 可提示 DWI 能识别 ADEM 时的急性与慢性脱髓鞘。MRS 可区别急性脱髓鞘与脑肿瘤,因 ADEM 病损显现巨分子及乳酸上升,NAA 下降,谷氨酸/谷氨酰胺(GLx)水平有助于鉴别 ADEM 与脑肿瘤。该检查显示 ADC 在大多数 ADEM 病例局限化,见于病变的周边,ADC 值从 $0.55×10^{-3}～0.64×10^{-3}\,mm^2/s$。急性期 ADC 值下降,提示弥散下降,稍后成像(亚急性期)显示弥散增加,ADC 值增加,急性期成像病变的 NAA/含胆碱化合物有下降,但亚急性期 NAA/肌酐及 NAA/含胆碱化合物均减低。

ADEM(5/8 例)弥散受限,DWI 高信号,ADC 圈低信号,但与疾病的时期不相关,脑干受累,可见脑干水肿征,天幕上或脑干的信号强度改变指示预后差,FLAIR

序列、DWI 及 ADC 图像显示最佳，虽 DWI 及 HRS 主要可鉴别急性脱髓鞘与脑瘤。

脊髓脱髓鞘病变特别难以鉴别 ADEM 与 NMO，ADEM 的脊髓病变多为火焰状，高 T_2 信号，可局限于灰质、白质或两者均累及，较 MS 更广泛。与 MS 或特发性横贯性脊髓炎比较，ADEM 可波及全切面脊髓。常伴有肿胀及斑点周围增强，使之这些病变仅通过成像背景难以与脊髓肿瘤区别。PNS 受累在诊断脊髓 ADEM 中特别重要。

MRI 可正常或在起病后 5～14d 出现异常，儿童 ADEM 可显示仅单个脱髓鞘灶，成人患者亦可呈现单灶，甚至呈肿瘤样，有时需作活检，以排除感染或恶性病变。病灶多播散于整个 CNS 内，MRI T_2WI 可见多灶高信号病灶。如 MS 时所见，但其分布不同，ADEM 的病灶常较大，倾向于广泛及对称分布于大脑及小脑白质，有时在基底核、丘脑及脑干，有时亦可局限于脑干、小脑。钆增强亦有助于鉴别 ADEM 与 MS，因仅急性病变会增强，ADEM 所见病损及其增强征应同一时间及程度，而 MS 病灶的时间亦是不同的。时间上均匀病损在儿童病例较成人病例常见，发病时间上不均一病损表现不一定排除 ADEM。MS 时新病灶可为无症状性，在 T_1WI 呈低信号或"黑洞"，提示系以前的破坏性炎性脱髓鞘过程。ADEM 及 MDEM 的 MRI 随访扫描应显示出病损部分或完全消散，但未见新病损出现。

MRI 在急性 CNS 白质疾患诊断具有核心重要性，临床孤立综合征者脑 MRI 异常倾向于进展为 MS，一项研究报告 10 年随访中占 83%，而 MRI 正常者仅 11% 在同期转变成 MS。病灶数增多，幕下病损及脑室周围病损具有 MS 阳性预告价值。ADEM 多累及皮质下白质，很少累及脑室周围白质。反之，MS 病灶倾向于皮质下白质及脑室周围，成人 MS 大都位于脑室周围病灶，特别在侧脑室三角部及体部。皮质灰质病灶虽不常见，仅见于 ADEM 组，亦可以是 ADEM 的仅有表现。基底核病灶常为无症状性，近 2/3 部分消散，1/3 近乎消失。

ADEM 病损边缘不清，可能系水肿之故。但 MS 病灶边缘较清晰，某些恢复期 ADEM 病例 MRI 病灶迅速消散。

ADEM 及 MS 白质病灶均不对称，是获得性脱髓鞘病损的特征。对称性白质异常应考虑白质营养不良。反之，ADEM 的深部灰质异常是对称性的。恢复期 MRI 有助于鉴别 ADEM 与 MS。大多数儿童 ADEM 复查 MRI 显示完全或部分消散，某些病例可残留胶质增生及脱髓鞘，恢复期 MRI 单相性组无新病灶。相反，系列 MRI 扫描成人及儿童 MS 常显示新的症状性病损（复发时）或无症状性病灶（恢复期）。DWI、MTI、质子波谱分析可提高诊断特异性。

（三）诊断

ADEM 的诊断常根据在前驱事件（如感染或疫苗接种）的背景下，发生局灶或多灶性 CNS 播散性损害综合征。一般诊断不困难。依据发病年龄及临床表现对其病因进行鉴别诊断,在鉴别时以下情况应予注意:①初次发作需与 MS 鉴别,表4-3 有助于鉴别 ADEM 与 MS。非特异性感染在临床神经综合征前并不能鉴别 ADEM 及 MS,因 MS 可在感染后加重。②CNS 血管炎亦可呈现 CNS 多灶性损害表现,可伴或不伴系统性表现(为 DIC 或血清病),应注意鉴别。③多发脑梗死特别是心源性脑栓塞常无前驱事件。④慢性脑膜炎或肉芽肿瘤(结节病)的起病形式及CSF、MRI 改变与 ADEM 有明显差别。如主要临床表现是单灶性,需排除局限性脑炎、脑脓肿或脑瘤。⑤病情严重者应与感染性脑炎鉴别(表 4-3)。

表 4-3　ADEM 与感染性脑炎的比较

	ADEM	感染性脑炎
临床特点		
最常见年龄	儿童	任何年龄
近期疫苗接种	常	不常
前驱疾病	常有	偶有
发热	可发生	常见
视觉丧失(一或两眼)	可发生	不常见
脊髓受损征	可发生	罕见
实验室发现		
血液	偶发生白细胞增多	白细胞增多常见
MRI(T_2 加权)	多发相同程度高信号灶,可累及两侧大脑半球白质,基底核、脑干、小脑及脊髓	两侧大脑皮质灰质及其白质一个或多个弥散性高信号灶。基底核、脑干及小脑较小范围的高信号灶
CSF	淋巴细胞性白细胞增多,蛋白质升高,糖正常及培养阴性;急性出血性白质脑炎可见红细胞	淋巴细胞性白细胞增多,蛋白质升高,糖正常、培养阴性,单纯疱疹脑炎可见红细胞

(四)病程

ADEM 可在数日内达到高峰,缓解亦可相同迅速。以往病死率高(可达20%),特别是麻疹后 ADEM(10%～30%),随麻疹疫苗接种后麻疹发病降低,死亡已属罕见。大多数 ADEM 可在数周或数月得到完全恢复,有的病例可残留运动紊乱、认知受损、视力丧失及行为问题。少数发生病性发作,成人 ADEM 的预后较儿童 ADEM 差。

儿童 ADEM 并不复发，儿童 MS 至少 2 次分开发作（至少相隔 1 个月）。ADEM 发病后数月内复发，应考虑复发性 DEM，其复发表现与首次相似。复发在 6 个月后，则为 MDEM，复发表现与首次发作不相同，所有儿童 MDEM 复发在停用激素 2 个月内，故至少 6 个月应避免免疫刺激（疫苗接种）。儿童 MS 在一年内复发占 35%～60%，某些病例可数年不复发，但可进行性加剧。

三、临床类型

（一）感染后脑脊髓炎

感染后脑脊髓炎（PIEM）有前驱或伴发感染，一般发生于感染后 30d 内常为病毒性，多为麻疹病毒感染，约为 1/1000。ADEM 可见于水痘-带状疱疹及风疹病毒感染，发生率分别为 1110000 及 1/20000。其他感染（或副感染）激发原因包括支原体（及其他非典型肺炎）感染、疱疹病毒、钩端螺旋体及包柔螺旋体。PIEM 的发生率在广泛接种麻疹疫苗后已大大减少，但仍有发生。非特异性感染或未认识的病毒性感染亦可为 ADEM 的前驱，故无特异性感染介质，不应排除其诊断，Olek 等（2000）称之为特发性 ADEM。依据前驱疾病，ADEM 表型可有不同，麻疹伴 ADEM 倾向于临床表现严重，小脑性共济失调与风疹感染密切有关。最近报道儿童 ADEM 可伴发于链球菌 Aβ 感染，见于 3～14 岁儿童，呈典型的 ADEM 临床表现，但以肌张力不全性锥体外综合征为突出表现（70%）或呈情绪不稳，不适当言语等行为疾患（50%），该综合征发生在急性咽炎后，但与风湿热或小舞蹈症不同，可伴抗基底核抗体上升。

（二）疫苗接种后脑脊髓炎

历史上描述的狂犬病疫苗接种后及麻疹病毒感染后疾患为疫苗接种后脑脊髓炎（PVEM）原型。1853 年较广泛接种琴纳天花（牛痘）疫苗患者发生"神经麻痹性意外"，1920 年接受从兔脊髓制备的狂犬病疫苗后，使约 1/1000 人发生"神经麻痹性意外"。

最初认为神经麻痹性意外由疫苗的病毒组分所引起，后认识到其系 CNS 组织污染了疫苗的结果。现已不再用活体感染的 CNS 组织来制备疫苗，与实验性过敏性脑脊髓炎（EAE）相似，EAE 是由接种髓鞘或髓鞘抗原到合适的实验动物，产生临床及病理上与 ADEM 极相似的疾病。PVEM 继续见于狂犬病疫苗含神经组织后，如样本制剂是从兔脑制备，鸭胚疫苗亦含小量神经组织，特别应用在发展中国家。无神经成分的麻疹、腮腺炎及风疹疫苗是最常伴发 PVEM 的，但其发生率为（1～2）/1000000 在活麻疹疫苗接种中，低于麻疹病毒感染后 PIEM 的发生率 1/1000。虽两者均为 ADEM 的原因，为预防 ADEM，疫苗接种会显著降低 ADEM

的发生率。PVEM 将只占现今 ADEM 病例中 5％以下。PVEM 的潜伏期一般为疫苗接种后 3 个月内。

（三）器官移植后脑脊髓炎（POREM）

同种异体实质器官移植已用于心脏、肺、胰、肝、肾及其他器官疾病的治疗，此外同种异体性骨髓移植已成为血液急性肿瘤的治疗方法，自体血细胞生成性干细胞移植近已考虑用于自身免疫性疾病的治疗。近有报告 ADEM 发生于 2 例移植后患者，其中 1 例 EB 病毒可能为其致病原。至少两种不同的机制引起 POTEM：①由于器官移植后，长期应用免疫抑制/免疫调节药物，使这些患者受急性微生物感染或潜在病毒感染再活化的危险性增加。感染的危险性在同种异体移植时增加明显，感染可经供者器官转移到受者。②甲氨蝶呤、环孢素及环磷酰胺等免疫抑制剂与像 ADEM 的 CNS 白质疾病有关。这些药物亦抑制免疫反应，其与引起 ADEM 的发病原理有关，因而可能用于 ADEM 的治疗。若器官移植受者 ADEM 的总发生率较一般人群高，随着器官移植应用的增多，ADEM 的发生可能会增加。

（四）MDEM

ADEM 的临床表现为单相病程。恢复期发生复发代表生理性传导受到阻滞，而不是免疫介导机制的真正再活化。已有报告复发的脑脊髓炎病例，特别是小儿病例，成人复发则难与 MS 鉴别。相对罕见的 ADEM 病例复发，曾称为慢性或复发性 ADEM，近曾建议称双相性 EM，由于缺乏 MDEM 的严格定义，而致不同组报道的 MDEM 描述呈现不同的临床病理学实体。MDEM 可能代表激素调制的 ADEM 或一种不寻常类型的 MS 或易感 ADEM 个体的机会复发或可能是三者的综合。

一项重要的对的 48 例儿童 CNS 急性播散性脱髓鞘病的研究，平均随访 5.64 年，28 例（58.1％）最终诊断为 ADEM，7 例（15％）为 MDEM，13 例（27％）为 MS。MDEM 病例在初次发作后数月内复发，所有复发发生于停用激素后 2 个月内，提示 MDEM 部分可能是激素干预 ADEM 的自然史的现象。在此后的随访期可未再复发。而另一组 84 例儿童 ADEM 随访 6.6 年，其中 90％为单相性，10％为双相性病程；可见 MDEM 好发于儿童。

据报道，成人 MDEM 的平均年龄为 30～77 岁，1 例曾 4 次发作，2 例 3 次发作，2 例各有 2 次发作，均无前驱感染或疫苗接种。首次复发见于首次发作后 13 个月。复发的临床表现，至少部分是在首次发作的相同 CNS 范围，少有寡克隆带。MDEM 在空间及时间的播散性较 MS 的少。

（五）急性出血性白质脑脊髓炎（AHLEM）

AHLEM 或 Weston-Hurst 病是一种超急性 ADEM，罕见，病情较 ADEM 严

重,常可致命。

最常见前驱病史是非特异性上呼吸道感染,无特异性诊断性临床试验。临床表现拟似 ADEM,但发展更急,更严重。伴明显的 CNS 表现,包括局部或多灶神经学体征,常发生病性发作及意识模糊,常可陷入昏迷。曾有报告在初期恢复后复发。常伴发热,CSF 压力常增高,蛋白质、红细胞、白细胞增多,反映微出血性过程。初期 CT 正常,继以低密度白质病变,出现在首发症状后 12h 内,CT 上的病损可随病情缓解而大部分消失,MRI 在病损发展方面可显示更多发现。

该疾患代表较严重及破坏型 ADEM,CNS 白质坏死性血管炎,累及小静脉及毛细血管,血管周围多形核细胞及红细胞积聚。血管周围脱髓鞘病损常融合成大的病损。

鉴别诊断包括:迅速发展的发热及意识模糊的局灶性大脑疾患,包括脑脓肿及脑炎,特别是单纯疱疹性脑炎。

(六)复合性中枢及周围性脱髓鞘病

尚未完全确定,有些病例报告其呈亚急性进展性病程,迄今尚未证明有关的病毒或神经抗原,PNS 可见洋葱球形成,提示脱髓鞘及再髓鞘化,这些患者有与 MS 一致的临床表现,可能是中枢神经及周围性脱髓鞘病两种疾病并存。

(七)局限型 PIEM

ADEM 的病损及表现可局限于 CNS 的某部分,如脊髓、视神经或小脑。

1.急性及亚急性横贯性脊髓炎

急性及亚急性横贯性脊髓炎是指数小时到数天的单独脊髓功能紊乱,无脊髓受压证据,严重者呈完全性横贯性脊髓炎,39％有前驱发热病,初症为感觉异常、背痛或下肢无力,37％神经缺损在 1d 内达最重,42％后果良好,38％一般及 20％差。迅速发病者预后差,约 7％发展成 MS(临床诊断)。完全性横贯性脊髓炎与部分性或不全性综合征不同,后者中 50％～90％演变成 MS。

2.视神经炎(ON)

MS 时的 ON 大多数为单侧性,VEP 亦提示对侧眼受累,同时两侧性 ON 罕见于 MS,较常见于 Devic 病。ON 后发展成 MS 的发生率在 20％～70％,单独 ON 并不代表 ADEM,小儿发疹后发生 ON 是副感染的最佳例子,曾有报告在麻疹、风疹、腮腺炎及水痘后。大多数病例呈双侧 ON 受累,仅小部分病例有附加神经异常。年龄较轻进一步提示不是 MS 的初起表现。大多数 ON 患者视力恢复好,在风疹后 ON 病例预后稍差。

3.小脑炎

急性、单一共济失调见于很多不同的病毒感染后,最常见于水痘感染,约有

50%,小儿水痘病例中为 1/1000,恢复良好,病程数日到 3~4 周,大多数病例可自发缓解,ON 系直接侵入还是自身免疫,皮质激素治疗效果等均待解决。

四、发病原理

ADEM 的感染因子与免疫系统尚未被广泛研究。虽感染因子与 ADEM 发病机制密切有关,但 CSF 内未曾分离到微生物。分子拟似可能是前驱感染触发 ADEM 的机制之一。虽有研究已经证明儿童 ADEM 的周围及 CSF 淋巴细胞特别是 Th2 细胞已对 MBP 的反应性增加,在血清中亦未发现抗 MBP 抗体。然而,ADEM 的进一步免疫学研究,尚需决定 ADEM 与 MS 间是否存在差异。尽管 ADEM 与 MS 在多灶性脱髓鞘伴淋巴细胞性及巨噬细胞浸润间存在明显的病理学相似性。但仍有重要的差异,死于起病后 1 个月内不同间隔的 ADEM 患者的病理组织学研究,已经证明在临床表现数天内显示非常多的镜下病损,以后病损大小或数目并不增加。而在相同时期急性或早期 MS 起始时病损较少及较大,且在病程中病损增大及数目增多。以炎症脱髓鞘病的动物模型看,EAE 与 ADEM 很相似;狂犬病疫苗接种后 ADEM 实际上就是人 EAE。

ADFM 的组织病理,炎症及脱髓鞘区显示静脉周围有单核细胞,有时有中性粒细胞及满载脂质的吞噬细胞,较晚期有星形细胞增生及胶质增生的病理证据。

动物模型研究的结果指出感染机制及一种继发性自身免疫反应引起 ADEM 的 CNS 脱髓鞘。感染因子引起初始损伤,继之以继发性自身免疫反应。髓鞘蛋白的序列与入侵病毒有明显同源性,感染因子(或一种疫苗)及髓鞘位点分享共同抗原,能触发一种自身免疫反应,常指分子拟似性。T 淋巴细胞介导自身免疫反应对髓鞘自身抗原(如 MBP、PLP 及髓鞘少支胶细胞糖蛋白)。在福氏试剂免疫接种后可诱导 ADEM。在 Theiler 小鼠 EM 病毒模型中,CD4$^+$ 及 CD8$^+$ T 淋巴细胞与继发自身免疫反应有关。已经观察到在病毒感染后对髓鞘自身抗原的 CD4$^+$ 及 CD8$^+$ T 淋巴细胞反应。有趣的是,严重免疫缺陷小鼠不能发生免疫反应,并不发生脱髓鞘。B 淋巴细胞及抗体对神经节苷脂 GM$_1$ 及 CDla 亦可能起作用。研究识别 Th2 细胞(CD4$^+$ 辅助亚组,驱动 B 淋巴细胞产生抗体),其对 ADEM 患者的周围血中 MBP 有反应性。引起 PIEM/PVEM 症状的精确分子机制尚未完全阐明,在 ADEM,B 淋巴细胞及 T 淋巴细胞一起介导 CNS 炎症性损害。可能是多种免疫机制导致临床综合征的效应,进一步动物模型研究可能会提供对 ADEM 的病理生理更多认识。

五、治疗

对 ADEM 尚无特殊治疗。因其罕见,故尚无报道关于其任何治疗药物的规范的临床试验,因此疾病的处理是根据其发病机制。与 MS 一样,进行免疫抑制及免疫调节。因 MS 有慢性神经变性、轴索丧失与炎症程度相关性差,故 ADEM 更属纯粹的炎症性脱髓鞘疾病。用于 MS 的治疗会更有效于 ADEM,并影响长程预后。

(一)皮质激素

皮质激素对 ADEM 是有效的第一线治疗,建议静脉滴注甲泼尼龙 0.5~1g/d,3d。ADEM 的自然病程呈现自发性改善,因此难以完全确定其有效性。最近有倾向认为激素对 ADEM 病例的存活能够改善,可能反映皮质激素,特别是甲泼尼龙的应用增多。皮质激素应用的合理性是其能减轻炎症、减轻脑水肿及封闭血脑屏障,降低引起脱髓鞘的活性免疫细胞及体液因素。在某些病例,停用皮质激素治疗可继以复发,可能是形成 MDEM 的基础,MDEM 复发较 ADEM 后时间更短。GCS 使 ADEM 恢复改善,致残减轻,激素类治疗起保护性影响,停用激素而复发故应谨慎逐渐减口服泼尼松龙 1~2 个月。

(二)血浆交换(PE)

PE 用于对静脉滴注皮质激素反应差的病例,若干报告 ADEM 对 PE 的反应好,但多与皮质激素及环磷酰胺合用。14d 中 7 次 PE,但改善常见于首次交换后。

(三)静脉滴注免疫球蛋白(IVIg)

IVIg 亦曾成功治疗数例 ADEM,但其证据逊于 PE,已有若干未被证明神经炎症经 IVIg 治疗证明有效,常作为替代 PE 的简便治疗。现应用于 ADEM 对皮质激素治疗无反应及禁忌者或不能实际应用 PE 者。IVIg 对 PVEM 患者较 PE 好。静脉滴注环磷酰胺治疗曾有成功的例子,但未得到广泛认可。

严重 ADEM 患者,特别是急性出血性白质脑脊髓炎,可发生脑水肿,应合用甘露醇及过度换气。若保守治疗无效,可考虑开颅减压术。ADEM 在常规疫苗接种后复发而成为 MDEM,故应在确诊 ADEM 后至少 6 个月内避免疫苗接种或其他免疫刺激。

(四)电刺激小脑顶核(FNS)

我们曾对 5 例 ADEM 患者在皮质激素治疗后仍处于 AM 的病例,应用电刺激小脑顶核治疗 5~7d,患者的意识障碍有明显改善,神经缺损症亦随之逐渐恢复,若同时服用多巴胺激动剂,效果可增加,值得临床试用,有待今后积累更多经验,进一步确定其疗效。关于其治疗机制、可能与 FNS 抑制血管免疫炎症、保护神经元,改善与促进神经传导等有关。

第四节 同心圆硬化

同心圆硬化,又称 Balo 病,是一种罕见的中枢神经系统炎性脱髓鞘性疾病。其病理特征性改变是病变区髓鞘脱失带与髓鞘相对正常带并存,呈同心圆性层状交替排列,形似树木年轮。青壮年多见,急性或亚急性起病,临床表现多样。由于本病临床表现缺乏特异性,以往患者生前难以诊断,往往通过死亡后病检确诊。随着 MRI 的广泛使用,使同心圆硬化的生前无创诊断成为可能。

一、病因与发病机制

有关 Balo 病的病因及发病机制仍不清楚。可能与 HHV-6 病毒感染后的免疫反应或感染后局部保护性预处理有关。

近年来,许多学者借助 MRI 及病理比对研究观察同心圆病灶,发现脱髓鞘区在 MRI T_1 加权像上为低信号、在 T_2 加权像上为高信号,而等信号区代表髓鞘相对保存的白质,增强扫描时,在 T_1 加权像上等信号区会出现增强带,于是推测在疾病的早期先有同心圆中心的脱髓鞘病灶,以后其周围出现炎症性的环,并在一定程度上能限制病变的发展,病变逐步向外发展形成新的脱髓鞘带和炎症带,从而产生脱髓鞘和相对髓鞘保存交替的同心圆病灶。

以往许多研究发现这种同心圆病灶往往和其他多发性硬化病灶同时并存,并且同心圆样病灶随着时间的改变会转变为典型的多发性硬化的改变,因此有学者认为,Balo 病和多发性硬化是同一疾病的不同表现,而不是两个独立的疾病实体。

二、病理

本病特征性病理改变是同心圆病灶,它主要位于大脑白质(额叶、顶叶多见,颞叶及枕叶次之),脑干、小脑和脊髓很少受累。大体标本上这种同心圆病灶触之发软,为多个散在、大小不一的圆形或不规则形浅灰或灰黄色软化灶,呈灰白相间的多层同心圆排列。镜下,同心圆样病灶可见髓鞘脱失区与髓鞘相对正常区呈同心圆性层状交互排列;髓鞘脱失区髓鞘崩解、脱失,少突神经胶质细胞明显减少、脱失,伴有大量的吞噬细胞及小血管周围淋巴细胞浸润;这种同心圆病灶中髓鞘保存区其实也有一定的结构异常,所以说同心圆的灰白相间排列只不过是髓鞘坏变的程度不同而已。

三、临床表现

青壮年发病较多。男女均可发病。急性或亚急性发病,呈进行性病程,病死率较高。多以精神、行为异常起病,也可先有沉默寡言、头痛、头晕、疲乏无力后才出现精神、行为异常症状。

临床表现各种各样,如头痛、缄默、反应迟钝、重复语言、幻觉、失语、吞咽困难、偏瘫或四肢瘫等,严重者可以有去皮质状态。

四、辅助检查

血、尿、粪常规检查均正常。

血沉正常或轻度加快。

脑脊液压力、常规、生化检查基本正常,个别病例压力稍高,脑脊液中可以有髓鞘蛋白增高及寡克隆区带阳性。

脑电图可以观察出中、高度弥散性异常。

诱发电位检查可以正常或异常。视觉诱发电位可见一侧或双侧 P100 延长;脑干诱发电位可以出现 I-V、III-V 波峰间期延长。

CT 扫描显示大脑白质中多个、散在类圆形低密度灶,急性期病灶在增强扫描时可见强化。

MRI 在 T_1 加权像上是低信号和等信号交互排列的环,层次分明,在 T_2 加权像上是高信号和等信号交互排列的环。增强扫描时,在 T_1 和 T_2 加权像上等信号区会出现强化。MRI 上大脑白质内煎蛋样及同心圆层状改变是重要的诊断指标。

五、诊断与鉴别诊断

本病临床表现无特异性,难以与急性播散性脑脊髓炎和病毒性脑炎相鉴别。确定诊断需要借助头颅 MRI 或脑活检。

六、治疗

基本原则与多发性硬化或弥散性硬化相同。主要应用肾上腺皮质激素治疗,通常数月后病情可获缓解,此时不仅 T_1W 和质子密度加权像显示典型的洋葱头样明暗相间环,T_2W 也可显示同心圆样条纹,说明炎性水肿已经消退,血-脑屏障功能已经恢复。

也有学者报道甲泼尼龙冲击疗法具有见效较快、疗程短、并发症较少等优点。

第五章

神经系统变性疾病

第一节　阿尔茨海默病

阿尔茨海默病(AD)是老年人常见的神经系统变性病,起病隐匿,进行性智能减退,临床上以记忆障碍、失语、失用、失认、视空间技能损害、执行功能障碍以及人格和行为改变等全面性痴呆表现为特征。其发病率随年龄的增大而逐渐增高,65岁的老年人发病率约为5%,85岁以上的老年人发病率约25%。本病通常散发,约5%患者可有明确家族史,女性多于男性。

一、诊断

(一)病史采集

准确和完整的病史采集对于痴呆的诊断非常重要。对于以记忆减退和其他认知功能障碍为主诉的患者,应仔细询问病史,尤其是向看护人员和亲属了解患者的情况。询问的重点包括是否存在记忆损害的表现,日常活动能力是否受到影响以及是否存在精神病性症状和情绪障碍。对于痴呆的诊断需要排除意识障碍、抑郁、药物和毒物等对认知功能的暂时影响,在采集病史时应当注意了解相关信息。

(二)神经心理测评

如果提供的病史提示存在认知损害,则需要对患者进行以评价认知功能为主要内容的神经心理测评。认知损害的筛查常用简明精神状态检查(MMSE)和画钟测验。MMSE检测内容包括定向、语言即刻记忆、注意和计算、短时记忆、物体命名、语言复述、语言理解和表达以及视觉空间结构能力等;而画钟测验主要检测计划能力和视觉空间结构能力。如果上述筛查结果表明患者存在认知损害,则根据其涉及的认知损害方面和可能的病因,进一步选择成套或专项神经心理量表测评做出更准确的判断。

由于阿尔茨海默病患者可能存在情绪障碍和其他精神症状,而情绪障碍也可影响认知功能,所以有必要评价阿尔茨海默病患者是否存在情绪障碍和精神病性症状,并评估其对认知功能的影响。常用 Hamilton 抑郁量表和神经精神问卷(NPI)。

(三)诊断标准

目前国际上普遍应用的痴呆诊断标准包括世界卫生组织的国际疾病分类第10版(ICD-10)标准和美国精神病学会的精神障碍诊断和统计手册第4版修订版(DSM-Ⅳ-R)标准(表 5-1,表 5-2)。

表 5-1　痴呆的 ICD-10 诊断标准

1.痴呆的证据及其严重程度
(1)学习新事物困难,严重者对既往经历事件回忆障碍,可以是词语或非词语内容损害。患者的主诉和对患者的客观检查均表明存在上述障碍。按下列标准分为轻,中和重度损害:①轻度。记忆障碍涉及日常生活,但仍能够独立生活,主要影响近期记忆,远期记忆可以受到或不受到影响。②中度。较严重的记忆障碍,影响患者独立生活能力,可伴有括约肌功能障碍。③重度。严重的记忆障碍,完全需要他人照顾日常生活,有明显的括约肌功能障碍
(2)通过病史和神经心理检查证实患者存在智能减退,思维和判断能力受到影响。①轻度。智能障碍影响患者的日常生活,但患者仍能独立生活,完成复杂任务有明显障碍。②中度。智能障碍影响患者独立生活能力,需要他人照顾,对任何事物缺乏兴趣。③重度。完全依赖他人照顾
2.上述功能障碍不只发生在意识障碍或谵妄时期
3.可伴有情感、社会行为和主动性障碍
4.临床表现记忆和(或)智能障碍至少持续 6 个月。出现皮质损害的体征时更支持诊断,如失语、失认、失用。颅脑影像检查发现相应改变,包括 CT、MRI、SPECT 和 PET 等

表 5-2　痴呆的 DSM-Ⅳ-R 诊断标准

1.认知功能障碍表现以下两方面
(1)记忆障碍(包括近期和远期记忆减退):①近期记忆障碍。表现基础记忆障碍,数字广度测试表明至少存在 3 位数字记忆障碍,间隔 5min 后不能复述 3 个词或 3 件物体名称。②远期记忆障碍。表现为不能回忆个人经历或一些常识
(2)认知功能损害至少还具备下列 1 项:①失语。除经典的各种失语症表现外,还包括找词困难(表现缺乏名词和动词的空洞语言)、类比性命名困难(表现 1min 内能够说出的动物名称数常少于 10 个,且常有重复)。②失用。包括观念运动性失用及运动性失用。③失认。包括视觉和触觉失认。④抽象思维或判断能力减退。包括计划、组织、程序和思维能力损害
2.上述(1)、(2)两类认知功能损害明显影响了职业和社会活动能力,与个人以往能力比较明显减退

3.上述症状不只是发生在谵妄病程中

4.上述认知损害不能用其他精神疾病或情感障碍解释(如抑郁症、精神分裂症等)

二、临床表现、病理特点和诊断标准

(一)临床表现

阿尔茨海默病的典型表现是隐袭起病逐渐加重的记忆障碍、语言障碍和失用症状。发病后平均病程8~10年。受过较高教育和具有较好职业回报的人群发病较晚,但疾病进展可能更快。

记忆减退首先累及近期记忆,早期存在记忆提取障碍,随疾病发展以记忆编码障碍为突出特征,晚期累及远期记忆。

语言障碍首先表现命名困难,随后出现跨皮质性感觉性失语,表现言语理解障碍,而复述能力相对保留。轻度至中度 AD 患者找词困难和病理性赘述也很常见。疾病晚期则丧失所有语言交流能力而表现缄默。

阿尔茨海默病患者神经精神症状也很常见,包括抑郁、妄想、自我定向障碍和幻觉,但不同个体的具体表现存在较大差异。早期无阳性神经体征,随着疾病进展可以出现锥体外系症状、步态障碍、原始反射、小便失禁和痫性发作。

(二)病理改变特点

阿尔茨海默病患者脑组织大体病理和影像学改变主要是弥散性脑萎缩,颞叶和海马结构萎缩尤为显著。组织病理改变主要包括5个方面:老年斑、神经原纤维缠结、淀粉样血管病变、颗粒空泡变性和神经元丧失。老年斑存在于细胞外,核心是淀粉样物质,主要分布在皮质和海马。神经原纤维缠结由成对螺旋纤维组成,存在于神经元细胞内,主要分布于新皮质的锥体神经元、海马、杏仁核、蓝斑和脑干中缝核。

尽管针对 AD 的发病机制,国内外已进行了大量的研究,但迄今未能获得满意结果。AD 的发病机制十分复杂,目前较为被接受的学说包括胆碱能功能低下假说、炎症和免疫假说、基因突变假说、淀粉样蛋白假说、氧化应激和兴奋性毒性假说等。目前在临床应用的治疗药物是基于以上某种或几种假说提出的,并经临床试验验证后投入使用。还有一些根据上述假说设计的药物正在进行临床验证。

(三)诊断标准

国际上普遍应用美国国立神经疾病和语言障碍研究所、卒中、阿尔茨海默病及相关障碍协会(NINCDS-ADRDA)和 DSM-Ⅳ 制定的 AD 诊断标准。NINCDS-

ADRDA 标准将 AD 分为肯定、很可能和可能诊断。肯定 AD 诊断需要满足 AD 的临床标准以及活检或尸检组织病理学证据。很可能 AD 应具备两个方面以上的认知损害表现(包括记忆障碍),并呈进行性加重。认知损害症状应当至少存在 6 个月,进行性发展,且排除由于其他躯体疾病或脑病引起。可能 AD 应当存在 1 项认知损害症状或者存在其他的脑病或躯体疾病,但不是阿尔茨海默病的病因。此外,做出 AD 诊断前应当首先排除意识障碍。以往临床研究已对两套标准进行了广泛的验证,平均敏感度是 81%,但特异性仅有 70%。表 5-3 列出 NINCDS-ADRDA 标准要点。

表 5-3 阿尔茨海默病的 NINCDS-ADRDA 诊断标准

肯定 AD
符合临床可能 AD 标准
组织病理学证据
很可能 AD
临床检查和精神状态问卷调查提示存在阿尔茨海默病
神经心理学测评确定存在阿尔茨海默病
存在两个方面以上认知损害
记忆和其他认知功能障碍呈进行性加重
无意识障碍
无可能引起阿尔茨海默病的躯体疾病或其他脑疾病
40～90 岁发病
可能 AD
存在可能引起阿尔茨海默病的躯体疾病或脑疾病,但不是患阿尔茨海默病的病因
存在 1 项进行性加重的认知损害症状,无其他病因可解释
不支持 AD 诊断
突然发病
局灶神经体征
早期出现痫性发作或步态障碍

2011 年,美国国立衰老研究所和阿尔茨海默病协会共同颁布了 AD 新的诊断标准,新标准综合临床评估、生物标志物及相关技术指标,对 AD 进行分层和分级诊断。新标准将 AD 视为一个包括临床前期、AD 相关轻度认知损害(MCI)和 AD 痴呆在内的连续疾病过程,针对各阶段提出具体的诊断标准。临床前期指存在 AD 相关生物标志物的变化,但无临床认知损害症状;AD 相关轻度认知损害指存在认

知功能的减退,并有相应的生物标志物改变,但保留独立的基本日常生活能力,严重程度未达到阿尔茨海默病诊断标准;AD 的诊断仍然包括肯定、很可能和可能符合 AD 诊断标准。AD 临床前期的诊断主要用于指导临床研究,AD 相关 MCI 的诊断有利于早期识别和及时干预。

三、治疗

在开始治疗之前和治疗的过程中,需要对 AD 患者的状况进行全面的评估,包括对患者认知功能状态、日常生活能力、精神行为症状、伴发疾病、药物使用情况和护理需求等进行全面评价。评价应该定期进行。如果患者出现行为的突然变化或病情的迅速恶化,则应当进行紧急评估,以确定病情快速变化的原因,并给予及时处理。

对患者的状况进行全面评估之后,在开始治疗之前,医生尚需要与患者和(或)其家属仔细商讨,根据患者和其家属的具体需求,制定一项有明确目标的治疗计划。在计划实施过程中,也应当根据患者的病情及治疗环境和看护者的变化及时调整治疗和护理方案。

(一)认知障碍的治疗

1.非药物治疗

认知刺激(包括专业医师指导下的认知训练和记忆康复)、运动锻炼(尤其是有氧锻炼,如练习太极拳、慢跑、跳舞和平衡训练等)、娱乐活动(绘画、写作和社会交际等)和社会心理支持,结合药物治疗可以取得比单纯药物治疗更好的效果。

2.药物治疗

(1)胆碱酯酶抑制剂:胆碱酯酶抑制剂减少突触间隙内乙酰胆碱的降解,增强突触后胆碱能神经元活动,从而改善认知功能。有研究表明,胆碱酯酶抑制剂还可抑制 β-淀粉样前体蛋白的沉积,减轻神经元损伤,从而延缓 AD 病理进展。

(2)谷氨酸 NMDA 受体拮抗剂:谷氨酸能系统与学习和记忆有关,是除胆碱能系统外的又一 AD 治疗靶点。盐酸美金刚是一种非竞争性的 N-甲基-D-天冬氨酸(NMDA)受体拮抗剂,可拮抗突触间隙谷氨酸水平升高导致的 NMDA 受体过度激活而引起的病理损伤,因此可减轻由此造成的神经功能障碍,恢复生理水平的谷氨酸能神经传递。

美金刚用于治疗中至重度阿尔茨海默病,起始剂量为 5mg,口服,1 次/d;1 周后加至 5mg,口服,2 次/d;再过 1 周加为:口服,早 5mg,晚 10mg;再过 1 周加为:10mg,口服,2 次/d。肾功能损害的患者宜减少剂量,推荐目标剂量为:5mg,口服,2 次/d。不良反应包括头痛、头晕、嗜睡、激越和便秘。

（3）其他药物：日前尚无足够证据向阿尔茨海默病患者推荐其他治疗药物。

曾有临床试验发现使用大剂量维生素 E 治疗可延缓患者认知功能减退和延迟患者入住专门护理机构的时间，但后来研究发现维生素 E 治疗并不能够改善患者的认知功能，且有研究提示大剂量维生素 E 治疗可能增加患者死亡的风险，因此应避免使用。

曾有研究认为，非甾体类抗炎药物可减轻 AD 患者脑组织病理损伤和延缓认知功能的减退。但后来研究发现，无论是 AD 患者还是 MCI 患者，甾体类抗炎药物、非甾体类抗炎药物和环氧化酶-2 抑制剂均无肯定治疗效应，且可能导致严重的不良反应。

银杏叶制剂、吡拉西坦、麦角碱、司来吉兰、长春西丁和脑活素等，也在临床用于 AD 的治疗，但迄今获得的临床试验证据并不充分，尚需要设计严谨的临床试验进一步验证其疗效。

（二）精神行为障碍的治疗

90％以上的 AD 患者可发生精神行为和心境障碍，包括冷漠、漫游、激越、言语和身体上的攻击行为以及精神病性症状等，严重者可能威胁自身和他人安全，因而需要及时有效地处理。

阿尔茨海默病患者突发精神行为症状，首先必须排除其他疾病或医源性因素，包括感染、疼痛、躯体疾病和（或）治疗药物相关的精神行为障碍。需向患者和其看护者仔细询问症状发生的诱因、症状特点、伴随症状以及使用药物情况（尤其是药物的起用与精神行为障碍发生的时间关联性），进行详细的体格检查，选择必要的辅助检查手段，以判断患者精神行为障碍的可能原因，给予针对性处理。

1.非药物治疗

除非紧急情况，非药物治疗是精神行为障碍的首选处理措施。只有非药物治疗未能取得理想效果，且有相应临床指征的情况下，才可选择药物治疗。这是因为，药物治疗通常只能针对特定的精神行为症状，且存在加重认知损害和其他药物相关不良反应的风险，而非药物治疗通常能够较好地解决精神行为障碍的基本原因，并避免药物干预的风险和局限性。

非药物治疗的基本方式包括：

（1）改善与患者的交流方式：使用平和、安慰或鼓励性的语气与患者交流，并且保持目光的接触：用缓慢、简单和直接的语言解释患者所涉及的活动过程：如果患者表现情绪易激惹和激越的行为，应转移患者注意力并引导患者的活动。

（2）引导患者规律的生活习惯：向患者提供稳定的和可预测的日常活动模式（锻炼、进餐和睡眠的时间和方式应当尽量保持没有大的变化）：将患者涉及的活动过程尽量简化,可将其分解为简单易行的步骤,让患者能够分步实行。

(3)向患者提供安全的生活环境:保证患者居住环境安全,家具不能有锐利的边角,保持地面无杂物,地面防滑,过道通畅;用目光提示或使用障碍物阻止患者漫游,并引导患者避开不安全的地方;卫生间和淋浴间安装扶手。

(4)避免患者生活环境中受到的不良刺激:减少过度刺激,包括电视和其他家用电器的噪音干扰;避免窗户和镜子产生的眩光照射;夜间室内灯光柔和,并保持安静。

(5)调动患者的自主生活能力:尽量让患者自己穿衣和管理个人物品;指导患者利用日历、钟表、标签或报纸来识别时间。

常见精神行为症状和心境障碍的非药物干预方法见表 5-4。

表 5-4　常见精神行为症状和心境障碍的非药物治疗方法

行为症状和心境障碍	非药物治疗方法
淡漠	刺激/活动
	布置简单的任务
睡眠障碍	指导睡眠卫生
	昼间给予恰当刺激
	晚上避免过度刺激和噪声
激越/易激惹	分解活动内容为简单步骤
	转移注意力并引导活动
漫游	目光引导
	锻炼计划
	避免在不安全地方活动
心境障碍	鼓励参加锻炼
精神病性症状	安慰
	分散患者注意而不是指责
	清除可能引起错乱的因素(例如,镜子)
进食/食欲障碍	提供简单的、可用手拿的食物
	进餐区域避免放置可能使患者分心的物品
	播放轻柔的音乐

2.药物治疗

临床研究报道,改善认知功能的药物多奈哌齐和美金刚,对于 AD 患者的精神行为症状也有效,包括幻觉、妄想、淡漠、激越、易激惹、焦虑和抑郁等症状,因此可首先选择使用。

抗精神病药物和抗抑郁药物治疗针对 AD 患者的一种或多种特定精神行为症状,如攻击行为、激越、精神病性症状和心境障碍等。非典型抗精神病药物可用于控制 AD 患者的攻击行为和精神病性症状,但是具有潜在的严重不良反应,包括增加卒中的风险、锥体外系症状和增加病死率,因此应当尽量避免使用。由于其严重的不良反应,典型抗精神病药物不能用于 AD 患者。

如果采用抗精神病药物治疗,应当尽量单药治疗,从小剂量开始逐渐增加剂量,直至达到治疗效果。精神行为症状得到控制后应逐渐减少抗精神病药物剂量,最终确定是否需要继续药物治疗。

第二节 血管性痴呆

血管性痴呆(VD)广义上指各种脑血管病(包括缺血性脑血管病、出血性脑血管病以及脑缺血缺氧性损害)引起的痴呆。但一般概念是指缺血性脑血管病引起的痴呆。老年期痴呆中,欧美国家 Alzheimer 病患病率高于血管性痴呆,血管性痴呆占痴呆病因第二位。日本和我国几个小样本流行病学调查结果相反,血管性痴呆的患病率高于老年痴呆症患病率,是痴呆的主要原因。血管性痴呆具有 3 个基本要素:①脑血管病。②痴呆。③痴呆的发生与脑血管病有一定关系,即痴呆发生在脑血管病后 3 个月以内。一般来说,血管性痴呆的预后好于老年痴呆症,一定程度上可以预防。

一、病因与发病机制

引起痴呆的脑血管病可分为 6 种类型:

(一)多灶性梗死

这是引起痴呆的最常见类型,多梗死后痴呆占 VD 40%～45%。多梗死后是否引起痴呆,梗死灶的部位,范围与痴呆的关系目前尚未澄清。经尸解研究认为,痴呆的发生与梗死的部位无关,而与梗死的总体积密切相关,如梗死灶总体积＞100mL,90% 的患者就能发生痴呆。然而,目前更多的研究资料表明,VD 的发生不仅与梗死灶的体积相关,而且与梗死灶的数目,部位密切相关。尽管多发小梗死灶体积小,神经症状轻微,但因数量多,造成皮层下白质传导纤维多处断裂,因而可引起明显的痴呆。临床经验也表明,大面积的脑梗死或脑出血引起显著偏瘫,偏身感觉障碍,失语等症状,但幸存者一般并不痴呆,只有双侧受累,引起假性球麻痹后才有 43.8% 的患者出现痴呆。痴呆还与梗死灶的部位有关,日本某学者的病理研究发现,左半球梗死较右半球易发生痴呆。

多梗死后如何引发痴呆,目前还不清楚,有的患者梗死灶数量很多,不一定有痴呆,时常发生临床表现与影像学所见并不吻合。因此,痴呆的发生与很多因素有关,目前较为普遍的观点认为,痴呆的发生是由于多梗死后对某些中枢结构的损害以及影响了中枢之间的联系而导致痴呆。近来应用 PET 对局部脑血流和糖代谢的研究表明,多梗死痴呆患者的额叶、颞叶,尤其是丘脑、基底节等部位的脑血流及糖代谢率较其他部位显著下降,提示可能系皮质下结构联系中断所为,即大脑神经功能联系不能所致。

(二)大面积脑梗死

脑动脉主干闭塞,一次发病即可导致痴呆。

(三)关键部位梗死

角回、丘脑、基底前脑或大脑后动脉、大脑前动脉供血区梗死均可引起痴呆。

(四)低灌流

急性血流动力学变化如心脏骤停、脱水、低血压所致的分水岭脑梗死。

(五)小血管病变

腔隙状态、Binswanger 病、CADASIL、脑淀粉样血管病。

1.腔隙状态

腔隙状态又称多发性腔隙性脑梗死,这是由于大脑或脑干深部的终末细小动脉闭塞而引起的腔隙性小梗死,病理学上表现为直径在 $2\sim20mm$ 之间的腔隙梗死灶,95% 的病灶分布于基底节,脑桥和深部白质等皮质下部位。最常见于高血压、动脉硬化和糖尿病的患者,近年来发现经常与其他形式的脑损伤如大梗死,白质变性等同时存在。目前有报道认为多发性腔隙性脑梗死患者发展成 VD 的危险性至少是正常人群的 $5\sim25$ 倍,其所致痴呆的临床表现主要为精神运动迟缓,注意力不集中,犹豫不决,精神不振等皮质下痴呆的表现。

2.Binswanger 病

Binswanger 病又称皮质下动脉硬化性白质脑病,是一组以慢性高血压脑动脉硬化,痴呆,头颅 CT 显示脑室周围白质低密度改变为特征的综合征,是 VD 的一个重要类型。在头颅 CT,MRI 应用于临床之前,Binswanger 病被认为是一罕见的疾病,随着现代影像技术的发展,有关 Binswanger 病的报道明显增加,因而引起研究者的关注。

现在认为大脑半球白质在脑室周围为皮层长髓支和白质深穿支动脉的供血交界区(分水岭区),两者均为终末动脉,其间缺少血管吻合,血液循环相对较差。而且随着年龄的增长,上述血管常发生扭曲,盘绕和螺旋样改变。近来采用计算机对增龄有关的动脉扭曲进行分析发现,其血管阻力和维持灌注的最小压力阈都增加。因此当局部或全身血流量下降时,极易导致白质缺血。因此,至少从局部解剖学意义上来讲,白质应为选择性敏感区。此外,广泛的深穿支动脉硬化,管壁增厚,管腔狭窄,进一步导致白质缺血。现在认为白质改变的病理学基础为:①白质纤维的髓鞘肿胀或脱失,多灶性星形细胞增生,可同时伴有轴突的破坏,电镜下可见髓鞘板层严重断裂,折叠和水波样,内板呈网状,局灶性小结节样增厚,轴突部分肿胀,破损,细胞器消失或完全空变,神经元核内染色质溶解或融合成团。②在白质深部形成多发腔隙性脑梗死或筛网状态。③深部白质区广泛的小动脉硬化。④脑室系统扩大,深部灰质核团萎缩,胼胝体变薄。有的学者认为胼胝体神经纤维减少与该病的智能障碍有关。通过免疫组化研究发现,大脑皮质神经突触小体的减少可能与Binswanger 病患者的痴呆发生有关。对 Binswanger 病患者的尸解材料进行生化研究发现,脑室周围的组织蛋白脂质碱性髓鞘蛋白明显减少,微管蛋白明显减少以及与脑室壁损害后脑脊液的泄漏有关。此外,脑脊液的循环障碍,血-脑屏障的损害,深部白质的静脉回流障碍在发病机制中的作用有待深入研究。

3.皮层下梗死和白质脑病伴常染色体显性遗传脑动脉病(CADASIL)

CADASIL 是一种特殊类型的脑血管病,此病患者通常缺乏脑血管病的危险因素,临床主要表现为有遗传倾向,中年起病的复发性皮层下卒中,偏头痛样的头痛,进行性皮质下痴呆和假性球麻痹,神经影像学及组织病理与 Binswanger's 病相似。CADASIL 的发病机制目前尚不清楚,电子显微镜检查提示白质内的小血管内膜和基底膜正常,而中层明显变厚,沉积物含有胶原,弹性碎片和一种细胞外的颗粒电子密度物质。组织化学染色后,推测此种物质可能是酸性黏多糖。这种小动脉壁上颗粒沉积物的本质目前还不清楚,人们期望通过对于它的探索,能够对小动脉病变的发病机制研究有所突破。目前的研究认为,CADASIL 是一种常染色体显性遗传性疾病,用遗传连锁分析,把 CADASIL 的遗传基因定位于染色体19q12 位点上,尚未克隆出 CADASIL 的编码基因,而编码家族性偏瘫性偏头痛的基因也位于第 19 对染色体上,这与 CADASIL 常见的偏头痛样发作之间的关系有待进一步研究。此外,其与 Binswanger's 病之间具有相似的临床及影像学特点,二者之间的关系也有待进一步探讨。总之,目前对 CADASIL 的认识尚处于描述性阶段,还有许多有待今后的研究。

4.脑淀粉样血管病

脑淀粉样血管病多见于老年人,原因不清,可能是一种自体免疫性疾病。病变血管主要是位于皮质和脑膜的小血管,淀粉样物质沉积在血管壁中,血管内膜增厚、管腔变窄或闭塞或使血管扩张,管壁变薄或形成粟粒状动脉瘤破裂出血。临床以反复脑叶出血多见,脑梗死少见,脑淀粉样血管病患者30％有痴呆。

(六)出血性脑血管病

脑出血、蛛网膜下隙出血后的正常颅压脑积水。

血管性痴呆既可累及大脑皮层,又可累及皮层下结构,是一种混合性痴呆。血管性痴呆同其他痴呆发病机制一样,其病变主要累及了边缘系统,神经介质也参与了其发病过程,血管性痴呆的确切发病机制仍未明了,脑血管病与痴呆的关系仍是一个未解之谜,对痴呆的最实质症状——智能障碍仍没有确实有效的治疗药物,在这一领域内仍有许多问题需要进一步探讨。

二、诊断与鉴别诊断

(一)血管性痴呆的主要类别

1.按血管病部位分类

(1)皮质下病变的血管性痴呆:腔隙性脑梗死、皮质下动脉硬化性脑病。

(2)皮质病变的血管性痴呆:大脑前、中、后动脉及其分支的脑梗死、分水岭区脑梗死、皮质部位的脑梗死。

(3)皮质、皮质下混合性病变的血管性痴呆:既累及皮质又累及皮质下的脑梗死。

2.按血管病类型分类

(1)多灶梗死性痴呆:为血管性痴呆中最常见的类型。是由于多发的较大动脉梗死引起,是否发生痴呆与脑梗死的数目、大小、部位有关,绝大多数患者为双侧MCA供血区的多发性梗死。

(2)单一脑梗死性痴呆:为发生在重要部位的脑梗死引起。一般认为,当脑梗死破坏了50～100g重要部位的脑组织时,即可出现痴呆。梗死多发生在颞叶、乳头体、丘脑、顶叶角回等与记忆、认知功能有关的部位。

(3)多发腔隙性脑梗死(腔隙状态)性痴呆:腔隙性脑梗死是指大脑深部较小的梗死灶(直径2～15mm),主要位于基底节、内囊、丘脑,是由于脑内大动脉(大脑前、中、后动脉)的深穿支闭塞引起。多发腔隙性脑梗死称之为腔隙状态。由于多次、反复发生的较轻微的脑部损伤累积而造成慢性脑功能衰退从而导致痴呆。

(4)出血性脑卒中引起的痴呆:包括慢性硬膜下血肿、蛛网膜下隙出血、重要部位的脑出血等。

(5)皮质下动脉硬化性脑病、脑白质疏松症:指由于长期高血压、动脉硬化、慢性脑缺血导致大脑半球皮质下及脑室旁白质髓桥脱失,尤其以颞、顶、枕叶最为明显。多在50岁以后起病,隐袭性起病,进行性加重的智力减退,由于常伴随有腔隙性脑梗死而可以有卒中史。

(6)双侧分水岭脑梗死(边缘区脑梗死):主要发生在 MCA、ACA 和 MCA、PCA 的供血区域的交界带。发病原因多为在颈动脉狭窄或闭塞的基础上伴有全身性低血压(脑部低灌注)。

(二)临床表现

血管性痴呆临床表现形式常与脑血管病损部位、大小及次数有关,主要分为两大类,一是痴呆症状,二是血管病脑损害的局灶性症状。

(1)全面的认知功能下降,包括记忆力、语言功能、视空间能力、认知功能(计算、理解、判断、抽象思维、学习能力等)。

(2)脑卒中的症状与体征,多灶梗死性痴呆患者多有两次或两次以上的卒中史;多发腔隙性脑梗死患者常有轻微脑卒中史。

(3)脑卒中与痴呆在时间上有相关性:卒中后 3 个月内发生的痴呆,认知功能呈突然或阶梯性恶化。

(4)常有强哭、强笑及假性球麻痹的表现。

(5)常有精神行为异常,如情绪激动、暴躁、精神错乱、骂人、幻觉等。但人格相对保持良好。

(6)常合并有抑郁。

(三)辅助检查

1.神经心理学测验

简易精神量表(MMSE)、蒙特利尔认知评估量表(MoCA)、日常生活能力评估(ADL)量表、神经精神症状问卷等检查,了解认知功能损害情况,Hackinski 缺血指数鉴别 AD 或 VD:血管性痴呆≥7 分,阿尔茨海默病≤4 分。

2.实验室检查

(1)查找 VCI 的危险因素:如糖尿病、高脂血症、高同型半胱氨酸血症、抗心磷脂抗体综合征等。

(2)排除其他导致认知障碍的原因,如甲状腺功能低下、HIV 感染、维生素 B_{12} 缺乏、结缔组织病、梅毒性血管炎、肝肾功能不全等。

3.影像学检查

首选头颅 MRI,序列包括 T_1WI、T_2WI、DWI、FLAIR、海马相和磁敏感加权成像(SWI)。①提供支持 VaD 的病变证据:如卒中病灶的部位、体积,白质病变的程度等。MRI 对白质病变、腔隙性梗死等小血管病较 CT 更敏感。②帮助对 VaD 进行分型诊断:如缺血性 VaD 时,大血管病变可见相应的责任病灶;小血管病变可见脑白质变性、多发腔隙性脑梗死等。而血管危险因素相关性 VaD 一般脑内无明显的病灶。③排除其他原因导致的认知障碍：如炎症、肿瘤、正常颅压脑积水等。对于那些缺少急性卒中发作史的血管性痴呆类型如皮质下动脉硬化性脑病、分水岭区脑梗死、多发腔隙性脑梗死，影像学的依据更是必不可少的。④MRA、CTA检查可了解血管动脉硬化情况。

（四）诊断要点

以认知功能损害为核心表现的痴呆症状和脑血管病证据，且两者存在相关性。多发生于卒中后3个月内。

(1)有1个以上血管危险因素。

(2)存在1个以上认知域的损害。

(3)血管性事件和认知损害相关。

(4)认知功能障碍多呈急剧恶化或波动性、阶梯式病程。

（五）诊断标准（血管性痴呆DSM-V诊断标准）

(1)满足重度血管性认知障碍的诊断标准

①基于以下证据显示的一个或多个认知领域(注意、执行功能、学习和记忆、语言、知觉-运动或社会认知)的水平较以前明显下降：个人觉察、知情者报告或临床医生发现认知功能明显下降；并且经标准的神经心理学测验或其他量化的临床测验证实认知功能严重受损。

②认知功能障碍干扰日常活动的独立性(例如，至少像付账单或药物治疗管理这样复杂的工具性日常生活的活动需要帮助)。

③认知障碍并非由谵妄所致。

④认知障碍不能解释为其他精神类疾病。

(2)以下任何方面提示临床特点符合血管性原因

①认知障碍的发生与一次或多次脑血管病事件相关。

②认知功能下降主要表现为注意力(包括信息处理速度)和额叶执行功能。

(3)存在能解释认知功能下降的脑血管病的病史、体征和(或)神经影像学证据。

(4)认知障碍不能由其他脑部疾病或系统性疾病解释。

（六）鉴别诊断

1.阿尔茨海默病(AD)

两者均为老年期痴呆，但VaD的认知功能损害以执行功能障碍为主，呈阶梯性病程；AD为进展性，以记忆障碍为主，脑血管病病史及影像学检查有助于诊断。

2.正常颅压脑积水

当VaD出现脑萎缩时，常需要与正常颅压脑积水鉴别，后者无卒中病史，并有进行性智力减退、行走困难、尿失禁三主征,结合病史可鉴别。

三、治疗

(一)药物治疗

(1)抗痴呆治疗药物

①乙酰胆碱酯酶抑制药(AChEI):包括多奈哌齐、卡巴拉汀和加兰他敏。用法:多奈哌齐,5mg,口服,每日2次;卡巴拉汀,1.5～6mg,口服,每日2次;加兰他敏,8～12mg,口服,每日2次。同类药物不可联用。

②谷氨酸 N-甲基-D-门冬氨酸(NMDA)受体拮抗药:美金刚20mg,口服,每日1次。

(2)改善脑血液循环药物,包括银杏叶制剂、尼麦角林、丁苯太软胶囊、尼莫地平等。

(3)精神行为异常症状的处理

①选择性 5-羟色胺(5-HT)重摄取抑制药(SSRIs)治疗 AD 伴发的抑郁、焦虑等 BPSD(Level B):包括:舍曲林、艾司西酞普兰等。用法:舍曲林50～150mg,口服,每日1次;艾司西酞普兰10～20mg,口服,每日1次。

②抗精神病药物能控制 AD 患者的 BPSD:常用的非典型抗精神病药包括喹硫平、奥氮平和利培酮。用法:喹硫平每日25～200mg,分2～3次服用;奥氮平5～10mg,口服,每晚1次;利培酮每日2～6mg,口服,分2～3次服用。

(二)预防治疗

寻找及控制脑血管病的危险因素(如高血压、高血脂、糖尿病、高黏高凝血症等),抗血小板聚集、控制血压、血脂、血糖等可减少 VaD 的发病风险。

第三节　额颞叶痴呆

额颞叶痴呆(FTD)是中老年人缓慢出现以人格改变、言语障碍以及行为异常,神经影像学显示主要局限于额颞叶萎缩的一组痴呆综合征。目前认为,额颞叶痴呆包括病理上存在 Pick 小体的 Pick 病以及具有类似临床表现但却无 Pick 小体的额叶痴呆和原发性进行性失语。

国内尚无额颞叶痴呆准确的流行病学资料。基于病理学的研究显示,额颞叶痴呆约占全部痴呆的10%。比较准确的一组数据是来自荷兰某学者的报道,其研究显示额颞叶痴呆的患病率为 0.5/10 万,但在 60～70 岁之间,患病率可达28/10 万。与阿尔茨海默病的患病率相比,65 岁以下患者中额颞叶痴呆的患病率与阿尔茨海默病相似,但在 70 岁及以上患者中,阿尔茨海默病的患病率远远超过额颞叶痴呆。因此,额颞叶痴呆的平均发病年龄要比阿尔茨海默病早。有的研究显示,绝大部分额颞痴呆患者发病时间为 50～60 岁,常见发病年龄为 64 岁,平均发病年龄为 59 岁。

一、病因、病理与发病机制

病因未明,不过有重要证据提示该综合征与遗传有关。研究发现 40％～50％ 的额颞叶痴呆患者有一个家庭成员受影响,有研究发现 38％ 的额颞叶痴呆先证者其一级亲属在早年曾出现类似症状。

Pick 病是第一个被发现在病理学上具有特殊改变的额颞叶痴呆亚型。Pick 病的神经病理学特点为一侧或双侧额叶和(或)颞叶局限性萎缩,胶质细胞明显增生、肿胀和(或)嗜银包涵体(Pick 小体)。然而,多数额颞叶痴呆病例并没有发现 Pick 小体,而只有一些非特异的改变,如脑叶萎缩、神经元丢失、胶质细胞和微血管增生。在 tau 和泛素蛋白组织染色成为常规检查之前,人们将这些改变称之为缺乏特异性组织学特点的痴呆。

随着近年来研究发现,多数额颞叶痴呆病例在遗传学上连锁于 17q21-22,亦即 tau 蛋白的基因位点。Tau 基因将 Dutch 研究中的若干额颞叶痴呆家系、美国报道的遗传性言语障碍性痴呆和一种被称为 tau 蛋白病的临床综合征联系在一起。这些 tau 蛋白病包括合并痴呆的家族型帕金森综合征、皮质-基底节变性、不含 Pick 小体的 Pick 病以及进行性核上性麻痹,并且已有这些 tau 蛋白病交叉的病例报道。由于在病理生理学上与 tau 蛋白异常有关,使额颞叶痴呆成为 tau 蛋白病中一个新的术语。

然而,在部分额颞叶痴呆患者中证实了 tau 蛋白沉积和 tau 基因突变的同时,在大多数病例的病理研究中则发现缺乏 tau 蛋白异常的改变,但在这部分病例中,研究发现其胞质或胞核内存在泛素阳性包涵体或泛素阳性神经突起,这一群体被称之为泛素阳性额颞叶变性(FTLD-U)。FTLD-U 根据临床表型不同又分为几个亚型,一种分类方案是:FTLD-U1 型与语义性痴呆有关;FTLD-U2 型与额颞叶痴呆合并运动神经元病的病例(FTLD-MND)和行为变异型额颞叶痴呆(bvFTD)有关;FTLD-U3 型与 bvFTD 和进行性非流畅失语有关。新近研究显示,TAR-DNA 结合蛋白(TDP-43)是大部分泛素阳性包涵体的主要成分。

此外,还有一小部分额颞叶痴呆患者病理上既无 tau 蛋白也无泛素/TDP-43。

二、临床表现

额颞叶痴呆临床可有 Pick 病、额叶痴呆和原发性进行性失语等不同亚型。

（一）Pick 病

临床经过可分为 3 期，早期以明显性格改变、情感变化和行为异常为特征，表现为易激惹、暴怒、固执、情感淡漠和抑郁情绪等，逐渐出现行为异常、性格改变、举止不适当、缺乏进取心、对事物漠不关心以及冲动行为等；随着病情进展，可出现认知障碍，逐渐不能思考，注意力和记忆力减退，言语能力出现明显障碍，表现言语减少、词汇贫乏、刻板言语、模仿语言和失语症；后期可出现缄默症。

（二）额叶痴呆

临床症状与 Pick 病相似，也常表现为人格和社会行为改变，可出现去抑制症状，童样戏谑或幽默感愚笨或相反出现情感淡漠，缺少自发性言语或行为；患者往往忽视个人卫生，失去自我行为对他人影响的感受力；部分患者表现为纯粹的额叶行为异常，如过度口述、利用行为以及不恰当的性欲；患者语言功能或输出减少（导致词哑）或言语重复、刻板，呈模仿言语。

（三）原发性进行性失语

主要症状为语言功能退化，患者起初认知功能和行为能力可能看起来完全正常，但逐渐出现找词困难，语言流畅性减低，言语踌躇、理解困难、构音障碍等亦常见。它又可分为 3 个亚型：①进行性非流畅失语，表现为言语踌躇、发音困难，包括构音障碍、类 Broca 失语。②语义性痴呆，为英国某学者首先描述，特点是命名能力进行性丧失和词义理解能力丧失，这种失语通常是流畅性的，并没有构音障碍。③音韵变异型原发性进行性失语，表现为找词受损和言语重复能力受损。

（四）其他

如合并运动神经元病的额颞叶痴呆，出现肌肉萎缩、无力、束颤和延髓麻痹症状，这些患者的病理为泛素阳性，目前至少发现有 2 个基因缺陷与此型有关；另外还有合并包涵体肌病的额颞叶痴呆等。

三、辅助检查

额颞叶痴呆的常规检查通常没有特异改变。与阿尔茨海默病不同，apoE4 基因与额颞叶痴呆的联系不甚紧密。

（一）影像学检查

常规计算机断层扫描（CT）或磁共振成像（MRI）在额颞叶痴呆通常只能发现脑萎缩。部分患者，特别是 Pick 病患者，可呈明显的局限于一侧或双侧的额叶和（或）颞叶萎缩。颞叶萎缩在冠状位 MRI 更容易被发现。功能成像技术，特别是单光子发射型计算机断层扫描（SPECT）和正电子发射断层扫描（PET），对脑叶局限性低代谢或低灌注非常敏感。

（二）其他检查

除影像学检查外，额颞叶痴呆最特异性的检查就是神经心理测试。额颞叶痴呆患者的脑电图不正常，常见一侧或双侧额叶或颞叶局限性慢波，但这种改变特异性不强，临床意义不大。

四、诊断与鉴别诊断

（一）诊断

目前额颞叶痴呆临床诊断的主要依据：①中老年人（通常 50～60 岁）早期缓慢出现性格改变、情感变化和举止不当，逐渐出现行为异常。②言语障碍早期出现，如言语减少、词汇贫乏、刻板语言和模仿语言，随后出现明显的失语症，早期计算力保存、记忆力障碍较轻，视空间定向力相对保留。③晚期出现智能减退、遗忘、大小便失禁和缄默症等。④CT 和 MRI 显示额叶和（或）颞叶不对称性萎缩。

（二）鉴别诊断

额颞叶痴呆需要与最常见的痴呆——阿尔茨海默病进行鉴别，具体的认知功能改变差异，是两者最重要的鉴别要点。多数额颞叶痴呆患者为非流畅性失语，事实上几乎所有患者都存在一定程度的命名和找词困难。本病患者可有行为改变和额叶释放症状，如眉弓反射阳性、努嘴、抓握以及掌颏反射阳性，患者思维能力方面往往表现为组织概括能力的下降和注意力转换延迟，但患者的视空间能力和结构性任务能力很少受影响，运动技能也常常不受累。尽管患者可能存在信息提取困难，但其记忆力常常保留。这些都有助于与阿尔茨海默病进行鉴别。

五、治疗

（一）药物治疗

目前尚无任何药物用于有效治疗 FTLD，根据患者的病情可考虑使用以下药物。

(1)5-羟色胺再摄取抑制药可能改善 FTLD 患者的行为症状，如可减少去抑制、冲动、重复行为和饮食障碍等，舍曲林、艾司西酞普兰等。用法：舍曲林，50～150mg，口服，每日 1 次；艾司西酞普兰 10～20mg，口服，每日 1 次。

(2)小剂量的非典型抗精神病药物可改善 FTLD 的精神行为症状，美金刚可以改善 FTLD 患者的精神症状，常用的非典型抗精神病药包括喹硫平、奥氮平和利培酮。用法：喹硫平每日 25～200mg，分 2～3 次服用；奥氮平 5～10mg，口服，每晚 1

次；氯氮平每日 12.5～50mg，口服，每晚 1 次。

（二）非药物治疗

药物治疗并不能完全消除 FTLD 患者的负面行为症状，因此需在药物治疗的基础上，联用行为、物理和环境改善策略等非药物疗法。FTLD 患者自身及照料者均存在受伤风险，因此需要针对患者的特定需求，采用个体化的安全改善措施。定期进行有氧运动可增强神经连接网络、提供神经保护作用和减缓神经退行性疾病的认知功能减退。

第四节　路易体痴呆

路易体痴呆（DLB）是以进行性痴呆合并波动性认知功能障碍、帕金森综合征以及反复发作的以视幻觉为突出表现的精神症状等三种主征为临床特点，以神经元胞质内路易小体形成病理特征的神经系统变性疾病，是仅次于阿尔茨海默病的第二类常见痴呆。

本病最早由德国学者在一例帕金森病患者的脑干黑质细胞内发现了路易小体，但当时并未进行深入研究。直到 1961 年日本学者也在一例严重痴呆患者的皮质神经元中发现了路易小体，才开始探讨其和痴呆间可能存在的关系。国外尸检统计资料显示，路易体痴呆占痴呆病因的 10%～20%。本病多在老年期发病，仅少数为中青年患者，起病年龄为 50～80 岁，平均患病年龄 74.7 岁，男女患病比例接近，很少有家族遗传倾向。本病病程一般 6 年左右，病情进展快于阿尔茨海默病。国内尚缺相关统计资料。

一、病因与发病机制

病因迄今不清。研究发现，其临床表现和路易小体在皮质神经元的分布有密切关系。路易小体在皮质神经元的分布引起皮质的信息处理功能和传递功能障碍，导致痴呆的发生。研究证实，路易体痴呆患者脑内存在多种神经递质的功能障碍，包括乙酰胆碱、多巴胺、5-羟色胺和去甲肾上腺素等，这些递质水平显著下降导致许多神经元回路受损，如多巴胺能神经元丢失，新皮质乙酰胆碱转移酶活性下降，乙酰胆碱不足，多巴胺能-胆碱能递质失衡，使患者出现锥体外系运动功能及认知功能障碍等相关的临床症状，但路易体痴呆特征性的波动性认知功能障碍的原因仍不清楚。

二、病理

皮质和皮质下有大量的路易小体为本病特征性的病理改变，路易小体是神经元胞质内球形、嗜酸性的小体,主要由不溶性 α-突触核蛋白异常聚集而形成。α-突触核蛋白在正常神经元突触中表达,目前认为与突触末梢囊泡释放有关。虽然因何引起 α-突触核蛋白的异常聚集尚未清楚,但是研究发现 α-突触核蛋白由正常可溶状态成为异常折叠的丝状蛋白的因素及过程,是发病的中心环节。路易小体中同时含有大量泛素,蛋白酶对泛素依赖性蛋白质的降解作用障碍,也可能促进该病的发生,但它却并无 tau 蛋白和淀粉样蛋白。故目前多用 α-突触核蛋白免疫组化染色以显示常规 HE 染色不易发现的路易小体,用 tau 蛋白免疫组化染色以区别路易小体及神经元内小的球形神经元纤维缠结,后者的 tau 蛋白染色呈阳性。

经典型路易小体是神经元胞质内球形的嗜伊红性包涵体,直径多为 15～25μm,有球形玻璃样致密的核心,环绕清晰的苍白"晕环";电镜下表现为中心部位嗜锇颗粒混有"螺旋管"或"双螺旋丝",周围聚集直径为 8～10nm 的神经丝,近周边部呈放射状排列。主要分布于脑干核团(如黑质、蓝斑)、Meynert 基底核、下丘脑的残存神经元内,可为 1 个或数个。大脑皮质型路易小体则直径较小,较少嗜伊红性包涵体,缺乏清晰的"晕环",无典型的同心圆样结构,由直径为 8～10nm 的细纤维构成;皮质型路易小体见于较深皮质的中型、小型非锥体神经元中,多见于扣带回、脑岛皮质、杏仁核和额叶皮质。

本病大体病理与阿尔茨海默病相似,但大脑皮质萎缩相对不明显,仅呈轻、中度萎缩,枕叶相对不受累及,边缘系统萎缩严重。光镜下见黑质、蓝斑等色素细胞丢失,偶有老年斑和神经原纤维缠结,皮质、边缘系统和脑干的神经元胞质内有路易小体,其 α-突触核蛋白染色阳性而 tau 蛋白染色阴性。电镜显示更为清楚。

三、临床表现

(一)进行性痴呆

进行性加重的认知功能损害常常是最早最明显的症状。路易体痴呆患者认知功能障碍的特点是以注意力、视空间能力、词语流畅性等方面差较为突出,特别是视空间损害的程度与其他认知功能损害不成比例。在总体认知功能损害程度很轻时,就可见搭积木、画钟等项目很难完成,记忆力减退的症状并不突出。路易体痴呆早期认知减退症状较轻,但其认知功能较阿尔茨海默病衰退得更快。

(二)波动性认知功能障碍

路易体痴呆的认知损害其最主要特点是具有波动性。波动性认知功能障碍是该病早期出现且持续存在的症状,发生于 80%～90% 的患者。患者认知功能在正常与异常间波动,可发生在1d之中,也可在数天或数周内出现波动。因为之前无先兆而且症状发生的时间不定,故症状发生时患者多被认为在撒谎。这种波动性认知功能障碍和阿尔茨海默病的"日落症候群"不同。

（三）反复发作的视幻觉

70％以上的路易体痴呆患者存在视幻觉,通常在出现认知障碍的第一年内就可出现。视幻觉是最突出的精神症状,是诊断本病最重要的证据之一,而且往往成为患者最感困扰的症状。视幻觉内容形象、具体、生动,有如亲身经历,常为人或动物,往往反复出现,但需排除药物源性因素。相对于阿尔茨海默病来说,路易体痴呆的视幻觉出现得更早,而且具有鉴别诊断价值。错觉也是本病常见的精神症状,约24％的患者出现错觉,可能导致其行为异常,如进攻和激惹。部分患者还可合并听幻觉。

（四）自发性帕金森病样症状

可出现于70％以上的患者,患者多表现为肌张力增高,运动迟缓,姿势步态异常、如呈拖曳步态或走路姿势刻板,而静止性震颤相对少见。面具脸、特殊屈曲体姿、音调低沉、反复跌倒也较常见。该症状用左旋多巴治疗效果不佳。部分患者可先出现帕金森样症状而后才出现认知功能障碍。

（五）对神经安定药高度敏感

约33％的路易体痴呆患者对神经安定药呈现高敏反应,主要表现为骤然发生的帕金森综合征加重、意识状态改变、恶性高热等,具有极高的致残率和致死率,可使患者的病死率增加2～3倍。应当注意的是,对抗精神病药物治疗的耐受性并不能排除路易体痴呆诊断,但对该类治疗的高敏感性则高度提示路易体痴呆,这也是本病区别于其他类型痴呆的特点。其原因可能与抗精神病药的抗胆碱作用阻滞了中脑-边缘系统通路和锥体外系及丘脑的多巴胺受体有关。

（六）快速眼动期睡眠障碍

男性多于女性,常在痴呆及帕金森综合征起病前多年即存在。患者常经历生动而恐怖的梦境,并伴呓语、剧烈运动,醒后患者通常不能回忆,故对同睡者的询问很重要。使用氯硝西泮后症状多能改善。由于帕金森病、多系统萎缩患者也常有此症存在,有人认为这可能系突触核蛋白病的共同表现。

（七）其他

约1/3的路易体痴呆患者有反复发生的跌倒和晕厥,并可伴有心血管自主神经功能障碍和颈动脉窦敏感性提高。短暂意识丧失持续时间很短(数分钟),常易误诊为 TIA 或癫痫。

四、辅助检查

(一)神经心理学测验

路易体痴呆患者认知功能各方面均有损害,而且临床表现千差万别。相对于阿尔茨海默病,路易体痴呆患者记忆障碍可以不明显,但有明显的视知觉、视空间觉和视觉重建功能障碍。通过画五边形和画时钟测试可以发现这些功能障碍。路易体痴呆患者认知功能障碍并没有固定模式,但借助上述神经心理学测验和波动性认知功能障碍可以和阿尔茨海默病鉴别。

(二)影像学检查

路易体痴呆患者海马和颞叶萎缩与阿尔茨海默病相比并不明显,其海马及颞叶中部结构相对保留、壳核萎缩、SPECT/PET 灌注及代谢低下,对路易体痴呆诊断均有一定提示意义。多巴胺转运体(DAT)功能显像技术的发展,为观察黑质纹状体多巴胺系统提供了新手段。在路易体痴呆患者中,黑质纹状体系统的多巴胺转运体摄取减少,且多巴能系统活性的减低程度与临床认知及运动功能的缺损呈良好的相关性,而阿尔茨海默病患者多巴胺转运体显像则正常。因此,该检查可用于路易体痴呆与 AD 的鉴别诊断。

(三)脑电图

早期脑电图多正常,少数背景波幅降低,颞叶 α 波减少伴短暂性慢波。由于其认知功能障碍具有波动性,脑电节律也可呈现相应的变化。多导睡眠仪(PSG)作为快速眼动期睡眠行为障碍的确诊依据,表现为快速眼动期睡眠期间间断性或持续性颏下肌和(或)肢体肌张力增高,而脑电图无痫样放电,有一定诊断价值。

五、诊断与鉴别诊断

(一)诊断

1996 年第一届路易体痴呆国际工作组会议制定了路易体痴呆的诊断标准,2005 年又对该标准进行了修订。其临床诊断的必要条件是必须具备进行性认知功能减退,以致影响患者正常的社会、职业能力。

有 3 组核心症状。①波动性认知功能障碍:尤其表现为注意力和警觉随时间有显著变化。②反复发作的视幻觉:具有形象、具体、生动等特点,反复发作。③帕金森综合征:呈典型的运动迟缓,肌张力增高,姿势异常,而静止性震颤少见。

诊断标准。①可能的路易体痴呆:进行性痴呆包含上述一组临床特征。②很可能的路易体痴呆:进行性痴呆合并上述两组临床特征。③排除其他可能引起痴呆的病因。

提示路易体痴呆诊断的其他体征包括：①快速眼动期睡眠障碍。②对镇静药高度敏感性。③SPECT/PET 显像提示基底节区多巴胺转运体摄取减少。

（二）鉴别诊断

路易体痴呆临床诊断的特异度和灵敏度还不高，存在许多鉴别诊断问题，其中最主要的是与帕金森病痴呆和阿尔茨海默病鉴别。

1.帕金森病痴呆（PDD）

帕金森病痴呆与路易体痴呆在临床和病理表现上均有许多相似之处，除了症状出现次序、起病年龄不同以及对左旋多巴制剂反应的些微差别外，帕金森病痴呆与路易体痴呆患者在认知损害领域、神经心理学表现、睡眠障碍、自主神经功能损害、帕金森病样症状、神经阻断药高敏性及对胆碱酯酶抑制药的疗效等诸多方面均十分相似，因此，有学者指出帕金森病痴呆与路易体痴呆可能是广义 Lewy 体疾病谱中的不同表现。从临床实践的角度而言，常根据锥体外系症状和痴呆出现的时间顺序来鉴别帕金森病痴呆和路易体痴呆，如果痴呆在锥体外系症状 1 年后出现，倾向于诊断为帕金森病痴呆，反之，痴呆若发生于锥体外系症状前或者后 1 年内则倾向于诊断为路易体痴呆。然而另有专家支持以下观点：如痴呆症状出现早且为疾病的突出症状，考虑为路易体痴呆，若认知障碍是随典型的帕金森病症状出现，并且逐渐加重，则考虑为帕金森病痴呆。此外，PPD 视幻觉和错觉较少出现，且部分是药物治疗的不良反应所致。

2.阿尔茨海默病

隐袭起病，进行性智能衰退，多伴有人格改变，无本病的波动性认知功能障碍和形象具体生动的视幻觉等症状；偶有锥体外系功能异常，常出现在病程晚期，且程度较轻。路易体痴呆患者较阿尔茨海默病相比，短中期记忆及再认功能均相对保留，而言语流畅性、视觉感知及操作任务的完成等方面的损害更严重。正电子发射计算机断层扫描（PET）研究发现路易体痴呆患者小脑半球、颞-顶-枕交界区皮质，尤其是枕叶的葡萄糖代谢降低较阿尔茨海默病更为显著，而后者主要表现为颞中和扣带回区葡萄糖代谢降低。

3.血管性痴呆

急性起病，有局灶性神经功能缺损体征，影像学可明确显示缺血性病灶。如为多发性脑梗死，偶可呈波动性意识或认知功能障碍。

4.Creutzfeldt-Jakob 病

早期可出现精神症状，如抑郁、焦虑、错觉，随后出现痴呆和神经系统症状体征，如肌阵挛、小脑性共济失调、锥体外系和锥体系的表现，病程进展较快，脑电图在慢波背景上出现广泛双侧同步双相或三相周期性尖慢复合波（PSWCs）。

5.其他

其他需要鉴别的疾病还有进行性核上性麻痹、多系统萎缩以及皮质-基底节变性等。

六、治疗

（一）药物治疗

1.抗帕金森病的运动症状治疗

左旋多巴单一疗法常首选用于治疗 DLB，美多巴每日 100～400mg，分 3～4 次服用，缓慢加量至能缓解 50% 以上症状所需的剂量后维持治疗。

2.抗精神症状药物治疗

临床上一般选用氯氮平、喹硫平等锥体外系不良反应小的非典型抗精神病药物，用法：喹硫平每日 25～200mg，分 2～3 次服用；氯氮平每日 12.5～50mg，口服，每晚 1 次。

3.抗痴呆药物治疗

包括多奈哌齐、卡巴拉汀和加兰他敏。用法：多奈哌齐，5mg，口服，每日 2 次；卡巴拉汀，1.5～6mg，口服，每日 2 次；加兰他敏，8～12mg，口服，每日 2 次。同类药物不可联用。

4.情绪异常及睡眠障碍治疗

（1）改善抑郁症状：舍曲林 50～150mg，口服，每日 1 次；艾司西酞普兰 10～20mg，口服，每日 1 次。

（2）睡眠障碍：氯硝西泮 0.25～1mg，口服，每晚 1 次；褪黑激素 3mg，口服，每晚 1 次；喹硫平 12.5～50mg，口服，每晚 1 次。

（二）非药物支持

1.有氧功能锻炼

有助于轻到中度痴呆患者的记忆改善和生活质量的提高，物理治疗和有氧运动对于维持患者的活动能力很有帮助。

2.营养管理

DLB 患者早期能正常进食水，饮食无特别规定，但晚期患者常存在吞咽困难和营养不良，此时应改变患者食谱，以软食或半流食为主，要注意补充高蛋白饮食。对有严重吞咽困难，误吸风险高的患者，应早期进行胃造瘘术以保证足够营养。

第五节　运动神经元病

　　运动神经元病(MND)是一组病因尚未明确的选择性侵犯脊髓前角细胞、脑干运动神经元、皮质锥体细胞及锥体束的慢性进行性变性疾病,其病理特征为进行性上、下运动神经元的变性、坏死及凋亡。临床上兼有上和(或)下运动神经元受损表现,为肌无力、肌肉萎缩和锥体束征的不同组合,最终常因呼吸衰竭而致死,感觉和括约肌功能一般不受影响。由于症状和体征的组合不同,形成不同类型的运动神经元病,包括肌萎缩侧索硬化(ALS)、脊肌萎缩症(SMA)、原发性侧索硬化(PLS)和进行性延髓麻痹(PBP)等。

一、运动神经元病的临床类型及特点

　　运动神经元病常按运动神经丧失的解剖部位、遗传及起病年龄分类,表 5-5 列出依据解剖进行的临床分类,便于临床诊断与鉴别诊断。

表 5-5　运动神经元病的解剖分类

全身性运动神经元病

　　散发性肌萎缩侧索硬化

　　家族性肌萎缩侧索硬化

　　肌萎缩侧索硬化-帕金森-痴呆复合

下运动神经元疾病(LMND)或脊肌萎缩症(SMA)

　　散发性 SMA

　　儿童 SMA

　　遗传性 SMA

　　显性遗传性 SMA

　　隐性遗传性 SMA

　　X-连锁遗传性 SMA

　　延髓脊肌萎缩

上运动神经元疾病(UMND)

　　原发性侧索硬化

　　进行性假性延髓麻痹

　　局灶运动神经元疾病

　　拟似运动神经元病疾病

(一)全身性运动神经元病

ALS 是最常见的 MND,为(1～5)/10000 人,男性多见,随着年龄增长,ALS 的危险性也增加,家族性 ALS 平均起病年龄为 47～52 岁,散发性 ALS 平均起病年龄为 58～63 岁。ALS 是一组以上运动神经元(UMN)和下运动神经元(LMN)变性症状和体征为特点的疾病,导致进行性的球麻痹、肢体瘫痪,呼吸肌无力,而眼球运动和括约肌功能罕受累及。认知功能损害见于 20%～50% 的患者,有 3%～5% 患者进展为额颞型痴呆。由于呼吸衰竭而死亡一般见于起病后 2～4 年,但也有患者可以存活十余年。约 5% 典型 ALS 有阳性家族史。家族性的临床表现与散发性者无区别,某些病例可显示后束受累。20%～30% 家族性病例有铜锌 SOD 基因突变。受影响家族中突变的识别可以有助于遗传咨询。SOD 基因中很多突变的外显率尚未确立,因此个别患者的突变存在并不意味着会 100% 发病,无突变则排除了发生 ALS 的危险性增加。

在临床工作中,ALS 可以分为散发性和家族性 ALS。另外还有多种类似 ALS 的疾病,需要注意进行鉴别。

(1)散发性 ALS:为临床典型的 ALS,单独发生,但有些患者也可伴有并存的其他已知与 ALS 无关的疾病。

(2)遗传性或家族性 ALS:某些 AIS 患者可以检测到病理性基因异常,且在一代或几代人中连续出现,如超氧化物歧化酶 SOD1 基因缺陷或氨基己糖苷酶 A 或氨基己糖酶 B 缺乏等,则可诊断为实验室支持、临床确诊的家族性 ALS。但是,如果临床上存在遗传的特点,甚至可以判断出遗传方式,而没有检测到基因异常时,仍应诊断为散发的 ALS。

(3)ALS 叠加综合征:临床具有 ALS 表现同时还伴有与 ALS 同时发生的其他神经系统体征,如锥体外系表现、痴呆、小脑变性、自主神经功能异常、眼球运动异常(核上性或核性)、客观感觉异常等。

(4)伴有意义不明实验室异常的 ALS:临床表现为 ALS,同时存在某些实验室检查的异常,但其与 ALS 发病之间的关系并不清楚,如异常球蛋白血症、自身抗体(GM_1 抗体滴度增高)等。

(5)类 ALS 综合征:该组疾病包括多种与 ALS 发病机制完全不同的其他疾病,而并非 ALS 的不同类型,如脊髓灰质炎后综合征、多灶性运动神经病伴或不伴传导阻滞、内分泌疾病(特别是甲状腺功能亢进或甲状旁腺功能亢进)、铅等金属中毒、病毒感染和副肿瘤综合征。

(二)LMND

进行性下运动神经元变性疾病病变只累及下运动神经元,可以是先天性的或呈现于儿童及成年人,常称为脊肌萎缩症(SMA),根据起病年龄可分为婴儿型、中间型、青少年型和成年型。在婴儿和儿童中的 SMA 中,以遗传原因占多数,而且遗传性的 LMND 的严重性与起病年龄相关,起病越早全身症状越重、存活时间越短,一般为常染色体隐性遗传,最严重病例为先天性或呈现于早期儿童,即Werding Hoff-mann 病(SMA1 型)。婴儿及儿童型可表现为胎儿运动减少,软婴综合征,早期运动发育不全或失去行走能力。较晚起病者表现为近或远端肢体无力、肌萎缩及反射减低等下运动神经元瘫痪症状体征,呈缓慢进行性,逐渐丧失肢体运动功能,成人型 SMA3 患者的寿命正常。较良性型者为成人起病型肌萎缩侧索硬化(SMA4 型),为隐性或性连锁遗传。成人型常为散发性。

进行性延髓麻痹表现为进行性构音及吞咽困难,常伴有下运动神经元受累征(舌肌萎缩及舌肌颤动),通常患者在延髓症状出现前后,ALS 的其他上、下运动神经元受损的锥体束症状都相继出现。如果女性患者有 MND,比男性更易发生进行性延髓麻痹。进行性延髓麻痹病情进展迅速,通常在症状出现后 2~3 年,由于本身疾病造成的呼吸肌麻痹、循环衰竭或肺部感染而死亡。

(三)UMND

原发性侧索硬化及进行性假性延髓麻痹主要为上运动神经元变性,两者均起病于成人晚期。原发性侧索硬化表现为渐进性下肢痉挛性瘫痪,多年后进展到上肢,但罕见于延髓支配肌肉,呼吸功能受累不常见。进行性假性延髓麻痹表现为缓慢进展的构音及吞咽困难,常伴有上运动神经元受累征(强哭、强笑、下颌反射或掌颌反射亢进),最终进展成似 ALS 的全身性 MND。

二、辅助检查

(一)神经电生理检查

当临床考虑为 ALS 时,需要进行神经电生理检查,以确认临床受累区域为下运动神经元病变,并证实在临床未受累区域也存在下运动神经元病变,排除其他疾病。

1.常规针极 EMG

常规同芯圆针极 EMG 检查表现为同时存在进行性的失神经和慢性神经再生。进行性失神经的表现为纤颤电位和(或)正锐波。慢性神经再生的表现为:运动单位电位时限延长伴有多相波增多,通常有波幅增高;大力收缩时募集相减少;运动单位电位不稳定。为了诊断 ALS,肌电图至少应该有三个节段(脑干的球部脑神经运动神经元以及颈段、胸段和腰骶段的前角运动神经元)存在异常。其中脑干节段可以测定一块肌肉,如舌肌、面肌、胸锁乳突肌或咀嚼肌。胸段可在第 6 胸椎水平以下的脊旁肌或腹部肌群进行测定。对于颈段和腰骶段,应至少测定不同神经根和不同周围神经支配的两块肌肉。

2.神经传导测定

神经传导测定主要用来诊断或排除其他周围神经疾病。ALS患者神经传导应该正常或大致正常。但当肌肉萎缩明显时复合肌肉动作电位波幅可明显降低;当存在嵌压性周围神经病或同时存在其他的周围神经病时,感觉神经传导可以异常;在进行下肢的感觉神经传导测定时,有些老年患者很难检测出感觉神经动作电位,并不一定是异常。

3.运动单位计数(MUNE)

当MUNE减少时,提示所测定的神经存在轴索性损害。适用于慢性运动神经前角细胞或轴索病变的辅助判定,能够定量反映运动单位(MU)数目,是测量运动神经元损失数量的重要的电生理技术。在ALS的早期诊断中有重要价值,目前主要用于对ALS患者的随诊研究以及药物治疗效果的评价,判断预后。

4.单纤维肌电图(SFEMG)

ALS由于病变进展快,再生的神经尚未形成成熟的神经末梢或运动终板,神经冲动的传导尚未达到同步,故表现为jitter明显增宽、纤维密度(FD)增高和阻滞,并且jitter增宽、FD增高与肌肉无力的程度呈明显的负相关。而颈椎病患者由于病变进展慢,FD一般正常或增高,jitter可以有增宽,但程度一般较轻微,很少出现阻滞。

5.运动诱发电位(MEP)

上运动神经元损害时经颅磁刺激的中枢运动传导时间延长30%以上,最大用力收缩肌肉时运动单位电位的发放频率下降。

(二)神经影像学检查

在某些ALS患者,头颅MRI T_2 加权像可以在皮质脊髓束通路出现高信号但影像学检查并不能提供确诊ALS的依据,临床主要用于ALS与其他疾病的鉴别,排除结构性损害。

(三)神经肌肉病理检查

ALS的诊断并不需要行神经或肌肉活检。只有当临床、电生理或实验室检查发现不典型改变,怀疑为其他疾病时,尤其是肌肉疾病时,肌活检才有价值。在某些情况下,尸检可起到支持或排除ALS的作用。

(四)实验室检查

无确诊ALS的实验室指标,开展实验室检查的目的主要在于鉴别和排除其他疾病。

三、诊断

根据中年以后隐袭起病,进行性加重,病变局限于上、下运动神经元,无感觉障碍,典型的神经源性肌电图(EMG)改变,一般诊断运动神经元病不难。但由于ALS早期表现多样,缺乏诊断的生物学标志,故有时诊断非常困难。1994年,世界神经病学联合会(WFN)制定了一个ALS的诊断标准,称为 El Escorial 标准,同时还对诊断的步骤提出了相应的标准。但按此标准,确诊的ALS已有广泛的临床及EMG受损征,以致患者已属相对发展期。鉴于ALS的致命预后,迄今又无有效治疗,因此1998年WFN对该诊断标准提出了修订,有利于早期诊断ALS,试验可能有效的药物,以期延迟疾病的发生或延缓疾病的进展。根据临床和电生理检查所显示的病变累及范围,可以将ALS分为不同的诊断级别。

临床确诊ALS:通过临床检查,证实在4个节段中至少有3个节段存在上、下运动神经元同时受累的证据。

实验室支持-临床确诊的ALS:1个节段存在上和(或)下运动神经元受累证据,证实携带致病性基因突变。

临床很可能的ALS:通过临床检查,在4个节段中至少有2个节段存在上、下运动神经元同时受累的证据,并且上运动神经元受累的体征位于下运动神经元病变节段的上端。

临床很可能-实验室支持的ALS:临床上仅有1个节段存在上下运动神经元同时受累的体征或仅在1个节段存在上运动神经元体征时,如果肌电图检查发现至少2个节段存在下运动神经元受累,并且通过选择适当的影像学检查和实验室检查排除其他疾病,则可以诊断为临床很可能.实验室支持的ALS。

临床可能ALS:临床检查仅有1个节段存在上下运动神经元受累证据或在2个或以上节段仅有上运动神经元受累的证据或者下运动神经元受累的体征位于上运动神经元受累节段的上方;在进行神经电生理检查、影像学检查以及实验室检查后,仍达不到实验室支持—临床拟诊的ALS标准。在诊断临床可能ALS之前,必须要排除其他疾病。

四、鉴别诊断

(一)颈椎病

颈椎病在临床上较常见,可产生上肢 LMN 受损征及下肢 UMN 受损征,很容易与 MND 混淆。颈椎病一般有肢体麻木,尤其是上肢,可出现大小便障碍,无延髓症状,颈髓 MRI 可见与症状相对应的椎间盘突出,EMC 为局限在中下颈段的神经源性损害,胸锁乳突肌、胸段脊旁肌及下肢不出现神经源性损害。

(二)慢性炎症性脱髓鞘性多发性神经病(CIDP)

CIDP临床主要表现为感觉运动神经病,即运动与感觉均有累及的周围神经病,少数可发生以运动障碍为主的类型,但不出现 UMN 受损征,电生理检查出现神经传导减慢、F 波消失或潜伏期延长,一般脑脊液有蛋白.细胞分离现象。

(三)平山病

平山病又称青少年上肢远端肌萎缩症,好发于青春早期,男性多见。平山病是一种良性自限性下颈髓运动神经元受累疾病,多表现为一侧上肢前臂以下肌无力、肌萎缩,病情在一定时间内呈进展性,多于 5 年内停止。临床上与 ALS、SMA 的早期有相似表现,但预后却截然不同。大多数平山病患者肌电图检测有节段性下颈髓前角损害的特征性异常,但少数患者亦可能出现广泛神经源性损害,容易误诊为MND,故疑诊平山病患者应进行常规颈椎生理位及前屈位 MRI 平扫,前屈位 MRI扫描可见颈胸段椎管后方硬膜前移,脊髓呈明显受压变形、变细改变,以 $C_{5\sim7}$ 水平明显,而 MND 不具有此特征性改变。

(四)多灶性运动神经病

多灶性运动神经病(MMN)是一种罕见的免疫介导的周围神经病,约50%患者血清中 IgM 型抗神经节苷脂抗体(GMl)滴度增高。MMN 仅影响运动不影响感觉,临床与 MND 很相似,该病以成人男性多见,最初为不对称的上肢远端无力萎缩,逐渐累及上肢近端及下肢,也可下肢起病。受累肌肉分布呈现多数单神经病的特点,不出现 UMN 征。神经传导检查有助于诊断,采用 inching 技术可发现多处(至少 2 处)非嵌压部位的运动传导阻滞。静脉应用丙种球蛋白和环磷酰胺治疗有效。

(五)副肿瘤性运动神经元综合征

副肿瘤性运动神经元综合征(PNS)也称亚急性运动神经元病(SMN)是临床表现为运动神经元病的肿瘤远隔症状,是一种罕见的副肿瘤综合征,常伴发于支气管肺癌、霍奇金病和其他淋巴瘤等,发病通常在肿瘤缓解期,与原有肿瘤的病情不一致,常亚急性起病,以双下肢无力萎缩为主要表现,上肢受累较轻,脑神经运动核支配肌群不受累。Forsyth 将其分为 3 种类型:①快速进展的肌萎缩和肌束颤动,伴或不伴有反射亢进,抗 Hu 抗体阳性。②以上运动神经元受累为主,类似 PLS;③临床与 ALS 无异。除非发现肿瘤或抗 Hu 抗体阳性,一般很难与 MND 鉴别。

(六)肯尼迪病

肯尼迪病也称 X-连锁隐性遗传性脊髓延髓肌萎缩症(SBMA)是编码雄激素受

体的基因中 CAG 重复序列异常增加所致的 X-连锁遗传病。该病患者均为男性，多在 30~40 岁以后起病，病程长，如注意预防并发症，一般不影响寿命。肩带肌和骨盆带肌首先受累，典型表现为双侧对称的以近端为主的肌无力和肌萎缩，继而累及咀嚼肌、面肌和延髓肌，舌肌及面肌肌束颤动多见，通常无上运动神经元受累表现。2/3 男性患者出现内分泌紊乱，男性乳房发育和性功能减退、糖尿病等。血清肌酸激酶（CK）可增高，甚至可致正常值的 10 倍。EMG 除神经源性损害外，尚可有感觉神经病，这在 MND 中不存在，基因检查可明确诊断。

（七）包涵体肌炎

男性多见，50 岁以后起病，60~70 岁常见，隐袭起病，缓慢进展，表现为多灶性、不对称无痛性无力和萎缩，肌电图示肌源性损害，肌肉活检有特征性改变。

五、治疗

迄今尚无任何治疗能够改变疾病的转归。1994 年美国批准使用的利鲁唑，是目前唯一经循证医学验证支持可能对疾病有益的药物。基于对人群的长期研究显示了更多的有效性，接受治疗的患者较对照组延长了生存期。然而不幸的是，虽然利鲁唑可以延长疾病的病程近 10％，但对患者的肌力和其他症状没有任何明显的改善。

虽然对症治疗不能满足患者和医生的根本要求，但它可使患者在舒适性、功能和安全性上得到实质性的改善。另外，它能提高患者和医生对疾病的信心而不是消极的态度。呼吸肌力弱很容易导致呼吸困难，需要考虑在用力肺活量测量值下降之前使用非侵入性通气治疗。

第六章

急性癫痫发作和癫痫持续状态

第一节　急性癫痫发作

一、病因和发病机制

(一)癫痫的病因

1.传统的癫痫病因学分类

引起癫痫的病因非常复杂,根据病因学不同,癫痫可分为三大类:

(1)特发性癫痫:临床上青少年期发病,找不到病因,亦无神经系统阳性体征,可能与遗传因素密切相关,具有特征性临床及脑电图表现。

(2)症状性癫痫:能找到有引起癫痫发作的病因或神经系统有可疑疾病。

(3)隐源性癫痫:推测是症状性癫痫,但现有的检查手段不能发现明确的病因。

2.2017 年 ILAE 癫痫病因学分类

由于"隐源性"一词内涵模糊,是将临床上的推测作为科学分类的基础,不利于癫痫的科学分类。为解决这一问题,2017 年 ILAE 推出了新的癫痫病因学分类,将癫痫分为六大类:①遗传性。②结构性。③代谢性。④免疫性。⑤感染性。⑥病因不明。

(二)癫痫的发病机制

癫痫的发病机制复杂,目前主要认为是由于中枢性神经系统的兴奋性与抑制性失衡所致,研究表明其与神经递质失衡、免疫及炎症因子、分子遗传机制等有密切关系。

1.神经递质及受体

目前已经发现有较多的神经递质与癫痫发生有关,其中谷氨酸(Glu)与 γ 氨基丁酸(GABA)分别是中枢神经系统中最重要的兴奋性神经递质与抑制性神经递质,两者均与癫痫发作存在密切关系。研究认为癫痫发作可能是由于 Glu 早期胞内合成增加、后期胞外大量释放,导致谷氨酸蓄积作用于离子型受体,使突触过度兴奋,从而诱发病性发作。癫痫患者脑脊液 GABA 水平明显降低,提示脑脊液 GABA 水平与癫痫发作有一定的关系,GABA 受体激活后可产生早期抑制性突触后电位,其兴奋或抑制能阻止或诱发癫痫发作。

2.免疫及炎症因子

强大的免疫反应可降低癫痫发作的阈值、增强神经兴奋性、促进突触重建、导致血脑屏障受损,进而引发癫痫。有统计表明,癫痫患者的免疫系统功能紊乱远远多于其他人群。癫痫患者中淋巴细胞亚群 T_3、T_4 细胞含量下降,T_8 细胞增加,T_4/T_8 比值下降。炎症细胞因子是人体免疫反应和炎症反应的重要调节者,细胞因子的失调和产生过度会导致神经元变性,可以诱导癫痫发作。

3.分子遗传机制

遗传学和分子生物学研究证实部分癫痫综合征是由于编码离子通道蛋白的基因突变导致神经元过度兴奋引起的。包括单或多基因突变、染色体异常、线粒体突变等。

二、诊断要点

(一)诊断原则

根据 2015 年版中国癫痫诊疗指南,癫痫的诊断可分为五个步骤:

(1)确定发作性事件是否为癫痫发作:涉及发作性事件的鉴别,包括诱发性癫痫发作和非诱发性癫痫发作的鉴别。传统上,临床出现两次(间隔至少 24h)非诱发性癫痫发作时就可诊断癫痫。

(2)确定癫痫发作的类型:按照 ILAE 癫痫发作分类来确定。

(3)确定癫痫及癫痫综合征的类型:按照 ILAE 癫痫及癫痫综合征分类系统来确定。

(4)确定病因。

(5)确定残障和共患病。

(二)诊断手段

1.病史采集要点

由于患者发作时多数有意识障碍,叙述不清发作的情况,必须详细询问其亲属或目击者。采集病史时应重点询问以下内容:

(1)现病史:①首次发作年龄。②发作前状态或促发因素(觉醒、清醒、睡眠、饮酒、心理压力、前驱症状及与月经的关系等)。③发作最初时的症状/体征(先兆、运动性表现等)。④发作时表现(意识状态、睁/闭眼、姿势、肌张力、运动症状、舌咬伤、尿失禁等)。⑤发作演变过程和持续时间。⑦发作后表现(清醒、烦躁、Todd 麻痹、失语、遗忘等)。⑦发作频率和严重程度(包括持续状态史)。⑧脑电图检查及其他辅助检查情况(血压、血糖、电解质、心电图、头部影像学等)。⑨其他发作形式(如有,应按上述要点询问发作细节)。⑩抗癫痫药物使用情况(种类、剂量、疗程、疗效、不良反应、依从性等)。⑪发作间期状态(精神症状、记忆力、焦虑、抑郁等)。⑫发作后精神运动发育情况。

(2)既往史:①围生(早产、难产、缺氧窒息、产伤等)。②中枢神经系统其他病史(感染、外伤、脑卒中、遗传代谢疾病等)。③生长发育史(精神运动发育迟滞、倒退)。④有无新生儿惊厥及热惊厥史(简单型、复杂型)。

(3)家族史:各级亲属中是否有癫痫发作或与之相关的疾病(如偏头痛、热惊厥、睡眠障碍、遗传代谢疾病等)。

(4)疾病的影响:①求学困难。②失业。③不能驾车。④被过度保护。⑤心理压力等。

2.体格检查要点

全身检查重点应放在神经系统,包括:意识状态、精神状态、局灶体征(偏瘫/偏盲等)、各种反射及病理征等。注意观察头颅形状和大小、外貌、身体畸形及排查某些神经皮肤综合征。体格检查对癫痫的病因诊断有初步提示作用。有些体征则可能提示抗癫痫药物存在的不良反应。

3.进一步检查项目

(1)脑电图(EEG):癫痫发作最本质的特征是脑神经元异常过度放电,而 EEG 是能够反映脑电活动最直观、便捷的检查方法,是诊断癫痫发作、确定发作和癫痫的类型最重要的辅助手段,为癫痫患者的常规检查。当然,临床应用中也必须充分了解 EEG(尤其头皮 EEG)检查的局限性,必要时可延长监测时间或多次检查。

(2)神经影像学检查:包括 CT 和 MRI,可确定脑结构异常或病变,对癫痫及癫痫综合征诊断和分类颇有帮助,有时可以做出病因诊断。磁共振成像(MRI)较敏感,对于发现脑部结构性异常有很高的价值。头部 CT 检查在显示钙化性或出血性病变时较 MRI 有优势。其他影像学检查,如功能磁共振(fMRI)、磁共振波谱(MRS)、单光子发射计算机断层扫描(SPECT)、正电子发射断层扫描(PET)等,能从不同角度反映脑部代谢变化,辅助癫痫灶的定位。

(3)其他辅助检查:为明确癫痫发作的病因,应根据患者的具体情况选择性的进行检查。常用的辅助检查如下:

①血液检查:包括血常规、血糖、电解质、肝肾功能、血气、丙酮酸、乳酸等方面的检查,能够帮助查找病因。临床怀疑中毒时,应进行毒物筛查。

②尿液检查:包括尿常规及遗传代谢病的筛查。

③脑脊液检查:主要为排除颅内感染性疾病,对某些遗传代谢病的诊断也有帮助。

④心电图:有助于发现容易误诊为癫痫发作的某些心源性发作(如心律失常所致的晕厥发作),从而避免因使用某些抗癫痫药物而可能导致严重后果。

⑤基因检测:目前已经成为重要的辅助诊断手段之一。通过检测已知的癫痫致病基因,可以用于癫痫的病因学诊断。

(三)鉴别诊断要点

1.晕厥

晕厥为脑血流灌注短暂、全面不足所致的意识瞬间丧失,主要由血管运动失调或心血管疾病引起,多有明显的诱因,如疼痛、情绪激动等。晕厥发生前一般先有头晕、胸闷、眼前发黑等症状,发作时面色苍白、出汗,有时脉搏微弱。少数患者可伴短暂抽搐、尿失禁,有时需脑电图和心电图检测来鉴别。

2.假性痫性发作

假性痫性发作又称心因性发作,多有情绪或心理诱发因素,发作形式不典型、非刻板,发作时间相当长,意识不丧失,一般不伴有自伤和尿失禁,脑电图正常,伴有过度换气的恐惧发作或焦虑发作,可能出现感觉症状、抽搐等。

3.短暂性脑缺血发作(TIA)

TIA为脑局部血液灌注不足所致的功能障碍,表现为功能抑制的现象。多见于老年人,常有动脉硬化、冠心病、高血压、糖尿病等病史,临床症状多为缺失症状(感觉丧失或减退、肢体瘫痪)、肢体抽动不规则,也无头部和颈部的转动,症状常持续15min到数小时,脑电图无明显痫性放电;而癫痫见于任何年龄,以青少年为多,前述危险因素不突出,癫痫多为刺激症状(感觉异常、肢体抽搐),发作持续时间多为数分钟,极少超过半小时,脑电图上多有痫性放电。

4.低血糖症

血糖水平低于2mmol/L时可产生局部癫痫样抽动或四肢强直发作,伴意识丧失,常见于胰岛β细胞瘤或长期服用降糖药的2型糖尿病患者,病史有助于诊断。

三、病情判断

(一)紧急评估

包括病情评价和身体状况评价。观察患者发作形式,了解病情和病史,明确癫痫的诊断;同时评估心肺功能,维持呼吸道通畅,必要时给予药物或设备支持,维持生命体征稳定。

(二)判断发作类型

根据 2017 年国际抗癫痫联盟(ILAE)推出的新的癫痫分类系统,癫痫发作主要分为全面性起源、局灶性起源和未知起源三种类型。

1.全面性起源

发作最初的临床症状表明在发作开始时即有双侧半球受累,往往伴有意识障碍。运动性症状是双侧性的。发作期 EEG 最初为双侧半球广泛性放电。

(1)运动性发作

①强直-阵挛发作:为最常见的发作类型,常见于儿童及青少年。意识丧失、双侧强直后出现阵挛是此型发作的主要临床特征。

发作前期:表现为头及双眼转动及反复发声。肌阵挛期:表现为肢体及面部不规则抖动,10~20s 后进入强直期。强直期:表现为四肢肌肉强直性收缩,肘半屈并外展,下肢屈曲外旋,牙关紧闭也有半张开,头及躯干稍屈曲因而头离开枕头。此后继之以四肢伸直,牙关紧闭可以咬破舌头,由于空气从喉中突然喷出产生"强直性癫痫喊叫",此种状态持续时间较长,而后肘半屈前壁紧靠前胸,双下肢伸直外旋。此时血压心率增加、出汗、膀胱压力增高导致遗尿。膈肌及胸廓肌肉强直性收缩可出现青紫。阵挛期:表现为强直收缩和张力丧失交替出现,瞳孔散大或缩小。此期约持续 30s,停止后因括约肌松弛而尿失禁。发作后期:发作后即刻呼吸节律恢复,瞳孔散大,有时可有短时窒息。此后于短时间松弛后肌张力增高尤其是面及咀嚼肌。呼吸成鼾声,唾液呈泡沫状喷出,如舌被咬破则为粉红色泡沫;还可以有恶心、呕吐。此期持续数秒至 4min。最后患者可以入睡数分钟至数小时,清醒后头痛,全身酸痛乏力。

②阵挛发作:各个肌群以规则的间隔短暂地收缩,间隔为 0.2s,每秒 5 次。可以是身体一部分的阵挛,也可以是两侧阵挛,常为面及双上肢,包括躯干及下肢者较少。特征是重复阵挛性抽动伴意识丧失,之前无强直期。

③强直发作:表现为全身骨骼肌持续性收缩,常伴有明显的自主神经症状,如面色苍白等,如发作时处于站立位可突然摔倒。

④肌阵挛发作:表现为快速、短暂、触电样肌肉收缩,可遍及全身,也可限于某个肌群或某个肢体,常成簇发生,声、光等刺激可诱发。

⑤失张力发作:是姿势性张力丧失所致。部分或全身肌肉张力突然降低导致垂颈(点头)、张口、肢体下垂(持物坠落)或躯干失张力跌倒或猝倒发作,持续数秒或 1min,时间短者可有不明显意识障碍,发作后立即清醒和站起。

⑥肌阵挛-强直-阵挛发作。

⑦肌阵挛-失张力发作。

⑧癫痫样痉挛发作:表现为突然、短暂的躯干肌和双侧肢体的强直性屈曲或者伸展性收缩,多表现为发作性点头,偶有发作性后仰。其肌肉收缩的整个过程为1～3s,常成簇发作。常见于婴儿痉挛,其他婴儿综合征有时也可见到。

(2)非运动性发作(失神)

①典型发作:表现为动作中止,凝视,呼之不应,不伴有或伴有轻微的运动症状,发作开始和结束均突然。通常持续5～20s,罕见超过1min者。发作时EEG呈规律性双侧同步3Hz的棘慢波综合暴发。主要见于儿童失神癫痫和青少年失神癫痫。

②不典型发作:表现为意识障碍发生与结束均较缓慢,可伴有轻度的运动症状,发作时EEG可以表现为慢的棘慢波综合节律。主要见于Lennox-Gastaut综合征,也可见于其他多种儿童癫痫综合征。

③肌阵挛发作。

④眼睑肌阵挛发作:表现为眼睑肌不自主、快速、无节律、闪电样收缩。

2.局灶性起源(意识清楚/意识障碍)

(1)运动性发作

①自动症:是指在癫痫发作过程中或发作后意识模糊状态下出现的具有一定协调性和适应性的无意识活动。自动症均在有意识障碍的基础上发生,伴有遗忘。

②失张力发作。

③阵挛发作。

④癫痫样痉挛发作。

⑤过度运动发作。

⑥肌阵挛发作。

⑦强直发作。

(2)非运动性发作

①自主神经性发作:出现苍白、面部及全身潮红、多汗、立毛、瞳孔散大、呕吐、腹痛、肠鸣、烦渴和欲排尿感等。

②行为终止:发作时患者不能完成自主运动,主要侵犯肢体远端,而近端肌肉张力常保持,发作时意识清楚,发作常持续30s以上。

③认知性发作。

④情绪性发作。

⑤感觉性发作。

(3)局灶性进展为双侧强直-阵挛性。

3.未知起源/不能归类

(1)运动性发作

①强直,阵挛发作。

②癫痫样痉挛发作。

（2）非运动性发作：行为终止。

（三）明确病因

急查血糖、电解质和肝肾功能、血常规、凝血功能、抗癫痫药物血药浓度、血氨等。控制发作后，尽快完成头部影像学检查以排除出血、肿瘤、血管畸形等疾病，心电图检查可以排除心脏原因导致的大脑缺血缺氧。

四、治疗

（一）癫痫的药物治疗

癫痫的治疗，目前仍以抗癫痫药物治疗为主要的治疗手段，药物治疗应达到三个目的：控制发作或最大限度地减少发作次数；长期治疗无明显不良反应；使患者维持或恢复其原有的生理、心理和社会功能状态。

1.抗癫痫药物（AEDs）治疗原则 药物治疗的一般原则

（1）确诊后及早治疗。

（2）合理选择抗癫痫药。应该根据癫痫的发作类型或癫痫综合征选用药物。

（3）尽量单药治疗，只有单药治疗确实无效时，再考虑合理的联合用药。

（4）必要的治疗药物检测，根据药代动力学参数和临床效应调整剂量。

（5）简化服药方法。根据药物半衰期给药，分配好服药间隔。

（6）规律服药。合理换药或停药、避免自行调药、停药以及滥用药物。

（7）定期随诊。注意不良反应。

（8）新型抗癫痫药物的合理应用。

（9）停药后反复，可恢复原方案重新治疗，多数仍然有效。

（10）始终突出治疗的个体化原则。

2.开始药物治疗的原则

（1）当癫痫诊断明确时应开始抗癫痫药治疗，除非一些特殊情况需与患者或监护人进行讨论并达成一致。

①抗癫痫药治疗的起始决定需要与患者或其监护人进行充分的讨论，衡量风险和受益后决定，讨论时要考虑到癫痫综合征的类型及预后。

②通常情况下，第二次癫痫发作后推荐开始用抗癫痫药治疗。

③虽然已有两次发作，但发作间隔期在一年以上，可以暂时推迟药物治疗。

④以下情况抗癫痫药治疗在第一次无诱因发作后开始，并与患者或监护人进行商议：患者有脑功能缺陷；脑电图提示明确的痫样放电；患者或监护人认为不能承受再发一次的风险；头颅影像显示脑结构损害。

（2）应尽可能依据癫痫综合征类型选择抗癫痫药物，如果癫痫综合征诊断不明确，应根据癫痫发作类型做出决定。

3.正确选择抗癫痫药物

根据发作类型选择药物是癫痫治疗的基本原则，70％左右新诊断的癫痫患者可以通过服用单一 AEDs 使发作得以控制，因此初始治疗的药物选择非常重要。2015 年在对大量循证医学资料汇总后，中国抗癫痫协会推出了《2015 年新版癫痫指南》，其中针对不同发作类型癫痫发作的治疗指南，可供临床参考。

（1）根据发作类型选药

①全面强直阵挛发作：丙戊酸是新诊断的全面强直阵挛发作患者的一线用药。如果丙戊酸不适用则使用拉莫三嗪、左乙拉西坦或苯巴比妥。如果患者也有肌阵挛发作或疑诊青少年肌阵挛癫痫，拉莫三嗪可能会加重肌阵挛发作。卡马西平和奥卡西平可用于仅有全面强直阵挛发作的患者。当一线药物治疗无效或不能耐受时，拉莫三嗪、氯巴占、左乙拉西坦、丙戊酸、托吡酯或苯巴比妥可作为添加治疗。如果患者同时有失神或肌阵挛发作或者怀疑青少年肌阵挛癫痫，则不能使用卡马西平、奥卡西平、加巴喷丁、苯妥英钠、普瑞巴林、替加滨或氨己烯酸。

②强直或失张力发作：丙戊酸是强直或失张力发作患者的一线药物治疗。如果丙戊酸无效或不能耐受，可选拉莫三嗪添加治疗。如果添加治疗仍然无效或者不能耐受，可考虑托吡酯。不建议应用卡马西平、奥卡西平、加巴喷丁、普瑞巴林、替加滨或氨己烯酸。

③失神发作：乙琥胺或丙戊酸是治疗失神发作的一线用药。如果出现全面强直阵挛发作的风险高，如无禁忌，应优先考虑丙戊酸。当乙琥胺和丙戊酸不适用、无效或不能耐受时，可考虑拉莫三嗪。如果两个一线抗癫痫药无效，可考虑乙琥胺、丙戊酸和拉莫三嗪三种药中的两药联合使用。如果联合治疗无效或不能耐受，可考虑选用氯硝西泮、氯巴占、左乙拉西坦、托吡酯或唑尼沙胺。不能选用卡马西平、加巴喷丁、奥卡西平、苯妥英钠、普瑞巴林、替加滨或氨己烯酸。

④肌阵挛发作：丙戊酸是新诊断肌阵挛发作患者的一线用药。如果丙戊酸不适用或不耐受，可考虑使用左乙拉西坦或托吡酯。注意，与左乙拉西坦和丙戊酸比较，托吡酯的不良反应相对大。当一线治疗无效或无法耐受，左乙拉西坦、丙戊酸或托吡酯可作为肌阵挛发作患者的添加用药。如果添加用药无效或无法耐受，可考虑选用氯巴占、氯硝西泮或唑尼沙胺。不能使用卡马西平、加巴喷丁、奥卡西平、苯妥英钠、普瑞巴林、替加滨或氨己烯酸。

⑤局灶性发作：卡马西平、拉莫三嗪或左乙拉西坦作为一线用药用于新诊断局灶性发作的患者。奥卡西平也可作为一线用药用于儿童新诊断局灶性发作的治疗。如果卡马西平、奥卡西平、拉莫三嗪或左乙拉西坦不合适或不耐受，可考虑丙

戊酸。如果以上五个抗癫痫药中的第一个药物无效，可从中选择另一种药物。如果第二个耐受性好的抗癫痫药无效可考虑联合治疗。

当一线治疗无效或不能耐受时，卡马西平、奥卡西平、拉莫三嗪、左乙拉西坦、丙戊酸、托吡酯、氯巴占、加巴喷丁、唑尼沙胺均可作为局灶性发作的添加用药。如果添加治疗无效或不能耐受，可考虑的其他抗癫痫药有苯巴比妥，苯妥英钠。

（2）特殊人群用药

①儿童癫痫患者：儿童正处在生长发育的重要阶段，因此在选择 AEDs 时，应充分考虑到药物对患儿认知功能及生长发育的影响。在用药过程中，应注意观察患儿对药物的反应，严格掌握开始用药的指征，达到最大限度控制癫痫发作而无不良反应或不良反应很轻的目的。儿童首次发作后是否开始抗癫痫药治疗需要考虑癫痫的病因、发作类型、癫痫综合征等。如良性婴儿癫痫首次丛集性发作后，可以暂不用抗癫痫药，继续观察，若间隔 24h 再出现发作再开始用抗癫痫药治疗；儿童良性癫痫伴中央颞区棘波，间隔时间很长的复发，也不一定急于用抗癫痫药治疗。但如导致癫痫发作的病因持续存在，首次发作后即应给予 AEDs 治疗。

②女性癫痫患者：由于女性特殊的生理特点，治疗措施应充分考虑到生殖、妊娠及分娩等多方面情况。例如：持续应用丙戊酸对于胎儿可能造成的风险，应当警惕大剂量丙戊酸（超过 800mg/d）以及联合丙戊酸的多药治疗，可能造成较大的风险。

③老年癫痫患者：老年人由于生理或病理变化对药效学和药代动力学的影响，通常对 AEDs 较敏感，应尽可能缓慢加量、维持较低的有效治疗剂量，加强必要的血药浓度检测。同时，老年癫痫患者常包含慢性病（高血压、糖尿病等），需服用其他药物的情况很常见，应系统性考虑患者服用的非 AEDs 与 AEDs 的相互作用以及多种 AEDs 联合应用之间的相互作用。

（二）癫痫的手术治疗

癫痫的手术治疗是以控制或者减轻癫痫发作、改善患者生活质量为目的的干预性治疗手段，现已成为除药物治疗以外的一项最主要的癫痫治疗方法。为了达到最佳治疗效果，必须严格掌握癫痫的手术适应证及禁忌证。

1.手术适应证

（1）药物难治性癫痫。

（2）病变相关性癫痫，即应用现代神经影像学技术和电生理监测技术，能明确引起癫痫发作的"责任病变"。

（3）术后无严重功能障碍的风险。

2.手术禁忌证

（1）有进展性神经系统变性疾病或代谢性疾病者。

（2）合并严重的全身性疾病者。

（3）合并有严重精神障碍、严重的认知功能障碍者。

（4）由于身体某些器官问题和（或）营养状况不能耐受手术者。

（5）确诊为良性癫痫患者。

（6）患者及其家属不同意手术。

3.常用的方法

（1）前颞叶切除术和选择性杏仁核、海马切除术。

（2）颞叶以外的脑皮质切除术。

（3）癫痫病灶切除术。

（4）大脑半球切除术。

（5）胼胝体切开术。

（6）多处软脑膜下横切术。

第二节　癫痫持续状态

当一次癫痫发作持续 30min 以上或者多次癫痫发作，发作期间意识状态不能恢复，称癫痫持续状态（SE）。由于全面性强直-阵挛发作一般在数分钟内自行缓解，也有学者提出持续的全面性强直-阵挛发作超过 5min 或者两次或更多这样的发作之间意识未能转清，就应该考虑 SE。SE 是神经内科常见急症之一，持续时间越长，神经元损害越严重，脑组织缺氧、机体代谢活动增强，可能引起多脏器功能的衰竭，造成永久性脑损害或危及生命，其病死率为10%～38.2%。早期诊断和适当干预可尽早终止发作，减轻神经元损害，并挽救生命。

一、病因

癫痫持续状态这一常见的神经科急症不仅见于癫痫患者，还可见于神经系统其他疾病和系统性疾病，少数患者未能查及任何明确的原因。

（一）不适当的抗癫痫药物治疗

是引起 SE 的最常见原因，包括突然停药、快速减量、快速换药以及不适当的选药，如有脑病基础的肌阵挛发作选用卡马西平或者拉莫三嗪可能导致 SE 出现。

（二）脑器质性疾病

包括脑血管病、颅脑外伤、中枢神经系统感染、缺血缺氧性脑病、癌性脑膜病、线粒体脑病等。

（三）全身性代谢性疾病

包括高或低血糖、高或低血钠、低氧血症、酗酒或酒精戒断、尿毒症、慢性透析所致脑病等。发热是儿童 SE 的常见原因。

（四）某些药物

常规用量可引起 SE，如可卡因、氨茶碱、丙咪嗪、丁酰苯、戊四氮、美解眠等；某些药物过量引起 SE，如洋地黄中毒、异烟肼中毒等；某些药物反应，如青霉素治疗钩端螺旋体感染所致赫氏反应也可引起 SE。

（五）中毒性疾病

如一氧化碳、铅、樟脑、有机磷中毒也可引起 SE。

（六）其他

精神因素、劳累、妊娠、月经等也可诱发 SE 的发生，其中妊娠期子痫疾病本身可发生 SE。

二、发病机制

SE 的产生主要与神经元及神经网络无法自行终止痫性放电有关，可能的机制包括致痫灶神经元的持续过度兴奋、海马与内嗅区间神经回路震荡、抑制性神经递质的 γ-氨基丁酸介导的抑制作用丧失等。癫痫持续状态过程中，大脑消耗的氧和葡萄糖增加，但是供血、供氧降低，大量兴奋性氨基酸释放，而且大量钙离子进入神经元，神经元及轴索水肿，诱导细胞损伤和凋亡。SE 对全身其他系统也产生影响，出现代谢性酸中毒、低氧血症、肺水肿、心动过速或其他更严重的心律失常等。

三、诊断

（一）临床表现特点

所有癫痫发作类型持续或反复出现均可构成 SE。参考癫痫发作的分类，SE 可以分为全面性和局灶性，前者最常见的类型是全面性强直阵挛性 SE，其次是失神性 SE 和肌阵挛 SE，后者常见复杂局灶性 SE。在临床上，一般把全面性强直阵挛性 SE 以外的类型统称为非惊厥性 SE。上述类型均可发展为难治性 SE。

1.全面性强直阵挛性 SE

(1)表现为反复出现的强直-阵挛交替发作：强直期全身肌肉强直，呼吸暂停、苍白或发绀、瞳孔散大、光反应消失；继之为阵挛期，肢体肌肉呈一张一弛的阵挛性抽搐，口角流涎，可因舌咬伤而流出血性唾液；阵挛末期在一次深呼吸后全身肌肉突然松弛，进入昏睡状态。交替发作过程中，发作程度一般愈来愈轻，强直期持续时间愈来愈短,甚至没有强直期。阵挛期持续时间的变化与预后有关,如果愈来愈长或者没有变化提示难以控制,预后不良。值得注意的是,SE 后期尽管患者没有或者仅有轻微的阵挛,但是双侧大脑皮层可能仍反复发放痫性放电,此时需与抗惊厥药物的镇静作用相鉴别,因为前者需要更积极的治疗。主要的鉴别点有两项:①观察瞳孔的大小和对光反应,前者瞳孔较大,对光反射迟钝或消失,后者瞳孔缩小,对光反射存在,但如果大量苯二氮䓬类药物导致针尖样瞳孔出现时对光反射可减弱至消失。②同步脑电图有无痫性放电。

(2)SE 全程意识不清,发作时意识丧失,发作间期可呈昏迷、昏睡或意识模糊状。

(3)SE 早期血压增高,大汗、腺体分泌物增加,可出现心动过缓和呼吸不规则,血糖、血钾、血乳酸增高;晚期血压降低,血糖正常或降低,血钾增高,可出现高热。

(4)同步脑电图见反复出现爆发棘活动-棘慢复合活动或尖慢复合活动,间期脑电活动低平,波幅逐渐增高,出现连续长程的慢活动,以 δ 活动多见。

2.失神性 SE

(1)持续数小时甚至数天的、程度较轻的意识障碍,无周期性变化,一般无昏迷,对疼痛刺激有回避反应,可执行简单指令,语言功能相对保留,持续状态缓解后无精神异常,可存在部分记忆。

(2)可伴随眼睑肌阵挛、下颌肌阵挛、精神症状,如攻击行为、梦样状态。

(3)同步脑电图可见持续的典型的 3Hz 棘-慢复合活动或者以额区占优的节律性 δ 或 θ 活动,明显不同于背景脑电活动。

3.肌阵挛性 SE

(1)双侧或单侧的反复肌阵挛发作伴不同程度的意识障碍。

(2)同步脑电图见节律性棘慢复合活动或多棘慢复合活动。

(3)常见于癫痫,也见于缺血缺氧性脑病、病毒性脑炎和朊蛋白病,前者预后较好,若继发于后三者则预后不良。

4.复杂局灶性 SE

(1)持续出现的、程度较轻的意识障碍,可无反应或不适当的反应,对语言无反应。可有发作缓解期,但仍存精神异常,对发作完全不能忆起。下列伴随症状可呈周期性出现。

(2)可伴随自动症,表现为凝视、咂嘴、咀嚼、摸索。

(3)可伴一侧肢体的强直性姿势或阵挛样抽搐。

(4)可伴精神症状。

(5)同步脑电图见持续的尖慢复合活动、棘慢复合活动或者高幅慢活动或周期性出现低幅快活动逐渐转为高幅慢活动,明显不同于背景脑电活动,循环出现。痫性放电多为双侧出现,少数见于单侧。笔者曾见一例反常性 α 抑制,即睁眼见连续长程出现的 α 活动,闭目见双侧对称的、连续长程出现的 θ 活动。

5.难治性 SE

当依次给予足量的苯二氮䓬类药物和苯妥英钠后,癫痫持续状态仍无改变,持续 60min 以上,称为难治性癫痫持续状态。持续时间越长,药物有效性越低,患者预后越差。通常,中枢神经系统感染、代谢性脑病、缺氧所致癫痫持续状态、非惊厥性癫痫持续状态和发病 24h 内出现的低钠血症是难治性状态持续的独立危险因素。

(二)诊断要点

SE 的诊断主要依据临床表现,只要发作持续出现或者两次发作之间意识不清,就可以确定诊断。全面性强直-阵挛性 SE,需要与去脑强直、破伤风、恶性高热、发作性运动障碍、急性舞蹈病、肌张力障碍鉴别。失神性 SE 和局灶性发作 SE 需要与器质性脑病所致意识模糊、谵妄、痴呆鉴别。这些鉴别除了临床表现上的差异,还可以通过同步脑电监测加以区分。

四、治疗

(一)非惊厥性癫痫持续状态(NCSE)的治疗

由于 NCSE 患者可见于多种病因及多种临床情况下,目前缺乏 NCSE 处理的统一流程,需进行个体化治疗方案的选择。主要处理原则:

(1)积极寻找病因,进行病因治疗(例如病毒性脑炎、代谢性或中毒性脑病)。

(2)对于癫痫患者的 NCSE,例如不典型失神持续状态、失张力持续状态等可临时应用苯二氮䓬类药物,并进行口服抗癫痫药的调整。

(3)对于危重患者 CSE 后的 NCSE,治疗原则同 CSE,应使用 CSE 三线药物(麻醉药),并在 EEG 监测下进行治疗。

(4)对于缺氧后脑损伤患者 NCSE,尤其伴有低血压者,治疗可相对保守。

(二)惊厥性癫痫持续状态(CSE)的治疗

1.院前治疗

早期 SE 多数发生在院外,有效的院前治疗可以明显缩短 SE 的持续时间。院前治疗的选择:咪达唑仑(鼻腔/口腔/肌内注射)或地西泮(直肠给药)。

2.院内治疗

根据 2014 年由中华医学会神经病学分会神经重症协作组织撰写的《惊厥性癫痫持续状态监护与治疗(成人)中国专家共识》,CSE 的处理意见如下:

(1)初始治疗首选劳拉西泮 0.1mg/kg(1~2mg/min)静脉注射。若无劳拉西泮,可选地西泮 10mg(2～5mg/min)后续苯妥英钠 18mg/kg(＜50mg/min)静脉输注。若无苯妥英钠,可选地西泮 10mg(2～5mg/min)静脉注射后续 4mg/h 静脉泵注或丙戊酸 15～45mg/kg[＜6mg/(kg·mm)]静脉推注后续 1～2mg/(kg·h)静脉泵注或苯巴比妥 15～20mg/kg(50～100mg/min)静脉注射或左乙拉西坦 1000～3000mg 静脉注射或咪达唑仑 10mg 肌内注射。

(2)首选药物失败,可后续使用其他 AEDs。

(3)CSE 终止标准为临床发作终止,脑电图痫性放电消失,患者意识恢复。CSE 终止后,即刻予以同种或同类肌内注射或口服药物过渡治疗,如苯巴比妥、丙戊酸、左乙拉西坦、氯硝西泮等;注意口服药物的替换需达到稳态血药浓度(5～7个半衰期),在此期间,静脉药物至少持续 24h,并根据替换药物的血药浓度监测结果逐渐减量。

(4)另外,CSE 治疗期间推荐脑电图监测,以指导药物治疗。

(三)难治性癫痫持续状态(RSE)的治疗

一旦初始治疗失败,31%～43%的患者将进入 RSE,其中 50%的患者可能进展为超难治性 SE(super-RSE)。此时,紧急处理除了即刻静脉输注麻醉药物外,还须予以必要的生命支持与器官保护,以防惊厥时间过长导致不可逆的脑损伤和重要脏器功能损伤。应按以下原则处理 RSE:

(1)推荐选择咪达唑仑[0.2mg/kg 静脉注射,后续持续静脉泵注 0.05～0.40mg/(kg·h)]或丙泊酚[2～3mg/kg 静脉注射,可追加 1～2mg/kg 直至发作控制,后续持续静脉泵注 4～10mg/(kg·h)]。

(2)尽管戊巴比妥有证据显示疗效确切,但考虑到药物不良反应,故不作为常规推荐。

(3)推荐的脑电图监测目标为脑电图痫样放电停止,并维持 24～48h。

(4)RSE 终止后,即刻予以口服 AEDs,如左乙拉西坦、卡马西平(或奥卡西平)、丙戊酸等单药或联合药物治疗。口服药物的替换需达到稳态血药浓度(5～7个半衰期),静脉用药至少持续 24～48h,方可依据替换药物血药浓度逐渐减少静脉输注麻醉药物。

(四)超难治性 SE(super-RSE)的治疗

super-RSE 因常用麻醉药物不能终止抽搐发作而正处于积极探索与研究阶段。目前常采用以下原则进行治疗:

(1)推荐联合多种治疗方法控制:super-RSE,如氯胺酮麻醉和吸入性药物麻醉(请麻醉科协助)、轻度低温、免疫调节、外科手术和生酮饮食等,但须权衡利弊。

(2)联合治疗和手术患者须在神经重症监护病房(NICU)严密监护。

第七章

周围神经疾病

第一节　三叉神经痛

三叉神经痛是病因不明,分布区短暂且有反复发作性剧烈疼痛而不伴有三叉神经功能破坏的病症,又称特发性三叉神经痛。主要见于中老年人,发病高峰在50～70岁,有随着年龄增加而发病率增加的趋势。年发病率男性约为 3.4/10 万,女性约为 5.9/10 万,略多于男性。

一、病因与病理

三叉神经痛可分为原发性与继发性,以原发性者居多数。

多数研究认为原发性三叉神经痛病变位于三叉神经的外周,包括三叉神经的后根、半月神经节及其周围分支,在这些部位存在的异常或损伤导致三叉神经痛。可能的病因有:①感染:如病毒感染,这可解释作三叉神经后根切断后,常有该神经供应区内的单纯疱疹出现,表明该神经根有疱疹病毒的感染。②压迫:三叉神经可受到缩窄的神经外膜、较高的岩骨嵴、床突间纤维索带的压迫。③颈动脉管顶壁的缺陷:三叉神经后根、半月节及各分支的腹面与颈动脉接触,受到动脉搏动的影响而产生疼痛。这些损伤导致轴突的高兴奋性,发作性放电产生疼痛,在感觉神经中尤为明显。感觉神经的高兴奋性导致了"后放电"现象。"后放电"由各种内源性刺激诱发,并延伸至刺激间期后,在邻近的神经元间传递,导致电活动的叠加,产生一次阵发性的疼痛。由于神经纤维之间的隔离消失,伪突触形成,伪突触之间电流传递进一步将其放大。三叉神经痛的特征是发作性突发的闪电样疼痛。

一次三叉神经痛发作后存在数秒至数分钟的不应期,此时刺激不能促发疼痛发作,有学者认为每次发作后钾离子内流,细胞复极化,产生下一次兴奋的不应期。另外,神经纤维脱髓鞘将导致不应期延长,神经根受压后神经内膜缺血,使得线粒体产生 ATP 障碍,导致一次电冲动发生后细胞内外离子浓度的恢复时间延长,在邻近脱髓鞘区域的神经纤维细胞外液离子电流缺乏,产生电流抵抗。

以前一直认为在 TN 中,没有明显的病变可见。近年的研究发现三叉神经感觉纤维的脱髓鞘和髓鞘再生是主要的病理变化。大多数患者三叉神经根脱髓鞘发生在神经近端或神经根的中枢神经系统部分,由于该部位被邻近的动脉或静脉压迫所致。受压迫部位局部发生脱髓鞘,脱髓鞘后的轴索互相靠近,由于没有胶质细胞隔离,形成伪突触。伪突触之间电流传递进一步将神经冲动放大。在伴有三叉神经痛的多发性硬化患者及血管压迫的患者中,常有三叉神经根受累。这提示了传导轻微触觉的纤维和产生疼痛的纤维在神经根这个区域相距很近,当这个区域的这两种纤维发生脱髓鞘时即可形成伪突触,并传递电冲动。

由于 TN 发作历时短暂,出现突然,没有预兆,停止亦突然,有明显的阵发性,在间歇期间完全正常;用抗癫痫药如卡马西平等均能有效控制或减少发作,很类似癫痫病发作,故有人认为这是一种感觉性痫病,其病变应在中枢。触碰三叉神经分布区域以外的部位,有时甚至是灯光或者噪声偶尔也可促发疼痛的发生,亦表明中枢传导也可能参与其中。有学者曾在 TN 患者发作时成功地记录到在脑干(中脑)有痫样放电。但是目前证据尚不足。

继发性 TN 的病因是三叉神经节和后根受到邻近病变的侵犯所造成。常见的有:①脑桥小脑角内的占位病变,如上皮样囊肿(最为常见)、前庭神经鞘瘤、三叉神经鞘瘤、脑膜瘤、血管畸形等。②邻近结构的炎症,如三叉神经炎、蛛网膜炎、岩尖炎、结核等。③颅底骨质的病变,如骨软骨瘤、颅底部转移瘤、颅底骨纤维结构不良症等。④鼻咽癌、中耳癌的转移。⑤多发性硬化症等。

二、临床表现

TN 常见于 40 岁以上女性,发病率有随年龄增长而增长的趋势。TN 只影响三叉神经的感觉部分,除疼痛外没有其他感觉或运动的障碍。

(一)疼痛的性质

疼痛是阵发性的,起病很快,没有先兆而且很严重。其被描述为如电击、尖锐的刺痛、像被烧烫的针刺一样,痛区犹如刀割或如撕裂。疼痛的范围可以很广,但从不超出三叉神经分布区域,也不会有面部感觉障碍。严重发作时面肌可因疼痛而抽搐。有的患者常以手掌或毛巾紧按痛区,并用力擦面,以冀求得缓解。亦有在疼痛发作时不断作咀嚼动作。疼痛历时短暂,仅数秒至 $1\sim2\min$ 而即骤然停止。每次发作中均有数阵这样的剧痛,随以短暂的间歇。有时候疼痛之间间隔很短导致患者很难区分每次发作,患者常诉说为持续性疼痛。一般晚间发作较少较轻,但偶亦有通宵达旦,不能入眠者。病的初期发作较少.发作一阵后可有数天至数月甚至数年的缓解期。在此期内患者如常人。随着病程的迁移，发作次数逐渐增多，发作时间延长而发作间歇期缩短，从而严重影响患者的生活、饮食、营养。许多患者的发作周期与气候有关，春冬季节发病较多，低气压、风雨天发作亦多。尽管 TN 有时有较长的间歇期，但没有自愈的可能。

（二）诱发因素及触发点

TN 患者在间歇期，其患侧面部常较敏感，特别是患侧的鼻翼、上唇、下唇、口角、眶下、牙根，上下犬齿等处。这些部位稍加触摸，即可引起一阵闪电般的发作，称之为"触发点"。另外，患者在咀嚼、大声说话、张大口、擤鼻、刷牙、洗脸、饮食、冷热风吹时亦容易引起发作，为避免发作患者不敢洗脸、刷牙，饮食亦有困难。长期如此使患者的个人卫生每况愈下，营养亦受影响。

（三）疼痛的分布

TN 大多为单侧，偶有双侧者，但起病往往不在同时发生，发作亦有先后。单侧 TN 以下颌支最多，约占 60%，上颌支次之，占 30%，第 1 支受累者最少见。多支同时发病者以 2、3 支合并疼痛者为多，约占 80%，三支合并发病者很少见。一般患者都能用手指正确地将疼痛范围圈出。在患者手指时手指不触及脸部皮肤，唯恐引起发作。这与不典型面痛患者不同，后者常以手指紧紧点压脸部，以表明疼痛位于脸的深部。

（四）体征

TN 患者的体征很少，一般都由于疼痛剧烈使其生活上不便所引起，主要有以下各点：①患者因恐惧发作，不敢洗脸、刷牙、剃须、进食，使面部积垢较多，口腔卫生较差.营养不良，精神萎靡，情绪低落。②长期发作病例由于发作时经常以手抹擦面部，导致面部局部皮肤粗糙、眉毛脱落。③由于起病初期常疑为牙痛，多数患者就诊于牙科，并有多枚磨牙被拔除。④神经系统检查常无阳性体征发现。但病程中如曾做过封闭或射频治疗者，患侧面部可发现有浅感觉的轻度减退、角膜反射减弱或消失。应注意与继发性 TN 作区别。

三、诊断与鉴别诊断

原发性 TN 凭其典型的面部疼痛发作，疼痛局限于三叉神经分布范围内，面部有触发点，神经系统检查无阳性发现等诊断应无困难。但仍需与下列疾病作鉴别。

（一）不典型面痛（Sluder 病）

疼痛位于面的深部，为持续性钝痛，程度不如 TN 那么剧烈，范围超出三叉神经分布区域，可集中于面部的中央区、眼眶、头后部，甚至背部。发作时有鼻塞、流涕。患者常有精神因素。采用 TN 的药物治疗常不起作用，有的甚至更加重。用棉片蘸以 1％丁卡因或 4％可卡因填塞于鼻中甲后部，可获得止痛效果，对鉴别有帮助。

（二）鼻咽癌

可自鼻咽部延伸至颅底，影响及三叉神经而引起面痛。但疼痛常为钝性，持续性。在三叉神经区域内可查到有感觉障碍，并伴有其他脑神经如眼球运动神经障碍。面部无"触发点"。颅底 X 线片可见有骨质破坏，蝶鞍被侵蚀及鼻咽腔有肿块。鼻咽镜检查将有助于鉴别诊断。

（三）牙痛

TN 的早期常被误以为牙痛所引起。很多患者都曾就诊于牙科，甚至有将正常的磨牙拔除。但牙痛为持续性疼痛，有牙病根源可见。疼痛性质不像 TN 那么剧烈，脸部没有触发点，一般可以鉴别。

（四）疱疹性疼痛

疱疹初期尚未出皮疹时，有时难以识别。但疼痛为持续性且无明显的间歇期。一旦出现疱疹则可明确诊断。一般疱疹较多影响三叉神经的第一支区。

（五）颅内肿瘤

脑桥小脑（CP）角内的上皮样囊肿、前庭神经鞘瘤、脑膜瘤及血管畸形等常为继发性 TN 的主要病因，疼痛的性质可以与原发性 TN 非常相似。但患者均有神经系统的体征可见，如患侧听力减退、角膜反射消失、面部浅感觉减退、眼球震颤、前庭功能不正常等。头部 CT 或 MRI 检查可以明确诊断。

（六）舌咽神经痛

痛的性质与 TN 十分相似。呈闪电般突然发作，为短暂的阵发性剧烈疼痛伴有短暂的间歇。痛的消失也很突然。但痛的部位主要在咽喉部、舌根、扁桃体窝，有时可累及外耳道。发作与讲话、吞咽等动作有关。用 1％丁卡因喷涂于咽喉壁可获得暂时缓解，对鉴别诊断有助。

（七）三叉神经病

病史中有近期上呼吸道感染史或鼻窦炎病史。疼痛为持续性，并不剧烈。在三叉神经分支处可有压痛点，面部感觉检查可有减退或过敏。有时可见三叉神经的运动支亦被累及。

四、治疗

继发性三叉神经痛应针对病因治疗，原发性三叉神经痛的治疗有下列几种。

（一）药物治疗

对原发性三叉神经痛，一般的止痛药物都不能达到止痛的目的，即使是吗啡亦不能止痛。可选用以下各药。

1.卡马西平

为一种抗惊厥药，作用于网状结构-丘脑系统，可抑制三叉神经系统（脊核-丘脑）的病理性多神经元反射，70％～80％有效。初服每次100mg（1片），每日2次。以后每日可增加100mg，直至疼痛停止。最大剂量可达每日1000～1200mg。此药孕妇忌用，使用时需小剂量逐步增加，不良反应有头晕、嗜睡、口干、恶心、皮疹、消化道障碍、血白细胞减少等，停药后可恢复正常。中毒剂量可产生共济失调、复视、再生障碍性贫血、抽搐、昏迷、肝功能损害、心绞痛及精神症状。

2.奥卡西平

为卡马西平10-酮基的结构类似物。奥卡西平以及体内代谢的单羟基衍生物可以阻断电压依赖性钠通道，从而阻止病灶放电的散布。开始剂量为300mg/d[或8～10mg/（kg·d）]，分2次给药，以后可每隔1个星期增加每日的剂量，每次增加剂量不要超过600mg。维持剂量范围在300～1200mg/d。其与卡马西平交叉过敏反应为25％～30％，过敏也可发生在无卡马西平过敏史的患者，一旦发生需立即停药。老年患者使用时需注意低钠血症。

3.苯妥英钠

苯妥英钠亦为一种抗痫病药物，早年不少学者都认为三叉神经痛是一种感觉性痫样放电，而苯妥英钠对突触传导有显著的抑制作用，使用以后确有一定效果，但缺乏大型RCT研究的证实。常用剂量为0.1g，每日3次口服。如无效可加大剂量至每日4次或每日增加20～50mg。也可与其他抗癫痫药如苯巴比妥、氯丙嗪、氯氮平等合用，以提高疗效。

4.加巴喷丁

加巴喷丁是γ氨基丁酸（GABA）的衍生物。第一次睡前服300mg。以后每日增加300mg，分3次口服，剂量随疗效而定，维持量为每日1800～3600mg。肾功能不良者须减少剂量。

5.拉莫三嗪

拉莫三嗪是一种电压性的钠离子通道阻滞剂，此药需从极小剂量缓慢增加，否则易致皮疹，一旦发生需停药。维持量为200～400mg/d。可与卡马西平合用。不良反应的报道包括头痛、疲倦、皮疹、恶心、头晕、嗜睡和失眠。

其他可选用的药物：巴氯芬片50～80mg/d，对多发性硬化所致的三叉神经痛有一定效果；普瑞巴林150～600mg，每日2次口服，可有一定效果，但缺乏大型

RCT 研究的证实。

中药可选用七叶莲,其为木通科野木瓜属草本植物,又名假荔枝。片剂每片 0.4g,每次 2～4 片,口服,每日 4 次。既往报道止痛效果约 60%,可与苯妥英钠、卡马西平等药合用。

(二)外科治疗

主要从以下三个部位进行干预:①周围神经:从半月神经节远端到特定触发点。②半月神经节。③半月神经节后感觉神经根。外科治疗方法中仅微血管减压术可以保留三叉神经的功能,其他方法均为破坏性的。分述如下。

1.周围神经外科治疗

(1)周围支切除术或抽出术:由于周围神经支再生较快,疗效短,目前均已弃用。

(2)三叉神经节后感觉根部分切断术:这是较早年采用的经典手术,始于 20 世纪的二三十年代、主要的有经颞和枕下两种手术入路。目前已少用。

(3)神经封闭治疗:将药物注射到三叉神经的分支上。使之破坏,以达到阻断其传导作用。注射后面部感觉减退,从而达到止痛的效果。注射的药物有无水乙醇、酚、热水、甘油等。目前均推荐甘油,因其疗效较持久。可封闭三叉神经的各分支,如下额神经、眶下神经、眶上神经、颌孔神经等。因其疗效期短,一般仅 1～6 个月,并缺少 RCT 研究的证据支持,除应用于眶上神经痛外,其他神经分支的疼痛均已少用。

2.半月神经节治疗

半月神经节疗法是给予患者深度镇静或短暂全身麻醉后,经皮通过卵圆孔将穿刺针插入三叉神经节,可以通过加热损毁半月神经节(射频热凝法),也可注入甘油或使用球囊压迫。目前尚缺乏 RCT 研究或仅有很少的前瞻性队列研究来观察患者预后。90% 以上患者手术后可以马上缓解疼痛,但是效果逐渐减小,约 50% 的患者 5 年后疼痛复发。这种方法患者的病死率很低,但由于是破坏性手术,术后 40% 的患者存在轻微麻木感。三叉神经第一支受累则可能出现眼部症状,如角膜麻木、角膜炎。脉冲式射频热凝疗法是在半月神经节水平发放脉冲式电流而不是持续性电流进行射频热凝,这种方法可以减少术后感觉缺失,但是患者疼痛缓解情况较传统的射频热凝疗法差。

(1)三叉神经半月节封闭:将药物注射到半月节处,以破坏节内感觉神经细胞。此法疗效较持久,但注射技术较难,注射药物目前常推荐甘油。

甘油注射前先给患者肌内注射地西泮 10mg。穿刺采用前路法(Hakanson 法),在针尖抵达颅中窝底后,调整针尖方向,使通过卵圆孔,进入 1～1.5cm,拔出针芯,当无脑脊液流出,注入 1‰丁卡因 0.2mL,1min 内患者会感到注射侧三叉神经区域麻木,证明针尖已达到 Meckel 囊内。此时让患者坐起,头部前倾,缓慢注入纯甘油 0.4～0.5mL,拔针,并局部压迫 5min,以防止皮下出血。然后根据患者疼痛部位嘱患者保持头位前倾 30°～80°。第 3 支疼痛患者头前倾 30°～40°,第 1 支疼痛患者头前倾 40°～80°,保持此头位 1h 左右。

甘油为一种黏度较大的化学剂,注射到半月节后能逐渐破坏痛觉细胞,其止痛作用需数小时至数天才能见效。优点是操作简单、可反复注射,适于不能耐受手术和药物治疗的患者。甘油神经根阻滞术的成功依赖于穿刺位置的精确。复发率高,疼痛复发可能与损伤区髓鞘重新修复形成有关。

适应证主要为:①经药物治疗无效者。②患者拒绝手术治疗,而药物治疗效果又不明显者。③患者身体健康情况不适合做手术者,如年龄过高,有严重心、脑血管疾病及多脏器功能不全者。④因剧烈疼痛影响患者进食及休息,致身体极度衰弱,可作过渡性封闭治疗,为手术治疗创造条件;术前作封闭治疗使患者能习惯于手术后肘面部异样感觉。⑤作为鉴别诊断之用,对临床表现不典型的病例可做封闭治疗,以与其他面部疼痛情况鉴别。

(2)经皮半月节射频热凝疗法:为 Sweet 及 Nugent 首先应用。在 X 线荧屏监视下或在 CT 导向下将射频针经皮穿刺入三叉神经节处,用射频发生器加热,使针头处加热达 65～75℃,维持 1min。传导疼痛的无髓鞘细纤维在 70～75℃时就发生变性,而传导触觉的有髓鞘粗纤维则较能耐受更高的温度,在控温条件下可只损伤痛觉纤维而不损伤触觉纤维。此温度可选择性地破坏半月节后无髓鞘的 A、C 细纤维(传导痛温觉),保留有鞘的 Aα 及 β 粗纤维(传导触觉),疗效可达 90% 以上。因其手术操作简便、安全、效果良好,并发症少,适用于年老体衰有系统性疾患或不能耐受手术者。射频治疗后的患区麻木感是常见的并发症。如三叉神经中的运动根受损,出现张口受限和咀嚼无力。其他并发症包括角膜炎、复视、带状疱疹等。长期随访复发率 21%～28%。但复发后重复应用仍可有效。触觉部分消失者术后复发率高,触觉完全消失者术后复发率低。

3.半月神经节后感觉神经根术

(1)三叉神经微血管减压术:又称 MVD。手术是在显微外科技术下进行。他发现在三叉神经根进入到脑桥处(又称神经根入口处,REZ),经常可发现有血管襻的压迫,使神经根受累,认为这是引起三叉神经痛的原因。

三叉神经根 REZ 的异常血管大多为小脑上动脉或其分支(占 80.6%),于脑桥前压迫三叉神经根进入区引起三叉神经 2、3 支或 2 支的疼痛,如果自外侧方压迫三叉神经进入区,则引起三叉神经 2 支或 1、2 支疼痛。其他有小脑前下动脉(8.1%)、小脑上动脉及小脑前下动脉(7.6%)、基底动脉(1.1%)、小脑后下动脉

(0.3%)、无名动脉(2.2%)。另外也有静脉的压迫,压迫来自神经内侧或神经外侧的神经根前部的背根进入区,引起典型的2支疼痛。

　　微血管减压术需要在耳后区域行枕下乙状窦后入路,暴露三叉神经,寻找异常血管,移开压迫三叉神经的血管,充分游离神经根,采用减压材料如涤纶片、Tefflon毡(及明胶海绵)等由神经根近端向远端垫隔于血管与神经之间,隔开血管和神经,垫片位于两者之间。通过报道362例首次接受微血管减压术治疗的三叉神经痛患者,术后1年约91%的患者疼痛完全缓解,15年随访疼痛完全缓解率仍达73.38%。目前这一手术已确定为三叉神经痛的推荐治疗,可以使患者获得最长时间的疼痛缓解,是治疗三叉神经痛唯一的非破坏性,但也是侵入性最大的手术。与外科手术有关的病死率为0.2%～0.5%。术后并发症较少,包括术后面部感觉异常或减退、早期的脑脊液漏、颅内血肿、无菌性脑膜炎、复视以及面听神经功能障碍。

　　(2)伽马刀治疗:目标结构为三叉神经根的REZ,照射部位、照射剂量尚有待统一。多数将放射线聚焦投射于三叉神经出脑干至进入Meckel腔段,单一等中心剂量照射,最大剂量10～90Gy,超过90Gy容易造成三叉神经功能障碍。术后三叉神经痛的缓解程度和持续时间各异,部分患者的疼痛延迟到手术后数月才缓解。早期缓解率为53%,2年复发率为15.4%～25.7%。并发症少见,术后6个月可出现感觉缺失。适于老年患者,尤其是不能耐受手术的高龄患者。

第二节　面神经疾病

一、面神经炎(Bell麻痹)

(一)病因

1.内在因素

面神经管是一狭长的骨性管道,当岩骨发育异常,面神经管可能更为狭窄。

2.外在原因

尚未明了。可能因面部受冷风吹袭,面神经的营养微血管痉挛,引起局部组织缺血、缺氧所致。也有的认为与病毒感染有关,但一直未分离出病毒。近年来也有认为可能是一种免疫反应。膝状神经节综合征则系带状疱疹病毒感染,使膝状神经节及面神经发生炎症所致。

(二)病理

面神经管内面神经及神经鞘水肿和脱髓鞘,严重时有轴突变性。

(三)临床表现

(1)可见于任何年龄,但好发于 20～50 岁,以男性较多。多为单侧,双侧者甚少。好发于寒冷季节,通常急性起病。

(2)主要表现为一侧表情肌瘫痪,如病变部位在茎乳孔内鼓索神经近端可伴有舌前 2/3 味觉减退或消失;镫骨肌支以上部位受累时,因镫骨肌瘫痪,同时还可出现同侧听觉过敏。膝状神经节受累时除面瘫、味觉障碍和听觉过敏外,还有同侧唾液、泪腺分泌障碍,耳内及耳后疼痛,外耳道及耳部部位带状疱疹,称膝状神经节综合征。

(3)病侧额纹消失,眼睑闭合无力或闭合不全,瞬目减少,鼻唇沟变浅,口角下垂,露齿时口角歪向健侧。

(四)辅助检查

1.面神经传导速度

疾病早期(5～7d)进行预后判断。

2.肌电动作电位

预后判断。M 波波幅下降正常的 30% 或以上,有望 2 个月内恢复;下降至10% 或以下,需 6 个月到 1 年恢复期,并遗留中、重度后遗症;下降至 10%～30%,恢复期 2～8 个月,遗留轻、中度后遗症。

3.肌电图检查

鉴别暂时的传导缺陷与神经纤维的病理性中断。

4.头颅 CT、MRI 等影像学检查

可用于排除颅后窝病变。

(五)诊断及鉴别诊断

根据起病形式和临床特点,诊断多无困难。但需与下述疾病鉴别。

1.吉兰-巴雷综合征

急性起病,除面瘫外有对称性肢体瘫痪及脑脊液蛋白细胞分离现象。

2.颅后窝肿瘤如听神经瘤、神经纤维瘤及侵及颞骨的肿瘤如胆脂瘤、皮样囊肿等

起病隐袭、进行性发展,有其他脑神经及原发病表现。

3.化脓性中耳炎、乳突炎、迷路炎等耳源性疾病

根据病史、原发病症状、体征可鉴别。

(六)治疗

早期以改善局部血液循环,消除面神经的炎症和水肿为主。后期以促进神经

功能恢复为其主要治疗原则。

1.激素治疗

泼尼松(20～30mg)或地塞米松(1.5～3.0mg),1次/d,口服,连续7～10d。

2.改善微循环,减轻水肿

可用706代血浆或低分子右旋糖酐250～500mL,静脉滴注,1次/d,连续7～10d,亦可加用脱水利尿药。

3.神经营养代谢药物的应用

维生素 B_1 50～100mg,维生素 B_{12} 1000μg,胞二磷胆碱250mg,辅酶 Q_{10} 5～10mg 等,肌内注射1次/d。

4.理疗

茎乳孔附近超短波透热疗法,红外线照射,直流电碘离子导入,以促进炎症消散。亦可用晶体管脉冲治疗机刺激面神经干,以防止面肌萎缩,减轻瘫痪侧肌受健侧肌的过度牵引。

5.针刺治疗

取翳风、听会、太阳、地仓、下关、颊车,并配曲池、合谷等穴。

6.血管扩张药及颈交感神经节阻滞

可选用妥拉苏林25mg或烟酸100mg,口服,3次/d或患侧颈星状神经节阻滞,1次/d,连续7～10d。

7.恢复期的其他治疗

除上述治疗外,可口服维生素 B_1、维生素 B_8 各10～20mg,3次/d;地巴唑10～20mg,3次/d。亦可用加兰他敏2.5～5mg,肌内注射,1次/d,以促进神经功能恢复。

8.保护暴露的角膜

防止发生结膜、角膜炎,可采用眼罩、滴眼药水、涂眼药膏等方法。

9.手术治疗

早期行面神经管减压术,起病后1年或以上仍未恢复者可考虑行神经移植治疗。一般取腓肠神经或邻近的耳大神经,连带血管肌肉,移植至面神经分支,但疗效不确切。

二、面肌抽搐

面肌抽搐又称偏侧面肌痉挛,为阵发性偏侧面肌的不自主抽搐。通常抽搐仅限于一侧面部,无神经系统其他阳性体征。

(一)病因

发病原因不明,有人推测面肌抽搐的异常神经冲动可能是面神经通路上某些部位受到病理性刺激的结果。其中部分患者可能是由于椎-基底动脉硬化性扩张或动脉瘤压迫,有的是正常血管变异压迫,有的是面神经炎后脱髓鞘变性以及桥小脑角肿瘤、炎症所致。

(二)临床表现

原发性面肌抽搐患者多数在中年以后起病,女性较多。开始时多为眼轮匝肌间歇性抽搐,逐渐缓慢地扩散至一侧面部的其他面肌。抽搐的程度轻重不等,可因疲倦、精神紧张、自主运动而加剧。入睡后抽搐停止,两侧面肌均有抽搐者甚少见。若有则往往一侧先于另一侧受累。少数患者于抽搐时伴有面部轻度疼痛,个别病例可伴有头痛,患侧耳鸣。神经系统检查除面部肌肉阵发性抽搐外,无其他阳性体征发现。少数病例于病程晚期可伴有患侧面肌轻度瘫痪。

根据面肌抽搐的强度,Cohen 和 Albert 的强度分级将其分为 5 级。0 级:无痉挛;Ⅰ 级:外部刺激引起瞬目增加;Ⅱ 级:眼睑、面肌轻微颤动,无功能障碍;Ⅲ 级:痉挛明显,有轻微功能障碍;Ⅳ 级:严重痉挛和功能障碍。

本病为缓慢进展的疾病,一般不会自然好转,如不给予治疗,部分病例于晚期患侧面肌瘫痪,抽搐停止。

(三)诊断与鉴别诊断

根据本病的临床特点为阵发性,一侧面肌抽搐而无其他神经系统阳性体征,诊断并不困难。肌电图上显示抽搐的面肌有肌纤维震颤和肌束震颤波。脑电图检查正常。头颅 MRTA 检查在一部分患者可能发现椎动脉、基底动脉系统血管变异、动脉扩张等病变,造成对面神经的压迫。

需与下列疾病鉴别。

1.继发性面肌抽搐

桥小脑角肿瘤或炎症、脑桥肿瘤、脑干脑炎、延髓空洞症、运动神经元疾病、颅脑外伤等均可出现面肌抽搐,但往往伴有其他脑神经或长束受损的表现。面肌局限性抽搐亦可能是部分性运动性癫痫,其脑电图上可有癫痫波发放,可以鉴别。

2.Meige 综合征

表现为双眼睑痉挛,可伴口、面部对称性不规则多动,常见于老年人。

3.三叉神经痛

为面部阵发性短暂的剧烈疼痛,疼痛严重时可伴有面部肌肉抽搐。虽然原发性面肌抽搐发展至严重时,抽搐时间较久亦可引起面部疼痛,但面肌抽搐在先,因此不难区别。

(四)治疗

对病因明确者应治疗其原发病,例如用显微外科手术解除压迫面神经的异常血管,切除肿瘤等。对于多数确切病因不明的患者,只能对症治疗,以下数种方法可选用。

1.药物治疗

可选用镇静、安定、抗癫痫等药物,如卡马西平、苯妥英钠、氯硝西泮、地西泮、硫必利、巴氯芬、加巴喷丁等。可选用:

(1)卡马西平:小剂量开始,逐步加量,通常剂量为 0.1～0.2g/d,分次服。

(2)氯硝西泮:1～2mg,每日 1 次或每日 2 次。

2.肉毒杆菌毒素局部注射

A 型肉毒杆菌毒素是梭状芽孢杆菌属肉毒杆菌在厌氧环境中产生的外毒素,注射后作用于局部神经肌肉接头处,抑制运动神经末梢突触前膜释放乙酰胆碱,使肌肉松弛、麻痹,从而使面肌痉挛的症状得以改善。于面肌痉挛侧面肌做多点注射,疗效可保持 3～6 个月,总体效率可达 80％以上。注射后部分患者可出现轻微的不良反应,如眼睑下垂或轻度闭合不全,流泪或眼干燥,口角轻垂,咀嚼乏力,食物滞留于注射侧颊部等。不良反应多在注射后半个月至 1 个月左右消失。选择抽搐点部位和适当剂量是提高疗效、预防面肌无力等不良反应的关键。复发者可以重复注射。此法目前国内已广泛使用。

3.手术疗法

微血管减压术:如果头颅 MRTA 显示有血管压迫患侧面神经,可用此手术。具体方法为:在患侧乳突后开一小骨窗,在手术显微镜下牵开小脑底部,达到脑桥脚,将该处压迫于面神经根部的血管用少量涤纶絮隔开即可。此手术方法成功率高,现已被国内外神经外科医师广泛接受。

三、舌咽神经痛

舌咽神经痛是指局限于舌咽神经感觉支支配区内,有时伴有迷走神经耳支和咽支的分布区内反复发作性的一种烧灼样或针刺样疼痛。其特征为扁桃体、咽后、舌后和中耳内的阵发性剧痛。本病可呈自发性,但常由吞咽、谈话或触及扁桃体咽后部而突然发作。舌咽神经痛远较三叉神经痛少见,为 1∶70～1∶85。男女发病率无差异,多于 40 岁以上发病。可分为原发性及继发性两种。

(一)病因和发病机制

原发性舌咽神经痛病因未明,可能因舌咽、迷走神经的脱髓鞘改变,引起舌咽神经的传入冲动与迷走神经之间发生短路的结果;继发性舌咽神经痛可由小脑脑桥角及其附近肿瘤、炎症、异位动脉的压迫而引起。

（二）诊断与鉴别诊断

1.临床表现

舌咽神经痛为突然发生的一侧舌后 1/3 和扁桃体剧痛，并迅速放射到咽、喉、软腭、耳咽管、外耳道、中耳以及外耳的前后区域。

（1）诱发因素：疼痛常因吞咽、说话、打呵欠或掏耳等动作而发生，头颈部活动时也可诱发。

（2）疼痛部位：疼痛多局限于一侧咽后壁、舌根、扁桃体区和外耳道等部位。每个患者的疼痛部分虽有所相同，但均不超过上述范围。

（3）疼痛性质：呈发作性针刺痛、电击样、刀割样或烧灼样疼痛，发作时间持续数秒到数分钟不等，发作间歇期疼痛可完全缓解。部分患者疼痛较轻。

（4）扳机点：多在扁桃体、软腭、咽后壁或外耳道等处，一经触碰即可引起疼痛发作。"扳机点"经可卡因麻醉后可缓解发作。

（5）伴随症状：个别患者疼痛发作时可伴有心动过缓、心脏停搏、血压下降、晕厥及抽搐等症状。

（6）体征：检查时如触及舌咽神经的分布区域也可诱发剧烈疼痛。给予丁卡因溶液喷涂咽喉部可缓解疼痛。

2.辅助检查

X 线颅底拍片，头颅 CT 扫描及 MRI 等检查有助于病因诊断。

3.诊断要点

根据患者疼痛的部位、疼痛性质、发作诱因、扳机点及伴随症状一般可以做出明确诊断，但需进行 X 线颅底拍片、头颅 CT 或 MRI 等检查以排除继发性舌咽神经痛。

4.鉴别诊断

临床上需与三叉神经痛、喉上神经痛、膝状神经痛、蝶腭神经痛相鉴别，同时应注意排除继发性舌咽神经痛。

（1）三叉神经痛：两者的疼痛性质与发作情况完全相似，部位亦与其毗邻，第三支痛时易和舌咽神经痛相混淆。二者的鉴别之处：三叉神经痛位于三叉神经分布区、疼痛较浅表，"扳机点"在睑、唇或鼻翼，说话、洗脸、刮须可诱发疼痛发作；舌咽神经痛位于舌咽神经分布区，疼痛较深层，"扳机点"多在咽后扁桃体窝舌根，咀嚼、吞咽常诱发疼痛发作。

（2）喉上神经痛：喉深部、舌根及喉上区间歇性疼痛，可放射到耳区和牙龈，说话和吞咽可以诱发，在舌骨大角间有压痛点，用 1% 丁卡因卷棉片涂抹梨状窝区及舌骨大角处或用 2% 普鲁卡因神经封闭，均能完全制止疼痛可相鉴别。

（3）蝶腭神经节痛：此病的临床表现主要是在鼻根眶周、牙齿、颜面下部及颞部阵发性剧烈疼痛，其性质似刀割、烧灼及针刺样，并向颌、枕及耳部等放射。每天发作数次至数十次，每次持续数分钟至数小时不等。疼痛发作时多伴有流泪、流涕、畏光、眩晕和鼻塞等，有时舌前 1/3 味觉减退，上肢运动无力。疼痛发作无明显诱因，也无"扳机点"。用 1％丁卡因棉片麻醉中鼻甲后上蝶腭神经节处，5～10min 后疼痛即可消失。

（4）继发性舌咽神经痛：颅底、鼻咽部及小脑脑桥角肿物或炎症等病变均可引起舌咽神经痛，但多呈持续性痛伴有其他脑神经障碍或其他的神经系局限体征。X 线颅底拍片，头颅 CT 扫描及 MRI 等检查有助于病因诊断。

（三）治疗

1.药物治疗

凡治疗原发性三叉神经痛的药物均可应用于舌咽神经痛，常用的有：

卡马西平：100mg，口服，每日 3 次，以后每天增加 100mg，直至疼痛停止。最大量不应超过每日 1000mg，以后逐渐减少，找到最小有效量，维持服用。

苯妥英钠：100mg，口服，每日 3 次，最大量每天不超过 600mg。

巴氯芬：5～10mg，口服，每日 3 次。

加巴喷丁：300mg，口服，每日 3 次，最大量每天不超过 1800mg。

普瑞巴林：75～150mg，每日 2 次，最大量每天不超过 600mg。

2.神经阻滞治疗

疼痛发作时，可以 4％的可卡因或 1％的丁卡因喷射到舌根部和扁桃体可立即缓解疼痛。1％～2％普鲁卡因或 1％利多卡因 5～10mL 行咽后壁、扁桃体隐窝等"扳机点"的封闭治疗。进针深度以 1～1.5cm 为宜。

3.射频电凝治疗

在 X 线或 CT 的引导下，使电极尖到达颈静脉孔神经部，缓缓持续增温，若无迷走神经反应出现，升温至 65～70℃，电凝 60s 即可造成孤立的舌咽毁损灶。若在升温过程中出现迷走神经反应，应立即停止电凝，并给阿托品 0.5～1mL 数分钟内可恢复，复发后可重复电凝。

4.手术治疗

部分患者疼痛严重而保守治疗无效者应考虑手术治疗，手术方法有：①舌咽神经根切断术。②神经血管减压术。

第三节 脊神经疾病

一、单神经病及神经痛

(一)正中神经麻痹

正中神经由来自 $C_5 \sim T_1$ 的纤维组成,沿肱二头肌内侧沟伴肱动脉下降至前臂分支,支配旋前圆肌、桡侧腕屈肌、各指屈肌、掌长肌、拇对掌肌及拇短展肌。

1.病因

正中神经的常见损伤原因是肘前区静脉注射时,药物外渗引起软组织损伤或腕部割伤或患腕管综合征。

2.临床表现

正中神经不同部位受损表现如下:

(1)正中神经受损部位在上臂时,前臂不能旋前,桡侧三个手指屈曲功能丧失,握拳无力,拇指不能对掌、外展。大鱼际肌出现萎缩后手掌平坦,拇指紧靠示指,若合并尺神经受损则呈现典型"猿手"。掌心、大鱼际、桡侧三个半手指掌面和 2、3 指末节背面的皮肤感觉减退或丧失。由于正中神经富含植物性纤维,损伤后常出现灼性神经痛。

(2)当损伤位于前臂中下部时,运动障碍仅有拇指的外展、屈曲与对指功能丧失。

(3)正中神经在腕部经由腕骨与腕横韧带围成的管状结构——腕管中到达手部,当腕管先天性狭窄或腕部过度运动而致摩擦损伤时,正中神经可受累,产生桡侧手掌及桡侧三个半指的疼痛、麻木、感觉减退、手指运动无力和大鱼际肌麻痹、萎缩,称为腕管综合征。通常夜间症状加重,疼痛可放射到前臂甚至肩部。多见于女性,常双侧发病,但利手侧可能发生更早且症状较重。

3.治疗

轻症采用局部夹板固定制动,服用非甾体类抗炎药物,如布洛芬0.2g,tid,配合腕管内注射泼尼松0.5mL,加 2%普鲁卡因 0.5mL,每周 1 次,2 次无效者可以考虑手术切断腕横韧带以解除正中神经受压。

(二)尺神经麻痹

尺神经由 $C_7 \sim T_1$ 的纤维组成,初在肱动脉内侧下行,继而向后下进入尺神经沟,再沿前臂掌面尺侧下行,主要支配尺侧腕屈肌、指深屈肌尺侧半、小鱼际肌、拇收肌与骨间肌,还支配手掌面 1 个半指,背面 2 个半指的皮肤感觉。

1.病因

尺神经损伤的常见病因是腕、肘部外伤,尺骨鹰嘴部骨折、肘部受压等。

2.临床表现

尺神经损伤的主要表现为手部小肌肉的运动丧失,精细动作困难;屈腕能力减弱并向桡侧偏斜;拇指不能内收,其余各指不能内收和外展;多数手肌萎缩,小鱼际平坦,骨间肌萎缩,骨间隙加深。拇指以外和各掌指关节过伸,第4、5指的指间关节弯曲,形成"爪形手"。感觉障碍以小指感觉减退或丧失最明显。

尺神经在肘管内受压的临床表现称为肘管综合征。肘管是由肱骨内上髁、尺骨鹰嘴和肘内侧韧带构成的纤维-骨性管道,其管腔狭窄,屈肘时内容积更小,加之位置表浅,尺神经易于此处受到嵌压。主要表现为手部尺侧感觉障碍,骨间肌萎缩,肘关节活动受限,肘部尺神经增粗以及肘内侧压痛等。

3.治疗

治疗主要包括肘关节制动、应用非甾体类抗炎药物及手术减压。

(三)桡神经麻痹

桡神经源自 $C_5 \sim T_1$ 神经根,初行于腋动脉后方,继而与肱深动脉伴行入桡神经沟,转向外下至肱骨外上髁上方,于肱桡肌与肱肌间分为浅、深两终支分布于前臂及手背,支配肱三头肌、肘肌、肱桡肌、旋后肌、伸指肌及拇长展肌等,所支配各肌的主要功能是伸肘、伸腕及伸指。由于其位置表浅,是臂丛神经中最易受损的神经。

1.病因

桡神经损伤的常见病因是骨折、外伤、炎症或睡眠时以手代枕、手术中上肢长时间受外展和受压、上肢被缚过紧及铅中毒和酒精中毒等。近年来,醉酒深睡导致的桡神经受压损伤发病率有所增加,在病史询问中应予重视。

2.临床表现

桡神经损伤的典型表现是腕下垂,但受损伤部位不同,症状亦有差异。

(1)高位损伤时(如腋部损伤),上肢所有伸肌瘫痪,肘关节、腕关节和掌指关节均不能伸直。前臂不能旋后,手呈旋前位,垂腕致腕关节不能固定,因而握力减弱。

(2)上臂中 1/3 以下损伤时,伸肘功能保留。

(3)肱骨下端、前臂上 1/3 损伤时伸肘、伸腕功能保留。

(4)腕关节部损伤时仅出现感觉障碍。

桡神经损伤的感觉障碍一般轻微,多仅限于手的虎口区,其他部位因邻近神经的重叠支配而无明显症状。

3.治疗

桡神经再生能力较好,治疗后可恢复功能,预后良好。

（四）腓总神经麻痹

腓总神经源自 $L_4 \sim S_3$ 神经根,在大腿下 1/3 从坐骨神经分出,是坐骨神经的两个主要分支之一。其下行至腓骨头处转向前方,分出腓肠外侧皮神经支配小腿外侧面感觉,在腓骨颈前分为腓深和腓浅神经,前者支配胫骨前肌、趾长伸肌、蹞长伸肌、蹞短伸肌和趾短伸肌,后者支配腓骨长肌和腓骨短肌及足背 2～5 趾背面皮肤。

1.病因

腓总神经麻痹的最常见原因为各种原因的压迫,如两腿交叉久坐,长时间下蹲位,下肢石膏固定不当及昏迷、沉睡者卧姿不当等;也可因腓骨头或腓骨颈部外伤、骨折等引起;糖尿病、感染、酒精中毒和铅中毒也是致病的原因。在腓骨颈外侧,腓总神经位置表浅,又贴近骨面,因而最易受损。

2.临床表现

腓总神经麻痹的临床表现包括足与足趾不能背屈,足下垂并稍内翻,行走时为使下垂的足尖抬离地面而用力抬高患肢,并以足尖先着地呈跨阈步态。不能用足跟站立和行走,感觉障碍在小腿前外侧和足背。

3.治疗

治疗除针对病因外,可用神经营养药、理疗等。

（五）胫神经麻痹

胫神经由 $L_4 \sim S_3$ 神经根组成。在腘窝上角自坐骨神经分出,在小腿后方下行达内踝后方,分支支配腓肠肌、比目鱼肌、腘肌、跖肌、趾长屈肌和蹞长屈肌以及足底的所有短肌。其感觉分支分布于小腿下 1/3 后侧与足底皮肤。

1.病因

胫神经麻痹多为药物、酒精中毒、糖尿病等引起,也见于局部囊肿压迫及小腿损伤。当胫神经及其终末支在踝管处受压时,可引起特征性表现——足与踝部疼痛及足底部感觉减退,称为踝管综合征。其病因包括穿鞋不当、石膏固定过紧、局部损伤后继发的创伤性纤维化以及腱鞘囊肿等。

2.临床表现

胫神经损伤的主要表现是足与足趾不能屈曲,不能用足尖站立和行走,感觉障碍主要在足底。

3.治疗

治疗除针对病因外,可用神经营养药、理疗等。

（六）枕神经痛

枕大神经、枕小神经和耳大神经分别来自 C_2、C_3 神经,分布于枕部、乳突部及外耳。

1.病因

枕神经痛可由感染、受凉等引起,也见于颈椎病、环枕畸形、枕大孔区肿瘤等引起。

2.临床表现

其分布区内的发作性疼痛或持续性钝痛,伴阵发性加剧为枕神经痛。多为一侧发病,可为自发性疼痛,亦可因头颈部的运动、喷嚏、咳嗽诱发或使疼痛加剧,部位多起自枕部,沿神经走行放射,枕大神经痛向头顶部放射,枕小神经痛、耳大神经痛分别向乳突部、外耳部放射,重时伴有眼球后疼痛感。枕大神经的压痛点位于乳突与第 1 颈椎水平后正中点连线的 1/2 处(相当风池穴)。枕部及后颈部皮肤常有感觉减退或过敏。

3.治疗

治疗主要是针对病因,对症处理可采用局部热敷、封闭,局部性理疗等。药物可口服镇痛药、B 族维生素。疼痛较重时局部使用封闭效果较好。

(七)臂丛神经痛

臂丛由 $C_5 \sim T_1$ 脊神经的前支组成,包含运动、感觉和自主神经纤维,主要支配上肢的运动和感觉。5 个脊神经前支经反复组合与分离在锁骨上方形成上干、中干和下干,在锁骨下方每个干又分成前股、后股,之后由上、中干的前股合成外侧束,下干的前股自成内侧束,三个干的后股汇合为后束。外侧束先分出一支组成正中神经,而后延续为肌皮神经,内侧束也有部分纤维参与正中神经,而后延续为尺神经。后束则分成一较细小的腋神经和一较粗大的桡神经。一些重要的神经分支起源于臂丛的最近端,靠近神经根的水平,如 C_5、C_6 和 C_7 的前根发出胸长神经支配前锯肌;C_5 发出的肩胛背神经支配菱形肌。

1.病因

常见的病因是臂丛神经炎、神经根型颈椎病、颈椎间盘突出、颈椎及椎管内肿瘤、胸出口综合征、肺尖部肿瘤以及臂丛神经外伤。

2.临床表现

臂丛神经痛是由多种病因引起的臂丛支配区的以疼痛、肌无力和肌萎缩为主要表现的综合征。

(1)臂丛神经炎:也称为原发性臂丛神经病或神经痛性肌萎缩,多见于成年人,男性多于女性。约 50% 患者有前驱感染史如上感、流感样症状或接受免疫治疗、外科手术等。因而多数学者认为是一种变态反应性疾病。少数有家族史。

起病呈急性或亚急性,主要是肩胛部和上肢的剧烈疼痛,常持续数小时至 2

周,而后逐渐减轻,但肌肉无力则逐渐加重。大多数患者的无力症状在2~3周时达高峰。颈部活动、咳嗽或喷嚏一般不会使疼痛加重,但肩与上肢的活动可明显加重疼痛。肌无力多限于肩胛带区和上臂近端,臂丛完全损害者少见。数周后肌肉有不同程度的萎缩及皮肤感觉障碍。部分患者双侧臂丛受累。

(2)继发性臂丛神经痛:主要由于臂丛邻近组织病变压迫,神经根受压有颈椎病、颈椎间盘突出、颈椎结核、颈髓肿瘤、硬膜外转移瘤及蛛网膜炎等。神经干受压有胸出口综合征、颈肋、颈部肿瘤、结核、腋窝淋巴结肿大及肺尖部肿瘤。主要表现颈肩部疼痛,向上臂、前臂外侧和拇指放射,臂丛神经分布区内有不同程度的麻痹表现,可伴有局限性肌萎缩、上肢腱反射减弱或消失。病程长者可有自主神经障碍。神经根型颈椎病是继发性臂丛神经痛最常见的病因。主要症状是根性疼痛,出现颈肩部疼痛,向上肢放射。感觉异常见于拇指与示指;可有肌力减弱伴局限性肌萎缩、患侧上肢腱反射减弱或消失。

3.辅助检查

为判定臂丛损伤的部位和程度,可根据患者情况选择脑脊液化验、肌电图与神经传导速度测定、颈椎摄X线片、颈椎CT或MRI检查可为诊断与鉴别诊断提供重要依据。

4.治疗

臂丛神经炎急性期治疗可用糖皮质激素,如泼尼松20~40mg/d,口服,连用1~2周或地塞米松10~15mg/d,静脉滴注,待病情好转后逐渐减量。应合用B族维生素如维生素B_1、维生素B_{12}等。可口服非甾体抗炎药,也可应用物理疗法或局部封闭疗法止痛。恢复期注意患肢功能锻炼,给予促进神经细胞代谢药物以及针灸等。约90%患者在3年内康复。

颈椎病引起的神经根损害大多数采用非手术综合治疗即可缓解,包括卧床休息、口服非甾体类抗炎药如布洛芬、双氯芬酸钠等。疼痛较重者,可用局部麻醉药加醋酸泼尼松龙25mg在压痛点局部注射。理疗、颈椎牵引也有较好效果。有以下情况可考虑手术治疗:①临床与放射学证据提示伴有脊髓病变。②经适当的综合治疗疼痛不缓解。③受损神经根支配的肌群呈进行性无力。

二、多发性周围神经病

多发性周围神经病也称末梢神经炎或多发性神经炎,是由各种原因所致的周围神经病,包括遗传性、感染后或变态反应性、中毒性、营养缺乏性、代谢性等,临床主要表现为四肢对称性或非对称性的感觉障碍、下运动神经元性瘫痪和自主神经功能障碍。

(一)病因和发病机制

1.病因

(1)中毒:①药物中毒:如异烟肼、呋喃类、呋喃唑酮、磺胺类、乙胺丁醇、苯妥英钠、长春新碱、链霉素、顺铂、甲巯咪唑和氯喹等。②化学品中毒:如二硫化碳、三氯乙烯、四氯乙烷、丙烯酰胺、有机磷农药和有机氯杀虫剂等。③重金属:铅、砷、汞、铊、铋和锑等。④生物毒素:白喉毒素等。

(2)营养缺乏和(或)代谢障碍:如 B 族维生素缺乏、慢性酒精中毒、妊娠、慢性胃肠道疾病或手术后等;代谢障碍包括糖尿病、尿毒症、血卟啉病、黏液性水肿、淀粉样变性、肢端肥大症及恶病质所致的代谢障碍。

(3)继发于胶原血管病:如结节性多动脉炎、系统性红斑狼疮、硬皮病、类风湿关节炎以及结节病等。

(4)感染后或变态反应:如吉兰-巴雷综合征和急性过敏性神经病(血清注射或疫苗接种后神经病)等。

(5)感染:如白喉、麻风及莱姆病引起的多发性神经病。

(6)遗传:如遗传性运动感觉性周围神经病、肥大性多发性神经病、遗传性共济失调性多发性神经病、遗传性感觉性神经病及遗传性自主神经障碍等。

(7)其他:癌性周围神经病、癌性感觉神经元病以及 POEMS 综合征等。

2.发病机制

各种原因导致周围神经的节段性脱髓鞘及轴突变性,少数引起神经-肌肉接头的改变,从而引起感觉、运动及自主神经功能损害。

(二)诊断与鉴别诊断

1.临床表现

(1)起病形式:急性、亚急性、慢性进行性和复发性等。

(2)发病年龄:任何年龄均可受累,遗传性周围神经病通常有家族遗传史。

(3)感觉障碍:感觉异常(疼痛、麻木、蚁走感及烧灼感等)。

(4)运动障碍:肢体远端对称性肌肉无力和萎缩,轻重不等。

(5)自主神经障碍:多汗或少汗、皮肤粗糙、干燥、变薄、发亮及指甲(趾甲)松脆等;还可有体位性低血压、阳痿、括约肌功能障碍等。

(6)查体:可见手套-袜套型深浅感觉障碍、神经压痛、腱反射减低或消失,以跟腱反射减低或消失最为常见。

2.辅助检查

(1)脑脊液检查:一般正常,少数见蛋白增高。

(2)肌电图和神经传导速度测定:肌电图提示神经源性损害,神经传导速度正常或轻度减慢,但波幅降低。

(3)周围神经活检:原因不明的周围神经病应行腓肠神经活检,有助于对病变的性质和程度的确定。

(4)生化检查:包括血糖、肾功能、维生素等。

3.诊断要点

根据患者四肢远端呈手套-袜套样分布的对称性感觉障碍、下运动神经元性瘫痪和自主神经功能障碍的临床表现及肌电图和神经传导速度的改变,再结合患者的病史,一般可做出明显诊断;部分诊断困难者可进行周围神经活检。周围神经病的病因诊断非常重要,是进行治疗的主要依据。

4.鉴别诊断

(1)脊髓病变:在某些脊髓病变的临床表现可类似周围神经病变,如运动神经元病、脊髓灰质炎、脊髓空洞症等,可出现下运动神经元受累的体征,但详细的病史、仔细的体格检查能够明确病变的分布特点以及肌电图检查。

(2)神经根或神经丛病变:通常有神经根的刺激症状,运动及感觉症状按根性或神经丛性分布,EMG 检查对于协助判断受累神经的分布和明确诊断有重要价值。

(3)重症肌无力:临床上表现为易疲劳和波动性肌肉无力,而且无感觉障碍。EMG 和 NCV 通常正常,而 RNS 通常异常,全身型者 RNS 阳性率较高。

(4)肌病:临床也可表现为肌肉无力和萎缩以及腱反射减低等。但肌肉无力以近端为主,无感觉障碍,大多数人伴有肌酶谱增高,EMG 为肌源性损害,必要时可行肌活检。

(三)治疗

1.病因治疗

(1)中毒性周围神经病:应采取措施停止毒物继续进入体内,并加速排泄和应用可能的解毒剂。砷中毒可用二硫基丙醇 3mg/kg 肌内注射,每 4～6h 1 次,2～3d 后改为每日 2 次,连用 10d。铅中毒可用二巯丁二酸钠,每日 1g 加入 5% 葡萄糖 500mL 静脉滴注,5～7d 1 个疗程,可重复 2～3 个疗程。

(2)营养缺乏和代谢障碍应补充各种维生素类以及对原发病如糖尿病和尿毒症等进行治疗。

2.对症治疗

(1)疼痛可用卡马西平、双氯芬酸、对乙酰氨基酚、布洛芬等。

(2)B 族维生素及神经营养药物等。

(3)血管扩张药物,如烟酸等。

（4）局部溃疡可用溃疡膏等。

3.一般治疗

（1）对重症患者应加强护理。

（2）对瘫痪肢体应保持功能位，以利于防止关节挛缩和畸形；必要时使用夹板和支架进行固定。

（3）康复治疗：如理疗、针灸、按摩、主动和被动功能锻炼等均有助于康复。

第四节　古兰-巴雷综合征

吉兰-巴雷综合征（GBS），通常多译为格林-巴利综合征，是世界范围内引起急性弛缓性瘫痪最常见的疾病之一。临床呈急性起病，症状多在 2 周内达到高峰。主要表现为多发的神经根和周围神经损害，常见四肢对称性、弛缓性瘫痪。免疫治疗可以缩短病程，改善症状。主要包括以下几种亚型：急性炎症性脱髓鞘性多发性神经病（AIDP）、急性运动性轴索型神经病（AMAN）、急性运动感觉性轴索型神经病（AMSAN）、Miller Fisher 综合征（MFS）急性泛自主神经病和急性感觉神经病（ASN）。

GBS 的研究史可分为三个阶段：第一阶段是 1916 年之前的时期，认识到急性弛缓性瘫痪的病因可以由周围神经疾病所致，并经病理学证实；第二阶段从1916—1969 年，定义了 GBS 这种疾病，并且制定了诊断标准；第三阶段 1969 年至今，提出了疾病的主要病理特点，确认了该病是自身免疫性疾病，对该病的不同症状和治疗有了更多的理解。20 世纪 90 年代初，国内学者合作研究了河北省中南部地区本病的电生理学、病理学与流行病学表现，经 19 例尸体解剖，发现一组临床表现符合 GBS 而病理学表现以脊神经运动根原发性轴索损害为特征的病例，在1996 年提出急性运动性轴索型神经病（AMAN）的概念，并认为是 GBS 的一个亚型。同时，对运动、感觉神经根均受累的轴索型 GBS 也作了概念限定，称为急性运动感觉性轴索型神经病（AMSAN），这些研究丰富了 GBS 的内涵。

一、流行病学

GBS 的年发病率 0.6～2.4/10 万人，男性略多于女性，各年龄组均可发病。欧美的发病年龄在 16～25 岁和 45～60 岁出现两个高峰，我国尚缺乏系统的流行病学资料，但本病住院患者年龄资料分析显示，以儿童和青壮年多见。在北美与欧洲发病无明显的季节倾向，但亚洲及墨西哥以夏秋季节发病较多。

二、病因与发病机制

虽然 GBS 的病因尚未确定,但大多认为是多因素的。可从机体内外两个方面探讨。

(一)外在致病因素

超过 2/3 的患者发病前 4 周内有呼吸道或胃肠道感染症状。曾发现的前驱感染病原体包括空肠弯曲菌、巨细胞病毒、EB 病毒、肺炎支原体、乙型肝炎病毒和人类免疫缺陷病毒等。1982 年,有学者注意到了空肠弯曲菌(Cj)感染与 GBS 发病有关,此后的研究发现在许多国家和地区 Cj 感染是最常见的 GBS 发病前驱因素,特别是以腹泻症状为前驱感染的 GBS 患者有 Cj 感染证据者高达 85%,从 AMAN 型 GBS 患者肠道分离出 Cj 更多见。

Cj 为一种革兰阴性弯曲菌,微需氧,适于在 40℃ 环境中左右生长。按照菌体表面脂多糖"O"抗原的抗原性不同,Penner 血清分型方法可将 Cj 划分为多种血清型。从 GBS 患者肠道分离的 Cj,集中在 Penner O∶2、O∶4、O∶5、O∶19 型,我国以 O∶19 型最常见。国外曾对 Penner O∶19 型 Cj 的纯化脂多糖进行结构分析,发现其与人类神经组织中富含的神经节苷脂(GM_1、GD_{1a}、GT_1a、和 GD_3)有相同的抗原决定簇,这为以分子模拟学说解释 GBS 的发病机制奠定了重要的实验基础。

分子模拟学说认为外来致病因子因具有与机体某组织结构相同或相似的抗原决定簇,在刺激机体免疫系统产生抗体后,这种抗体既与外来抗原物质结合,又可发生错误识别,与体内具有相同抗原决定簇的自身组织发生免疫反应,从而导致自身组织的免疫损伤。

依照分子模拟学说已经成功地建立了不同病理表现的 GBS 动物模型。应用周围神经髓鞘抗原 P_2 蛋白可诱发实验性自身免疫性神经炎(EAN);应用 P_1 可同时诱发 EAN 和实验性自身免疫性脑脊髓炎(EAE);EAN 的病理改变与人类 AIDP 病变相似。应用神经节苷脂 GM_1 或混合的神经节苷脂,可诱发病理改变与 AMAN 相似的动物模型。

(二)机体因素

人所共知,对某种疾病是否易患,在不同的个体是有差别的。这在一定程度上与免疫遗传因素有关。与免疫相关的基因群结构和功能复杂,基因多态性的存在,使得不同个体对特定抗原物质的识别提呈及引起免疫反应的强弱存在差别。目前尚无公认的 GBS 易感基因被发现。

虽然 GBS 的确切发病机制仍不明确,但本病是由细胞免疫和体液免疫共同介导的自身免疫病这一观点已得到公认。证据如下:

（1）AIDP 的典型病变中存在大量淋巴细胞浸润，巨噬细胞也参与了病变的形成。

（2）电子显微镜观察 AMAN 患者周围神经，可见巨噬细胞自郎飞结处攻击裸露的轴突，进而继续移行至相对完整的髓鞘内，直接破坏轴突。

（3）早在光学显微镜没有可见的病理改变时，免疫电镜即可发现 AMAN 患者周围神经郎飞结部位出现抗原抗体复合物及补体的沉积。

（4）GBS 患者血中存在特异的循环抗体，部分患者的循环抗体与 GM_1 等神经节苷脂产生抗原抗体结合反应或与 Cj 的抗原成分有交叉反应；Fisher 综合征常有 GQ_{1b} 抗体存在并与 Cj 感染关系密切。

（5）将患者或动物模型的血清被动转移至健康动物的周围神经可引起与前者相似的病变，而将上述血清用 Cj 的抗原吸附后再转移至健康动物则不再产生病变。

三、病理学

AIDP 的主要病理改变是周围神经组织中小血管周围淋巴细胞与巨噬细胞浸润以及神经纤维的节段性脱髓鞘，严重病例出现继发轴突变性。Schwann 细胞于病后 $1\sim2$ 周开始增殖以修复受损的髓鞘，此时致病因素对髓鞘的破坏可能尚未停止。

AMAN 的主要病变是脊神经前根和周围神经运动纤维的轴突变性及继发的髓鞘崩解，崩解的髓鞘形成圆形、卵圆形小体，病变区内少见淋巴细胞浸润。早期病变组织的电子显微镜观察可见巨噬细胞自朗飞结处移行至相对完整的髓鞘内破坏轴突。

AMSAN 的病理特点与 AMAN 相似，但脊神经前后根及周围神经纤维的轴突均可受累。

四、临床表现

多数患者起病前 4 周内有胃肠道或呼吸道感染症状，少数有疫苗接种史。该病呈急性起病，病情多在 2 周内到达高峰。弛缓性瘫痪是最主要的特点，多数患者肌无力从双下肢向双上肢发展；少数严重病例，肌无力症状最早出现在双上肢或四肢同时出现，两侧相对对称，数日内逐渐加重。腱反射减低或消失，无病理反射。约 25% 病情严重者，出现呼吸肌麻痹，需要辅助呼吸。约 1/3 患者出现颈后部或四肢肌肉疼痛，有的出现脑膜刺激征。尤其在儿童，肌肉疼痛更为常见，并且常为首发症状。部分患者有不同程度的脑神经损害，可为首发症状而就诊，以双侧周围性面瘫最常见，其次为咽喉部肌肉瘫痪。眼球运动、舌肌及咬肌的瘫痪少见。部分患者有四肢远端感觉障碍,如手套袜套样分布的感觉减退或感觉异常如刺痛、麻木、烧灼感等。部分患者有自主神经症状,如多汗、皮肤潮红,严重病例出现心动过速、期前收缩等心律失常,高血压或直立性低血压、一过性尿潴留等。AIDP、AMAN和 AMSAN 的临床表现相似,只是 AMAN 没有明显的感觉异常。如果没有电生理或充分的病理资料,AMAN 和 AMSAN 与 AIDP 很难区分。

起病后症状迅速进展,50%患者在 2 周内达高峰,约 90%患者病后 4 周症状不再进展。多在症状稳定 1~4 周后开始恢复,肢体无力一般从近端向远端恢复,往往需要数周到数月的时间。本病的主要危险是呼吸肌麻痹。肺部感染、严重心律失常及心力衰竭等并发症也是致死的重要因素。

Fisher 综合征以眼外肌麻痹、共济失调和腱反射消失三联征为主要临床表现。其占 GBS 的 5%左右,在亚洲报道较多前驱感染可有呼吸道感染、腹泻和空肠弯曲菌感染。急性起病,病情在数天至数周内达到高峰。多以复视起病,少数以肌痛、四肢麻木、眩晕和共济失调起病。在发病数天内出现进行性加重的眼外肌麻痹,对称或不对称,部分患者可伴有眼睑下垂,瞳孔对光反应多正常,部分患者可有瞳孔散大。躯干性共济失调或上下肢共济失调。腱反射减低或消失,而肌力正常或轻度减退。部分患者伴有其他脑神经麻痹,包括球部肌肉和面部肌肉无力。部分患者伴有感觉异常,表现为四肢远端和面部麻木和感觉减退。少数患者伴有膀胱功能障碍。病程有自限性,多在发病 2 周到 2 个月内可恢复,多数无残留症状。

五、实验室检查

(一)脑脊液检查

典型的表现是蛋白细胞分离现象,即蛋白含量增高而白细胞数正常。蛋白增高常在起病后第 2~4 周出现,但较少超过 1.0g/L;白细胞计数一般<10×10^6/L;糖和氯化物正常。部分患者脑脊液出现寡克隆区带。部分患者脑脊液神经节苷脂抗体阳性。

(二)神经电生理

通常选择一侧正中神经、尺神经、胫神经和腓总神经进行测定。电生理改变的程度与疾病严重程度相关,在病程的不同阶段电生理改变特点也有所不同。

中国专家推荐的各型 GBS 神经电生理诊断指南如下。

AIDP 诊断标准:①运动神经传导,至少有两条运动神经存在至少一项异常。a.远端潜伏期较正常值延长 25%以上;b.运动神经传导速度比正常值减慢 20%以上;c.F 波潜伏期比正常值延长 20%以上和(或)出现率下降;d.运动神经部分传导阻滞:周围神经远端与近端比较,复合肌肉动作电位(CMAP)负相波波幅下降 20%

以上,时限增宽<15%;e.异常波形离散:周围神经近端与远端比较,周围神经近端与远端比较,CMAP 负相波时限增宽 15% 以上。当 CMAP 负相波波幅不足正常值下限的 20% 时,检测传导阻滞的可靠性下降。远端刺激无法引出 CMAP 波形时,难以鉴别脱髓鞘和轴索损害。②感觉神经传导。一般正常,但异常时不能排除诊断。③针电极肌电图。单纯脱髓鞘病变肌电图通常正常,如果继发轴索损害,在发病 10d 至 2 周后肌电图可出现异常自发电位。随着神经再生则出现运动单位电位时限增宽、高波幅、多相波增多及运动单位丢失。

AMAN 的电生理诊断标准电生理检查内容与 AIDP 相同,诊断标准如下:①运动神经传导:a.远端刺激时 CMAP 波幅较正常值下限下降 20% 以上,严重时引不出 CMAP 波形,2~4 周后重复测定 CMAP 波幅并无改善。b.除嵌压性周围神经病常见受累部位的异常外,所有测定神经均不符合 AIDP 标准中脱髓鞘的电生理改变(至少测定 3 条神经)。②感觉神经传导测定:通常正常。③针电极肌电图:早期即可见运动单位募集减少,发病 1~2 周后,肌电,图可见大量异常自发电位,此后随神经再生则出现运动单位电位的时限增宽、波幅增高、多相波增多。

AMSAN 的电生理诊断标准除感觉神经传导测定可见感觉神经动作电位波幅下降或无法引出波形外,其他同 AMAN。

MFS 的电生理诊断标准感觉神经传导测定可见动作电位波幅下降,传导速度减慢;脑神经受累者可出现面神经 CMAP 波幅下降;瞬目反射可见 R1,R2 潜伏期延长或波形消失。运动神经传导和肌电图一般无异常。电生理检查非诊断 MFs 的必需条件。

(三)神经活组织检查

不需要神经活组织检查确定诊断。腓肠神经活检可见有髓纤维脱髓鞘现象,部分出现吞噬细胞浸润,小血管周围可有淋巴细胞与巨噬细胞浸润,严重病例出现继发轴索变性。

(四)严重病例可有心电图改变

以窦性心动过速和 ST-T 改变最常见。

(五)血清学检查

AIDP 部分患者血清可检测到特殊抗体,如抗微管蛋白 IgM、IgG 抗体、IgG 型抗神经节苷脂(GM_1、GM_{1b}、G_{a1} NAc-GD_{1a})抗体。部分患者血清检测到抗空肠弯曲菌抗体,抗巨细胞病毒抗体等。

AMAN 部分患者血清中可检测到 IgG 型抗神经节苷脂 GM_1 抗体和(或)GM_{1b} 抗体,IgM 型抗神经节苷脂 GM_1 抗体阳性,少数可检测到 IgG 型抗 GD_{1a} 抗体,IgG 型抗 G_{a1}iNAc-GD_{1a} 抗体。部分患者血清空肠弯曲菌抗体阳性。

AMSAN 部分患者血清中可检测到抗神经节苷脂 GM_2 抗体。

MFS 大多数患者血清 GQ_{1b} 抗体阳性。部分患者血清中可检测到空肠弯曲菌抗体。

（六）细菌学检查

部分患者可从粪便中分离和培养出空肠弯曲菌。

六、诊断及鉴别诊断

首先临床医师需要进行定位诊断,分析病变是在周围神经、还是脑干、脊髓、传导束,神经肌肉接头、肌肉等部位。一旦定位在周围神经,GBS 最常见,但需要排除低钾性周期麻痹、重症肌无力、中毒性神经病、脊髓灰质炎等。在实际工作中,对于 GBS 的诊断主要依靠临床,以便对病情典型且迅速加重的患者尽快诊断,尽快开始免疫治疗。因此,在没有电生理和脑脊液检查时机和检查条件的时候,临床拟诊十分重要。而临床加实验室检查有助于最终确诊、进行临床研究、对不典型患者进行最终诊断以及区分不同亚型。

（一）中国专家推荐的诊断指南

（1）常有前驱感染史,急性起病,进行性加重,多在 2 周左右达高峰。

（2）对称性肢体和延髓支配肌肉、面部肌肉无力,重症者可有呼吸肌无力,四肢腱反射减低或消失。

（3）可伴轻度感觉异常和自主神经功能障碍。

（4）脑脊液出现蛋白细胞分离现象。

（5）电生理检查提示运动神经传导速度减慢、末端潜伏期延长、F 波异常、传导阻滞、异常波形弥散等。

（6）病程有自限性。

（二）国际上广泛采用的诊断标准

1.GBS 必备诊断标准

（1）1 个以上肢体出现进行性肌无力,从轻度下肢力弱,伴或不伴共济失调,到四肢及躯干完全性瘫以及延髓性麻痹、面肌无力和眼外肌麻痹等。

（2）腱反射完全消失,如具备其他特征,远端腱反射丧失,肱二头肌反射及膝腱反射减低,诊断也可成立。

2.高度支持诊断标准

（1）按重要性排序的临床特征。①症状和体征迅速出现,至 4 周时停止进展,约 50% 的病例在 2 周、80% 在 3 周、90% 在 4 周时达到高峰。②肢体瘫痪较对称,并非绝对对称,常见双侧肢体受累。③感觉症状、体征轻微。④脑神经受累,50%

的病例出现面神经麻痹,常为双侧性,可出现球麻痹及眼外肌麻痹;约5%的病例最早表现眼外肌麻痹或其他脑神经损害。⑤通常在病程进展停止后2~4周开始恢复,也有经过数月后开始恢复,大部分患者功能可恢复正常。⑥可出现自主神经功能紊乱,如心动过速、心律失常、直立性低血压、高血压及血管运动障碍等,症状可为波动性,应除外肺栓塞等可能性。⑦发生神经症状时无发热。

(2)变异表现(不按重要性排序)。①发生神经症状时伴发热。②伴疼痛的严重感觉障碍。③进展超过4周,个别患者可有轻微反复。④进展停止但未恢复或遗留永久性功能缺损。⑤括约肌通常不受累,但疾病开始时可有一过性膀胱括约肌障碍。⑥偶有CNS受累,包括不能用感觉障碍解释的严重共济失调、构音障碍、病理反射及不确切的感觉平面等,但其他症状符合GBS,不能否定GBS诊断。

3.高度支持诊断的脑脊液特征:

(1)主要表现CSF蛋白含量发病第1周升高,以后连续测定均升高,CSF单个核细胞(MNC)数 10×10^6/L以下。②变异表现发病后1~10周蛋白含量不增高,CSFMNC数 $(11 \sim 50) \times 10^6$/L。

4.高度支持诊断的电生理特征

约80%的患者显示NCV减慢或阻滞,通常低于正常的60%,但因斑片样受累,并非所有神经均受累;远端潜伏期延长可达正常3倍,F波反应是神经干近端和神经根传导减慢的良好指标;约20%的患者传导正常,有时发病后数周才出现传导异常。

5.怀疑诊断的特征

(1)明显的持续不对称性力弱。

(2)严重的膀胱或直肠功能障碍。

(3)发病时就有膀胱或直肠功能障碍。

(4)CSF-MNC数在 50×10^6/L以上。

(5)CSF出现多形核白细胞。

(6)出现明显感觉平面。

6.除外诊断的特征

(1)有机物接触史。

(2)急性发作性卟啉病。

(3)近期白喉感染史或证据,伴或不伴心肌损害。

(4)临床上符合铅中毒或有铅中毒证据。

(5)表现单纯感觉症状。

(6)有肯定的脊髓灰质炎、肉毒中毒、癔症性瘫痪或中毒性神经病诊断依据。

由上述标准可见,GBS诊断仍以临床为主,支持GBS诊断的实验室证据均需具备必要的临床特征才能诊断。变异表现是在符合临床标准的 GBS 中偶尔出现特殊症状,这些症状虽不能排除 GBS,但应引起怀疑。如出现两个以上变异表现应高度怀疑 GBS 诊断,首先排查其他疾病。

(三)与其他疾病鉴别

1.低血钾性周期性瘫痪

为急性起病的两侧对称性肢体瘫痪,病前常有过饱、饮酒或过度劳累病史,常有既往发作史,无感觉障碍及脑神经损害,发作时血钾低及心电图呈低钾样改变,脑脊液正常。补钾治疗有效,症状可迅速缓解。

2.重症肌无力全身型

可表现两侧对称性四肢弛缓性瘫痪,但多有症状波动如休息后减轻,劳累后加重即所谓晨轻暮重现象,疲劳试验及新斯的明试验阳性,脑脊液正常。重复电刺激低频时呈递减反应,高频时正常或递减反应,血清抗乙酰胆碱受体抗体阳性。

3.急性脊髓炎

病变部位在颈髓时可表现四肢瘫痪,早期肌张力减低呈弛缓性,但有水平面型深、浅感觉消失,伴尿便潴留。脊髓休克期过后表现四肢肌张力升高,腱反射亢进,病理反射阳性。

4.脊髓灰质炎

起病时常有发热,肌力减低常不对称,多仅累及一侧下肢的 1 至数个肌群,呈节段性分布,无感觉障碍,肌萎缩出现早。脑脊液蛋白与细胞在发病早期均可升高,细胞数较早恢复正常,病后 3 周左右也可呈蛋白细胞分离现象。确诊常需病毒学证据。

5.肉毒毒素中毒

可导致急性弛缓性瘫痪。该病的病理生理机制已经阐明:毒素抑制运动神经末梢突触释放乙酰胆碱。典型的临床表现包括眼内肌和眼外肌麻痹,延髓麻痹,口干、便秘,直立性低血压。无感觉系统受损症状。出现眼内肌麻痹,早期出现视物模糊是与 GBS 的重要鉴别点。神经重复电刺激检查提示突触前膜病变特征,有助于诊断。大多数患者是由于摄入被肉毒杆菌或毒素污染的熟肉类食品发病的,多有流行病学资料支持。肉毒杆菌可从患者的大便培养。

6.农药、重金属、有机溶剂等中毒可引起中毒性周围神经病

由于误服、劳动防护不利等因素,国内有较多报道这类毒物经消化道或呼吸道过量进入人体,引发急性或迟发性中毒性周围神经病。有明确病史并且两者间有明确时间关系的病例,鉴别诊断不难。神经电生理检查可见呈轴索损害为主,少数可有脱髓鞘损害的特点。临床表现多先累及下肢与电生理提示轴索越长的部位易

先受损相一致。

7.副肿瘤性周围神经病

有多种临床类型,常见的如:感觉性神经病,感觉运动性神经病,周围神经病合并浆细胞病等。单纯运动受累者少见。副肿瘤性周围神经病多见于肺癌、肾癌、异常蛋白血症。临床起病多呈亚急性病程,进展超过1个月。主要表现为四肢套式感觉障碍1、四肢远端对称性肌无力且下肢常重于上肢、肌萎缩及腱反射减弱。脑脊液可正常或轻度蛋白升高。神经电生理检查多表现轴索损害的特点。血清学检查可见具有特征性的副肿瘤相关抗体。对周围神经病患者尤其是中年以上患者应注重肿瘤的筛查,尤其是呼吸系统、消化系统、女性生殖系统等,对前列腺癌、膀胱癌等亦应重视。副肿瘤性周围神经病的病程及严重程度与癌肿的大小及生长速度并不一定同步。神经损害表现可出现在已经确诊的肿瘤患者,也可出现在发现肿瘤之前数年。

8.蜱咬性麻痹

十分少见,但是与GBS很相似。儿童比成年人更易受到感染,因此,这是儿童GBS患者需要进行鉴别的疾病。麻痹是由蜱产生的内毒素引起。这种毒素引起疾病的分子病理生理机制尚未完全阐明,但很可能影响周围神经的轴突和神经肌肉接头处。在美国报告的病例,蜱的清除与数小时内的肌力改善有关。但是,在澳大利亚,去除蜱之后病情在一段时间内仍然进展。很可能是不同的毒素。蜱往往植根于头皮,需要仔细地检查。

9.GBS需与狂犬病鉴别

一些狂犬病例在有脑炎表现之前出现急性弛缓性瘫痪。国外曾有报告一例数年前被疯狗咬伤的患者,发病后迅速发展至瘫痪和死亡。最初的临床和病理诊断为AMSAN,因为脊髓或周围神经的病理检查没有炎症反应表现,却有运动神经元死亡,似乎支持AMSAN诊断。不过,之后在运动神经元和感觉神经元处发现有大量的狂犬病毒,表明该病毒长时间潜伏于此。国内也曾报道经脑组织病理证实的麻痹型狂犬病病例。

10.Fisher综合征需要与Bickerstaff脑干脑炎相鉴别

日本报告该病例较多,临床表现的特征和病程与Fisher综合征相似,但常有中枢神经损害的表现,包括意识水平下降,眼球震颤,腱反射活跃,病理反射阳性,偏身型分布的感觉减退,神经影像学上显示明确的脑干、小脑异常病灶。神经电生理检查显示部分患者有周围神经损害。

七、治疗

（一）免疫治疗

因为 GBS 为自身免疫发病机制，其针对性治疗方法为免疫治疗。目前经大样本研究确定有效的免疫治疗方法为血浆交换和静脉内免疫球蛋白治疗。血浆交换通过去除血浆中的致病物质而起作用；静脉内免疫球蛋白治疗则可能通过中和致病抗体，封闭 Fc 受体，抑制致病因子、补体及膜攻击复合物而发挥效果。

目前的研究显示，在发病后 2 周内开始治疗，血浆交换和静脉内免疫球蛋白治疗的疗效相同。免疫治疗 2 周后无效果的患者是否需要第 2 个疗程无一致意见。

目前的临床研究系选用 12 岁以上中重度（不能行走）患者。对 12 岁以下或轻型患者（可行走）的效果，缺乏证据。

有 5%～10% 的患者经静脉内免疫球蛋白或血浆交换治疗，病情改善或稳定后又出现恶化，此现象称为与治疗相关的临床波动，常见于病前或病后存在巨细胞病毒感染的有严重运动感觉障碍的患者。重复治疗有效。

1.血浆交换治疗

宜早期进行，最好是在发病后 7d 内进行，可缩短恢复时间及改善预后。有报道发病后 30d 进行血浆交换治疗也有效。但对 12 岁以下的儿童患者的效果尚不清楚。每次交换量为 40～50mL/kg，在 7～14d 内进行 3～5 次交换，总量为 200～250mL/kg，超出此量并不增加疗效。有研究显示，轻度 GBS（能行走）患者进行 2 次血浆交换即可，中度（不能行走）及重度（需辅助呼吸）患者应进行 4 次血浆交换，6 次血浆交换的效果并不优于 4 次。在血浆交换中，采用连续流出法的效果可能优于间断流出法。最常用的替换液为 5% 的白蛋白，其不良反应发生率明显低于用血浆作为替换液。有研究认为，采用免疫吸附性血浆交换的治疗效果与常规血浆交换方法相比并无显著差异。

血浆交换主要适用对象：对免疫球蛋白过敏或有严重的 IgA 缺乏者；有充血性心衰史和容量过多者；有明显的肾病者，特别是同时有糖尿病及容量不足者。

血流动力学不稳定是血浆交换的相对禁忌证。外周静脉穿刺困难者，尤其是儿童和老年人，可选择中心静脉。

血浆交换的并发症发生率为 28%，主要有：短暂性症状性低血压（16%）、发热（10%）、恶心呕吐（7%）、寒战（5%）、头痛（5%）、心动过速（2%）、血栓栓塞（2%），年老者发生率高。

2.静脉内免疫球蛋白治疗

虽然其效果与血浆交换相当，但因方便、安全，故现被列为 GBS 的首选治疗方法。有报道静脉内免疫球蛋白治疗对抗 CM_1 抗体阳性患者的效果比血浆交换好。免疫球蛋白治疗也宜早期进行,发病后 4 周内治疗有效,2 周内较好。剂量为 2g/kg,分 5d 用完,滴注速度不应超过 200mL/h 或 0.08mL/(kg·min)。如治疗后病情无改善或加重,应进行血浆交换治疗。由于 IgA 缺乏或免疫缺陷的患者容易发生过敏反应,因此在治疗前应查血 IgA 水平。

静脉内免疫球蛋白的治疗效果与血浆交换相当或可能更好,但两者联合应用并不能够提高疗效。

另有报道认为,妊娠合并 GBS 的患者可同样给予静脉内免疫球蛋白或血浆交换治疗,不影响其妊娠及分娩。

静脉内免疫球蛋白治疗的不良反应发生率一般不超过 10%,主要不良反应如下。

(1)全身反应:头痛、恶心,发热、寒战、肌痛,胸部不适、气促,疲劳。可给予减慢输注速度及对症治疗(对乙酰氨基酚 500mg)。

(2)心血管反应:高血压、心动过速,心力衰竭、血栓栓塞。

(3)肾脏并发症:加重肾衰竭,并可导致急性肾小管坏死。本身存在肾病及容量不足,特别是年老和糖尿病患者,容易发生肾小管坏死。需注意的是静脉内免疫球蛋白治疗的肾功能损害可以是不可逆性损害,故在治疗中要监测肾功能。

(4)神经系统并发症:偏头痛、无菌性脑膜炎、可逆性脑病、脑卒中。

(5)高敏感性反应:过敏(IgA 缺乏)、溶血性贫血、白细胞减少、免疫复合物性关节炎。

(6)皮肤反应:荨麻疹、瘙痒,瘀点。

(7)对血清化学的影响:假象性低钠血症、血沉增快(钱串形成)、血红蛋白降低(稀释性)、肝酶增高。

皮质类固醇对 CBS 患者无效,故不主张单独应用。但如 GBS 患者合并有间质性肺病,可用皮质类固醇治疗。静脉内免疫球蛋白与泼尼松龙联合治疗 GBS 与单用静脉内免疫球蛋白治疗相比,并不增加效果。

有少数患者经一个标准疗程的血浆交换或静脉内免疫球蛋白治疗后病情仍加重,其最佳的治疗方法不清楚。一个小样本的非对照研究显示重复疗程的静脉内免疫球蛋白治疗可能有效。

(二)支持治疗

因 CBS 为急性单相病程,虽然免疫治疗可缩短病程、加快恢复,但支持治疗是基础,也很重要。

1.保持呼吸道通畅

由于 CBS 的呼吸麻痹是导致死亡的一个重要原因,而其呼吸麻痹是可恢复的,因此保持呼吸道通畅是治疗的一个重要环节。除增强翻身、拍背及吸痰外,一旦患者出现呼吸无力或缺氧表现,应及时进行气管插管或气管切开,给予辅助呼吸。

国外认为只要具备下列情况之一就应插管:肺活量减少到 15mL/kg 以下;氧分压低于 70mmHg(呼吸室内空气);严重咽喉麻痹(咳痰无力、吞咽障碍或吸入性肺炎)。一般采用同步间歇性正压呼吸(SIMV)。如呼吸无改善及需要长时间的辅助呼吸则应进行气管切开,插管呼吸一般不超过 7～14d。

2.营养支持

有吞咽障碍或辅助呼吸者应及早给予鼻饲流汁饮食。采用小的可弯曲管子。国外建议将管子插入小肠以防吸入性肺炎。有严重胃肠道运动障碍者可给予胃肠外营养,并注意水电解质平衡。

3.对症治疗

(1)纠正电解质紊乱:由于不恰当的抗利尿激素分泌,GBS 患者可发生低钠血症,轻者一般不需要处理,重者需短时间限制每天的液体量。

(2)控制自主神经症状:高血压常是短暂、阵发的,不需治疗。如平均血压持续超过 140～150mmHg,可静脉内给予短效降压药如硝普钠或 β 受体阻滞剂。低血压可增加液体摄入量;体位性低血压常出现于恢复期,可增加饮食中的盐量(5～10g/d)或给予氟氢可的松(0.1～0.5mg/d),严重的体位性低血压应给予缩血管药物如去甲麻黄碱、麻黄碱或双氢麦角胺。CBS 患者发生心律失常比较常见,有报道窦性心动过速的发生率达 75％以上。有时可发生危及生命的严重的心动过速或心动过缓。因此,对病情重的患者应进行心电图监测。窦性心动过缓可静脉内给予阿托品。轻度心律失常(如窦性心动过速)不需处理,但室性逸搏及房室传导缺陷需给予适当的药物治疗。

(3)缓解疼痛及疲乏:疼痛是 CBS 患者的常见问题。不恰当的体位是疼痛最重要的加重因素。改变肢体位置、按摩及热敷对疼痛均有减轻作用。治疗药物可给予对乙酰氨基酚、布洛芬,重者可给予皮质类固醇、加巴喷丁、卡马西平或阿片类。GBS 后疲乏是一个重要问题。60％～80％的患者有严重疲乏,治疗可选用物理治疗加心理治疗。

(4)防治水肿:由于瘫痪肢体缺乏正常肌张力,容易发生水肿。肢体水肿后容易发生压疮、感染及损伤。防治肢体水肿的方法有间歇性抬高肢体(高于心脏水平)、按摩及穿弹力袜。

4.防治并发症

注意防止肺及泌尿系统感染、压疮、应激性溃疡和静脉血栓,深静脉血栓所致的肺栓塞是 GBS 死亡的一个主要原因。每 2h 变换一次患者的姿势或采用水床垫、气床垫,可减少或避免压疮的发生。眼及口腔护理可减少感染的发生。肢体完全性瘫痪者可给予预防性抗凝治疗,以防发生深静脉血栓,可应用小剂量肝素(5000IU,皮下注射,q12h)或华法林,因婴儿和小孩好动,故不必抗凝。

5.功能锻炼

发病后便应开始进行瘫痪肢体活动,防止肌肉挛缩。避免在患者肩下放置枕头,因其可促进脊柱后凸的发生。定时俯卧位可防止臀肌的屈曲挛缩。当肌肉挛缩开始出现时,进行功能锻炼可消除肌肉挛缩,如肌肉挛缩已完全形成,则需外科手术。

参考文献

[1]王伟,卜碧涛,朱遂强.神经内科疾病诊疗指南(第3版)[M].北京:科学出版社,2019.

[2]王拥军.哈里森神经内科学(第3版)[M].北京:科学出版社,2018.

[3]陈生弟.神经系统疑难病例精选与临床思维[M].上海:上海科学技术出版社,2018.

[4]梁名吉.临床实用急危重症系列丛书—神经内科急危重症[M].北京:中国协和医科大学出版社,2018.

[5]曾昭龙,陈文明.神经内科常见疾病诊断与治疗[M].郑州:河南科学技术出版社,2018.

[6]程序.神经、精神系统疾病诊疗技术[M].北京:科学出版社,2018.

[7]王新高,张在强.神经内科医嘱速查手册(第2版)[M].北京:化学工业出版社,2018.

[8]蒋小玲.神经内科疾病诊疗与处方手册[M].北京:化学工业出版社,2018.

[9]蔺慕会,傅峻,刘珂.神经内科速查手册[M].沈阳:辽宁科学技术出版社,2017.

[10]张素诊,吴子明.眩晕症的诊断与治疗[M].郑州:河南科学技术出版社,2017.

[11]肖波.神经内科临床心得[M].北京:科学出版社,2017.

[12]王拥军.神经内科学高级教程[M].北京:中华医学电子音像出版社,2016.

[13]王拥军.神经内科常见病临床思路精解[M].北京:科学技术文献出版社,2016.

[14]肖波,崔丽英.神经内科常见病用药(第2版)[M].北京:人民卫生出版社,2016.

[15]周衡.北京天坛医院神经内科疑难病例(第2版)[M].北京:北京大学医学出版社,2016.